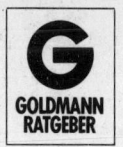

**GOLDMANN
RATGEBER**

W0047996

Buch

Hinter der Frage »Wer bin ich?« steckt eine Vielzahl anderer Fragen: Was ist eigentlich *der Mensch*? Wie verhalten sich Leib und Seele, Geist, Gefühl und Körper zueinander? Was sind *Ich* und *Selbst*? Wie werden diese Fragen von Wissenschaften und Religionen, wie wurden sie in früheren Zeiten beantwortet? Weiter müssen wir uns fragen: Was hindert uns eigentlich daran, unser wahres Wesen zu leben? Wie kommt es zu Fremdprägungen, Verdrängungen und Blockaden? Was hat das für uns selbst und für die Gesellschaft für Folgen? Und vor allem schließlich: Wie kann ich das ändern? Welcher ist der beste Weg, mein wahres Selbst zu finden? Welche praktischen Möglichkeiten gibt es für mich, ihn zu gehen?

Das vorliegende Buch versucht, diese Fragen zu beantworten. Es zeigt auf dem Hintergrund eines neuzeitlichen Menschenbildes die *Bioenergetik* als faszinierend ganzheitliche Methode, mit der wir Geist, Psyche und Körper wieder in jene naturgegebene Einheit zurückbringen können, aus welcher allein sich unser wahres Selbst wie auch unser persönliches Energiepotential in ihrer ganzen Fülle zu entfalten vermögen. Und gerade derjenige, der sich nicht therapiebedürftig fühlt, aber dennoch an sich arbeiten möchte, findet hier einen Theorie *und* Praxis gleichermaßen berücksichtigenden Weg, um ein Stück mehr zu sich selbst zu kommen.

Autor

Rolf D. Koll, geboren 1947, Dr. phil., Studium der Philosophie, Pädagogik, Geschichte, Literaturwissenschaften und bildenden Kunst. Lehrtätigkeit an der Universität Bonn. Autor verschiedener Fachpublikationen. Seit 1980 freiberuflich tätig als Lebensberater und Bioenergetiktrainer.

ROLF D. KOLL

GRUNDKURS BIOENERGETIK

Theorie und Praxis
der Selbstbefreiung

Mit über 100 praktischen Übungen

GOLDMANN VERLAG

Originalausgabe

Der Goldmann Verlag
ist ein Unternehmen der Verlagsgruppe Bertelsmann

Made in Germany · 12/88 · 1. Auflage
© 1988 by Wilhelm Goldmann Verlag, München
Umschlaggestaltung: Design Team München
Umschlagfoto: Tennison, The Image Bank, München
Satz: IBV Satz- und Datentechnik GmbH, Berlin
Druck: Elsnerdruck, Berlin
Verlagsnummer: 10447
Redaktion: Gundel Ruschill
Lektorat: Johannes Jacob
Herstellung: Heidrun Nawrot
ISBN 3-442-10447-5

Inhalt

TEIL III
BIOENERGETISCHE PRAXIS

Für Anne

> »Der wahre Wert eines Menschen ist
> in erster Linie dadurch bestimmt,
> in welchem Grad und in welchem Sinn
> er zur Befreiung vom Ich gelangt ist.«
> *(Albert Einstein, Mein Weltbild)*

Vorwort

Es gibt im Leben eines Menschen manchmal Situationen, da hält er inne und fragt sich: Warum mache ich das alles eigentlich? Mancher wird dann vielleicht eine Antwort finden, mit der er zufrieden ist, weil er sich sagen kann: Das ist ein guter Grund, dafür lohnt es sich, das hat Sinn. Andere werden vielleicht überhaupt keine Gründe wissen, sondern sagen: Es ist nun einmal so, und es muß ja weitergehen. Wieder andere werden fühlen oder auch wissen, daß ihre Gründe fadenscheinig sind; sie werden sich sagen müssen: Es ist eigentlich nicht gut, was ich da tue und wie ich lebe, und ich sollte besser damit aufhören – aber sie tun es dann trotzdem, weiter und weiter. Und wieder andere mögen sich vielleicht solche Fragen überhaupt nicht stellen.

Ich selbst hatte für viele Dinge, die ich tat, immer wieder ein und dasselbe Hauptmotiv – eine Frage, genau genommen ein Wundern. Es tauchte in den unterschiedlichsten Situationen auf, war aber immer dasselbe: Ich habe mich darüber gewundert, daß Eltern sagen, sie lieben ihre Kinder, und sie dennoch schlagen. Ich habe mich darüber gewundert, daß die Menschen behaupten, sie wollen Frieden, und dennoch immer mehr Waffen produzieren und sich bekämpfen. Darüber, daß sie die Umwelt zerstören, obwohl sie damit ihre eigene Lebensgrundlage vernichten. Daß sie andere Menschen ausbeuten, foltern, brutal ermorden, aber behaupten, alle Menschen seien Brüder. Darüber, daß Priester Kanonen segnen. Darüber, daß sich die Menschen krank machen aus Streß, Geldgier und Genußsucht, aber behaupten, Geld sei nicht das wichtigste im Leben, sondern Gesundheit und Zufriedenheit; Konsum und hemmungsloser Genuß seien nur ein Ersatz für mangelnde innere Harmonie, und materielles Denken überhaupt sei dem Menschen eigentlich nicht angemessen. Insgesamt darüber, daß es heißt, der Mensch sei ein mit Vernunft begabtes Wesen, oder, der Mensch sei die Krone der Schöpfung, oder gar, er stamme von einem guten, gerechten, liebevollen Gott ab; und daß sich dieses Ebenbild Gottes dennoch so maßlos unvernünftig verhält. So ungut und ungöttlich. Und daß der Mensch dies alles auch noch weiß und bisweilen beklagt, es aber dennoch nicht ändert. Mit einem Wort: daß er entweder lügt oder schizophren ist, auf jeden Fall: daß da etwas von Grund auf nicht stimmt.

Es war immer und immer wieder meine Frage: Warum ist das so? Was stimmt da nicht? Was ist der Mensch für ein seltsames Wesen?

Viele Jahre habe ich damit zugebracht, diese Dinge zu beobachten, darüber zu forschen unter den verschiedensten Aspekten, Zeiten und Völkern. Und auch bei mir selbst. Denn zuerst war ich versucht zu glauben, bei *mir* würde etwas nicht stimmen, solchen Aberwitz könne es doch gar nicht geben. Aber ich habe nach und nach gemerkt, daß es ihn tatsächlich gibt und daß es keineswegs verrückt ist, wenn man ihn wahrnimmt und darunter leidet.

Ich habe dann herausgefunden, daß auch viele andere Menschen diese Paradoxien bemerken, und es ihnen gar nicht gut damit geht, daß sie diese Dinge aber dennoch für sich selbst einfach nicht abstellen können. Sie scheinen es nicht ganz wahrhaben zu wollen, was sie da merken, und sie wollen sich auch nicht dafür verantwortlich fühlen. Vor allem scheinen sie keine Kraft zu haben, es zu ändern oder anders damit umzugehen. Sie machen immer weiter, leiden immer mehr darunter, werden sogar krank davon, geben aber dennoch diese Haltung und diese Probleme wie eine tragische Erblast an ihre Kinder weiter. Irgend etwas scheint da in ihnen zu haken, irgend etwas scheint da blockiert zu sein, etwas Unsichtbares, aber dennoch ganz Wichtiges.

Es scheint mir, als habe das etwas mit Gefühlen zu tun, die nicht wirklich gefühlt werden; mit Gedanken, die zwar da sind, aber einen nicht wirklich berühren; mit einer Verantwortung, die zwar übernommen wird, aber nicht aus der innersten Tiefe kommt. Und mit einer Kraft, die zwar immer wieder aufflackert, aber schnell verbraucht ist und in sich zusammenbricht.

Im Laufe meiner Studien dieser Phänomene habe ich dann weitere Dinge entdeckt, die mich stutzig machten. Es gab Zeiten und es gibt Völker, wo es anders ist; bei einigen sogenannten Naturvölkern oder den Buddhisten Asiens, aber auch bei Menschen des Abendlandes, Albert Schweitzer etwa. Oder bei manchen Männern und Frauen, die in Klöstern, Krankenhäusern oder anderen Bereichen leben und arbeiten, die ein einfaches, glückliches und friedfertiges Dasein führen. – Und die sich darin nicht beirren lassen, ja sogar noch die Kraft haben, anderen von ihrer eigenen Lebensfülle abzugeben.

Vergleichen, forschen, lernen, mit mir selbst experimentieren, einige gute Lehrer, etwas Glück, vor allem aber, daß ich lernte, ernst zu nehmen, was jene anderen Menschen sagten, die mit sich selbst und den Dingen der Welt besser zurecht kamen, und ganz besonders, daß ich selbst viele jener Wege ausprobierte, von denen es hieß, sie würden zu einem glücklicheren und wahrhaftigeren Leben führen, haben mich schließlich erkennen lassen, daß es da im Menschen offenbar einen klitzekleinen, kaum merkbaren, aber unter Umständen sich furchtbar auswirkenden Unterschied gibt, der auf vielfältige Weise benannt wird, aber immer auf dasselbe hinausläuft: den Unterschied zwischen einem mehr oder weniger fremdgeprägten und angepaßten *Ich* und einem wahren und vor allem völlig autonomen *Selbst*. Und daß Menschen, die aus ihrem Selbst heraus leben, im Unterschied zu jenen, die aus dem Ich heraus leben, fast immer nicht nur einen Sinn in ihrem Tun und Leben, Gelassenheit und Zufriedenheit, Wärme und Offenheit sowie eine Hoffnung und eine Liebe zu Mensch und Natur besitzen, sondern vor allem auch eine lebendige Verbindung zu einem größeren Ganzen verspüren, ob sie es nun Gott oder Tao, ewiges, absolutes Sein oder sonstwie nennen.

Ich habe dann versucht herauszufinden, was es denn für Gründe und Ursachen dafür geben könnte, daß die einen Menschen ein solches Selbst haben und aus ihm heraus ganzheitlich glücklich leben und andere dagegen nicht; ob alle Menschen grundsätzlich eines haben und es bei manchen nur verlorengegangen ist, und wenn ja, warum; wie man es wiederbekommen kann und derartige Dinge mehr. Ich stieß auf Zusammenhänge mit gesellschaftlichen Idealen, unterschiedlichen Menschenbildern, auf historische Gründe, Prägungen durch Erziehung und vieles mehr, was mir plausible Erklärungen bot. Schließlich entdeckte ich in Alexander Lowens *Bioenergetik* eine verblüffende und einleuchtende Erklärung dafür, wie die Kraftlosigkeit und die Unfähigkeit zur Veränderung mit dem Mangel an Selbst zusammenhängen, und auf welche Weise wir unser Selbst und unsere natürliche schöpferische Lebensenergie wiedergewinnen können.

So fand ich eine Antwort auf meine Fragen. Und seither versuche ich, so gut ich kann, diese Antwort an jene Menschen weiterzugeben, die, wie ich auch, an den Mißständen unserer Welt und den wesensverkürzenden Prägungen, in die sie hineingestellt wurden, leiden, und die daran arbeiten möchten, sie abzustellen.

Das ist auch der Grund, warum ich trotz meiner Bedenken, die ohnehin maßlose Flut an Literatur im Bereich der heutigen Psychotherik zu vermehren, dieses Buch geschrieben habe. Es schien mir dabei gut, die in meinen Seminaren und Gruppen entwickelte Vorgehensweise beizubehalten. Das bedeutet, daß ich in einem ersten Teil das Menschenbild aufzeige, auf das hin wir in der Regel geprägt werden. Ich vergleiche dieses dann mit anderen Menschenbildern, und vor allem mit jenem, das ich für angemessen halte, und auf dem auch das bioenergetische Konzept aufruht. Außerdem versuche ich, einige wesentliche Aspekte der psychischen Struktur zu beleuchten, um zu erklären, wie die Prägungen vor sich gehen und vor allem, was es mit Ich und Selbst auf sich hat. In seinem zweiten und dritten Teil ist das Buch dann wie ein 10 Sitzungen umfassendes Einführungsseminar in die Bioenergetik angelegt, und es kann auch so gehandhabt werden. Dabei entsprechen die 10 Kapitel im Abschnitt *Theorie* den jeweils ersten eineinhalb Stunden, die Kapitel im Abschnitt *Praxis* den jeweils zweiten eineinhalb Stunden eines circa dreistündigen Übungsabends. Die Übungen sind inhaltlich größtenteils auf die Themen der theoretischen Kapitel abgestellt. Wenn man also die Kapitel entsprechend zusammenfügt (also Theorie I zu Übungen I etc.), kommt ein Abendseminar mit zehn Wochensitzungen à drei Stunden heraus. Ich empfehle allerdings, das Buch erst einmal ganz durchzulesen, bevor man sich in einem zweiten Durchgang an diese Art der Kapitelzusammenstellung begibt.

Rolf D. Koll,
5657 Haan, im Sept. 1988

TEIL I

GRUNDSÄTZLICHE ÜBERLEGUNGEN

Das Verhältnis von Leib und Seele als anthropologische Urfrage

Wann immer man sich anschickt, über sich selbst oder den Menschen allgemein nachzudenken, insbesondere aber, wenn man den Versuch unternimmt, nach Wegen zu forschen, wie man besser mit sich selbst, den Mitmenschen und den Dingen der Welt zurecht kommt, wird man über kurz oder lang vor der Frage stehen: Wer bin ich überhaupt, oder allgemeiner: Was ist eigentlich *der Mensch*. Und je nachdem, wie die Beantwortung dieser Frage ausfällt, werden auch Gedanken, Phantasien, Vorstellungen und Konzepte, die man entwickelt, um diesem seinem eigenen menschlichen So- und Wie-Sein in Zukunft noch ein Stück näherzukommen, unterschiedlich ausfallen.

Es ist ja letztlich das Ziel aller Menschen, gesünder, glücklicher und zufriedener zu leben, und dieses Ziel rückt um so näher, je mehr wir uns als Menschen in all unseren Anlagen, Fähigkeiten, Möglichkeiten und Bedürfnissen erkennen und frei entfalten können. Genau besehen, ist alles menschliche Denken, Forschen und Tun von diesem Ziel her bestimmt, und auch jedes »allgemeine« Tun der Menschen, wie Wirtschaft oder Wissenschaft, ist, auch wenn es zu noch so fragwürdigen und unmenschlichen Ergebnissen gelangt, grundsätzlich an der Frage ausgerichtet: Was nützt das dem Menschen? Und damit wiederum jener allerersten Frage: Was ist der Mensch?

Leider wird diese Frage aber nicht immer wieder neu gestellt und beantwortet, und so gerät der Mensch zusehends aus dem Blickfeld der Verantwortlichen in Politik, Wirtschaft und Forschung. Und redlicherweise kann man auch nicht verlangen, daß jeder hochspezialisierte Ingenieur, jeder Manager oder auch jeder einzelne sich immer wieder dieser Ausgangsfrage seines Tuns stellt. Hier sind vielmehr all jene gefordert, die sich beruflich speziell mit dem Menschen befassen, also insbesondere Theologen, Philosophen, Pädagogen und Psychologen. Da es deren eigentliche Aufgabe ist, sich gezielt mit dem Wohl des Menschen zu beschäftigen, sind *sie* im besonderen verpflichtet, sich immer wieder der Beantwortung jener Frage zu stellen, d. h. darzulegen, welches *Menschenbild* den von ihnen propagierten Konzepten, Programmen und Heilsvorschlägen zugrunde gelegt ist.

Ebendieses gilt selbstverständlich auch für den vorliegenden Fall.[1] Denn auch das bioenergetische Modell ist ein philosophisch-pädagogisch-psychologisches Konzept, das vorgibt, dem Menschen neue, tiefere Möglichkeiten zur Verwirklichung seiner selbst zu eröffnen.

Weil es nun im Laufe der Menschheitsgeschichte schon viele Versuche gegeben hat, allgemeine Definitionen des Menschen aufzustellen, sollten wir, um uns unseres eigenen Standpunktes zu vergewissern, die wichtigsten dieser Versuche zuerst einmal im Überblick betrachten, um zu sehen, ob wir an einem von ihnen ein Genügen finden können, mit welchen Gedanken wir nicht übereinstimmen oder was wir vielleicht aus unserer heutigen Sicht anders formulieren und/oder ergänzen müßten. Und vor allem, um zu erkennen, welches Menschenbild zu den Auswüchsen der neuzeitlichen Welt geführt hat und wo dessen entscheidender Fehler liegt.

Freilich darf nun die Frage nach dem Wesen des Menschen ihn nicht als abstraktes Gebilde oder gar nur als Idee auffassen. Vielmehr ist sie nur dann überhaupt sinnvoll und kann nur dann richtig gestellt werden, wenn sie voraussetzt und akzeptiert, daß der Mensch als ein *reales körperliches*, besser: *leibliches Wesen* existiert, wobei dieses konkrete Leibsein durchaus wiederum unterschiedliche Phänomene, die wir Geist, Psyche, Seele oder Körper nennen, in sich mit einschließt. Das aber wiederum heißt, daß die Antwort auf die Frage nach dem Wesen des Menschen ganz grundsätzlich damit zusammenhängt, wie man nun diese einzelnen Phänomene, also etwa Leib und Seele, versteht: was diese sind, wie sie miteinander zusammenhängen, ob und wo es etwa Prioritäten gibt, was ursprünglich und ursächlich ist und anderes mehr.

Insofern hat *Schopenhauer* schon recht, wenn er das Leib-Seele-Problem als den eigentlichen *Weltknoten* bezeichnet, den es zu lösen gilt. Und es kommt deshalb auch nicht von ungefähr, daß sich die Urfrage nach dem Wesen des Menschen in aller Philosophie, Religion, Psychologie, Kunst und Wissenschaft seit alters her und auch noch heute immer wieder auf die Frage nach dem Verhältnis von Leib und Seele (oder Geist) zuspitzt.

Daß aber die Frage: Wer bin ich? in ihrer Formulierung als Leib-Seele-Problem zu allen Zeiten und bei allen Menschen eine derart große Bedeutung hatte und hat, weist darauf hin, daß es sich dabei um ein von jedem Menschen verspürtes Grundproblem seiner Existenz handelt. Und es zeigt vor allem, daß anscheinend innerhalb unserer Existenz selbst eine grundsätzliche und verbindliche Antwort auf diese Frage nicht quasi selbstverständlich mitgeliefert wird. Sondern daß diese Frage immer wieder neu gestellt und beantwortet werden muß.

Natürlich konnten und können die Menschen, je nach den herrschenden Machtverhältnissen, auf eine bestimmte Antwort, das heißt ein bestimmtes Menschenbild festgelegt, in ein solches hineinerzogen oder hineingezwungen werden. Auch haben solche Prägungen, je nachdem, wie intensiv, das heißt auch: wie lange anhaltend sie sind, die Tendenz, sich in den Vorstellungen der Menschen gewohnheitsmäßig als wahr oder richtig festzusetzen. Dennoch bleibt gerade heute, bei zunehmend freier Erkenntnismöglichkeit und vor allem bei zunehmendem Überblick über das Ganze der Geschichte und der Welt die Frage immer dringlicher, welche Auffassung sowohl dem Menschen als auch unseren heutigen Erkenntnissen am besten gerecht wird.

Eine methodisch haltbare wissenschaftliche Vorgehensweise kann sich schließlich heute nicht mehr darauf beschränken, nur westliche Ansätze zu betrachten. Dies besonders bei einem Thema wie dem unsrigen, bei dem nicht zu leugnen ist, daß über Jahrhunderte hinweg die teilweise grausamsten Versuche unternommen wurden, das christlich-abendländische Menschenbild anderen aufzuzwingen, die ihrerseits gültige Anthropologien besaßen, welche nicht nur als dem abendländischen gleichwertig, sondern eventuell diesem sogar als überlegen angesehen werden müssen. Diese Menschenbilder, insbesondere das hinduistische, das buddhistische sowie das magisch-schamanische Menschenbild vieler sogenannter Naturvölker und der Urzeit, das jedoch, in spezieller Ausformung, etwa auch für den vorchristlichen außergriechischen Raum, also etwa die Kelten und Germanen, galt, können demzufolge in unserer Betrachtung nicht übergangen werden.

Ein Weiteres kommt schließlich noch hinzu. Die Frage nach Leib und Seele oder nach dem Wesen des Menschen kann ja nicht durch Messen oder Abwiegen beantwortet werden, sondern allein durch Einsicht und denkendes Erkennen. Da aber Denken nicht ohne Sprache vor sich geht, und auch unmittelbare Einsicht, insofern sie zu einer Beantwortung dieser Frage führen würde, doch nur über Sprache vermittelt werden kann, tritt zum Grundproblem einer inhaltlichen Beantwortung zwangsläufig ein Sprachproblem hinzu. Je nachdem nämlich, welcher Aspekt durch das Denken ins Licht gerückt wird, werden etwa Begriffe wie Leib, Geist, Psyche, Seele, Körper oder auch Ich, Selbst, Person, Gefühl, Verstand etc. unterschiedlich definiert, gebraucht und verstanden. Deshalb ist neben einer vergleichend-historischen Betrachtung auch eine systematische Darlegung und vor allem eine definitorisch genau abgrenzende Erläuterung unseres eigenen anthropologischen Konzeptes erforderlich, ehe wir zur inhaltlichen Darstellung des bioenergetischen Modells weitergehen können.

Das magisch-schamanische Weltbild

Dieses Welt- und Menschenbild liegt, zumindest was seine auf der ganzen Welt verbreiteten Grundstrukturen anbelangt, uranfänglich *vor* allen religiösen und philosophischen Anthropologien. Es ist teilweise später in diese mit eingeflossen bzw. hat sich in diese umgeformt (zum Beispiel in Bestattungsriten, Gesang, Liturgie, ja selbst in Götter- oder Gottesvorstellungen), lebt aber gleichzeitig auch heute noch neben vielen Hochreligionen sowohl bei Naturvölkern als auch in bestimmten Volksbräuchen, vor allem etwa im sogenannten Aberglauben, fort.

Hauptaspekt dieses Menschenbildes ist die *magische*, vorbewußte, das heißt mehr erlebte und gelebte als gedachte Ganzheitlichkeit in einem doppelten Sinn: als Ganzheitlichkeit des Menschen in sich selbst, für den keinerlei Aufspaltungen etwa in Leib oder Seele vorgenommen werden, sowie als Ganzheitlichkeit von Mensch und Dasein insgesamt. Das bedeutet, daß der Mensch nicht getrennt von der umgebenden Welt und Natur wahrgenommen oder gar daraus hervorgehoben wird. Insofern kann man zwischen einem Menschen- und einem Weltbild auf dieser Stufe eigentlich nicht trennen. Vielmehr gilt ganz grundsätzlich der Gedanke der *Teilhabe* von allem an allem.

Der Mensch nimmt sich in dieser frühen Welt, die allerdings mehr als 90 Prozent unserer bisherigen Geschichte ausmacht und insofern verständlicherweise in großer Fülle und Mächtigkeit noch irgendwo in uns allen lebendig, wenn auch nicht bewußt ist, als gänzlich eingebunden in die Natur, eben als Teil-habend wahr, wobei dieses teilhaftig in der Doppelbedeutung von Teil *sein* und Anteil *haben* an erlebt wird. Der Mensch empfindet, als Hauptaspekt und Voraussetzung dieser seiner Teilhaftigkeit, ein gegenseitiges Durchwoben- und Durchdrungensein von Pflanze, Tier und Mensch, ja von allem Wahrnehmbaren überhaupt.

Gleichzeitig wird allen Erscheinungen ein ihnen innewohnender Geist oder eine Beseelung zugesprochen. Daher nennt man dieses Weltbild manchmal auch *animistisch* (anima, lat.: Atem; philos.: Seele). Doch obwohl nicht in unserem heutigen Sinn zwischen Körper und Geist oder Leib und Seele unterschieden wird, gibt es neben der Vorstellung, alles, was irgendwie körperlich oder materiell in *Erscheinung* tritt, also alles, was sichtbar, hörbar, greifbar, riechbar etc. ist, werde von einem *Geist* oder *Wesen* bewohnt, auch die Vorstellung, daß Lebewesen, also Geister oder Dämonen, Wesenheiten oder Kräfte durchaus auch körper*los* sein können. Wollen diese in einen Körper, sei es Pflanze, Tier oder Mensch, eindringen und sich diesen aneignen, müssen sie erst mit dem dort drinnen wohnenden Wesen, dem *Eigen-Wesen* etwa des Menschen, kämpfen und versuchen, es zu vertreiben. Wenn das gelingt, wird natürlich dann dieses wiederum hüllen- und formlos sein. Es ist dann gezwungen, entweder nun seinerseits dasselbe mit einem anderen Wesen zu tun, oder aber heimatlos, das heißt *un-heimlich*, und als ständige Gefahr für ein in einem Körper als einer Heimat geborgenen Wesen umherzuschweifen. Schließlich gibt es auch eine Fülle von Zwischenwesen, die mehr oder weniger »körperlich« sind, wie Wind oder Feuer oder auch der Schatten, der als durchaus eigenständig und doch »irgendwie« mit dem jeweiligen Körper, der ihn wirft, verbunden gedacht wird.

Wir finden also in gewisser Weise auch in frühen Kulturen bereits die Idee einer möglichen Trennbarkeit von Erscheinung und Substanz oder Körper und Wesen, wobei jedoch zwar die hüllenlose Wesenheit, nie aber der Körper ohne Wesen, das ihm einwohnt, gedacht wird.

Das bedeutet nun aber auch, daß sich in *allen* Teilen, Äußerungen, Bewegungen eines wie auch immer gearteten Körpers immer das ganze Wesen, das dieser Körper *ist*, ausdrückt und bewegt. Der »Geist des Baumes« also in allen Ästen, Zweigen und Blättern, natürlich im Stamm und in den Wurzeln, ja durchaus sogar im gesamten Bereich unter der Krone oder zwischen den Ästen und Zweigen. Wer sich zwischen die Äste setzt, dringt ebenso bereits in den Geist des Baumes ein wie jener, der sich im Schatten seiner Krone niederläßt. Und wer dem Baum einen Ast abschlägt, schlägt dem Geist oder Wesen des Baumes, bei den frühen Griechen zum Beispiel der Dryade, einen Teil ab.

Nun können Wesenheiten nicht nur von anderen Besitz ergreifen und sie vertreiben oder beeinflussen, sondern auch umgekehrt kann zum Beispiel der Mensch, der Schamane oder Medizinmann, alle Wesenheiten der Natur beeinflussen oder sie sich sogar, etwa im *Fetisch*, als Geister dienstbar machen. Ein Mensch aber, der von einem fremden Geist oder einem Dämonen *besessen* wird, nachdem dieser den Menschengeist oder das Wesen des Menschen vertrieben oder ihn zumindest unterdrückt und in irgendeine kleine Ecke des Körpers zurückgedrängt hat, ist nur mehr in diesem kleinen Teil oder überhaupt kein Menschenwesen mehr, sondern eben nun jener Dämon selbst.

Obwohl dieses Weltbild den Menschen dauernd auf einer gewissen Stufe der Angst hielt, da die stete Gefahr bestand, mit irgendwelchen Geistern in Konflikt zu kommen oder von ihnen besessen, das heißt beherrscht, ja gefressen, verschlungen oder vertrieben zu werden und damit verdammt zu sein (wohl der Urgedanke der Fremdprägung und vor allem der Krankheit durch seelische, das heißt auf das *Wesen* des Menschen wirkende Fremdbeeinflussung), gestattet jedoch umgekehrt die Gewißheit der Ganzheitlichkeit von Geist, Körper, Mensch und Natur dem »magischen Menschen« (dem Schamanen) auch, Eingriffe von allen Seiten nach allen Seiten zu unternehmen.

Psychische Beschwerden, wie wir sie nennen würden, oder Besessenheit konnten etwa durch Manipulationen am Körper oder anderen Stellen der Natur, die mit dem jeweiligen Dämon in besonderer Verbindung standen, geheilt werden, oder auch durch einen Kampf mit diesem »bösen Geist«, bei dem der Heiler oder Zauberer sich selbst in einen anderen Geist, einen »guten Geist oder Schutzgeist« verwandelte, und sich im Kampf stärker als jener Eindringling erweisen mußte, um ihn so »auszutreiben« zu können.

Auch körperliche Beschwerden, ebenso auf die Einwirkung fremder Geister auf das im Menschen wohnende Wesen zurückgeführt, heilte man durch Beeinflussung oder Besänftigung oder Vertreibung dieses Geistes oder durch Manipulationen in der Natur. Da alles mit allem zusammenhängend erfahren wurde, war für den Schamanen jedes von einem anderen Aspekt her beeinflußbar (Magie). Es setzte allerdings die Kenntnis der besten Ansatzmöglichkeit, also Wissen voraus, sowie starke Kräfte oder große *Macht*, um nicht als Schamane selbst von einem stärkeren Geist besiegt zu werden.

Wissen um andere Wesen, als die Voraussetzung ihrer Beherrschung, war aber am besten dort gegeben, wo der Schamane *auf Grund seines eigenen Wesens* um diese Dinge wußte. Und es war günstig, durch möglichst viele wesenhafte oder *wesentliche* Fähigkeiten mit möglichst vielen und vor allem wesentlichen anderen Kräften in Verbindung treten zu können.

Als wesentlich galten aber in der Frühzeit der menschlichen Geschichte insbesondere jene Mächte, die für die Fruchtbarkeit und Fortpflanzung alles Lebendigen zuständig waren, sie gewähren oder versagen konnten. Da bei Menschen der *Frau* als der Gebärerin und Ernährerin diese wesentlichen Lebensbereiche zukamen – insbesondere auch deshalb, weil man wahrscheinlich in frühen Zeiten der Menschheitsgeschichte den Geschlechtsakt weder in einen zeitlichen noch ursächlichen Zusammenhang mit der Geburt brachte –, war es naheliegend, sowohl jene Mächte oder Kräfte oder Gottheiten für weiblich zu halten (große Mutter, Mondgöttin etc.), als auch der Frau als Heilerin und Priesterin die wesentliche Mittlerrolle zwischen diesen Gottheiten und den Menschen zuzuordnen.

Bei der Ausübung der entsprechenden Riten und Zauber (Fruchtbarkeitsriten, Regenzauber etc.) standen natürlich aus den Erwägungen der Gleichheit oder *Gleichnis-Haftigkeit* wiederum Handlungen im Vordergrund, die mit dem gewünschten Ergebnis, also etwa der Fruchtbarkeit, in Zusammenhang standen; zu späteren Zeiten also insbesondere geschlechtliche Praktiken. Und, aus Gründen der wesenhaften Ganzheit, aus der heraus ja nur das ganze göttliche Wesen angesprochen werden konnte, jene Rituale, die die Schamanin oder Priesterin wiederum ganz in ihrem eigenen Wesen zentrieren konnten und ihr somit die Zu- und Übergänge zu jenen göttlichen Bereichen erleichterten. Schließlich natürlich alles, was geeignet war, die Anwesenheit der Götter, ihr Wohlwollen gegenüber den Menschen und die Gewährung des gewünschten Heils zu fördern. Am wirkungsvollsten erwiesen sich dabei immer wieder Praktiken, die Zentrierung im eigenen Wesen, also Versenkung, Trance, Meditation förderten (im Sinne von lat.: medium, Mitte, meditatio, das In-die-Mitte-Kommen, auch: die Vermittlung); und das waren, neben der Verwendung bestimmter Drogen und Versenkungsübungen, vor allem auch evokative Praktiken, also Rufe, Sprüche, insgesamt Arbeit mit Stimme, Laut, Gesang, mit Musik und rhythmischen Körperbewegungen (Tanz).

Diese Dinge, die die Verbindung zwischen Menschen und Naturkräften oder Göttern herzustellen und deren Wohlwollen, also göttliches oder natürliches Heil auf die Menschen herabzuziehen vermochten, wurden also zu *religiösen* Hauptpraktiken. Da sie aber gleichzeitig für geeignet galten, den Menschen selbst wieder in die Mitte und Harmonie seines Wesens zu bringen, vor allem, wenn er aus diesen gefallen, das heißt *krank* war, wurden sie gleichermaßen zu *medizinischen* Praktiken. In der Regel wurde zwischen beidem kein großer Unterschied gesehen, vielmehr galten auch hier alle Phänomene und Elemente als einander ganzheitlich repräsentierend: Natur, Frau und Götter; Gesundheit, Frau und Geschlecht; Transzendenz und Trance; mediale Arbeit und gestaltete Zeremonie; Sprache (Muttersprache) und Religion; Kunst (Dichtung, Musik, Tanz, Theater) und Seelenheil; Sprache und Gott (das »Wort«), Gott und inneres Wesen des Menschen etc. etc.

Entsprechend dem Grundlebensgefühl der Einheit und

Ganzheit im magisch-schamanischen Weltbild, das weder Trennungen zwischen körperlichem, geistigem oder seelischem Heil, zwischen Göttern, Natur und Mensch noch zwischen wesentlichen *Äußerungen* und *Bewegungen* des Menschen und seinem *Inneren* vornahm, spielten insgesamt eher Gedanken der Harmonie oder Disharmonie, des Einklangs oder der Zwietracht zwischen all diesen Bereichen eine Rolle als Überlegungen, rationale oder formale oder andere Unterscheidungen zwischen ihnen anzustellen. Im Gegenteil, Differenzierungen konnten nur zur Aufspaltung der Einheit und damit zu *Differenzen*, zu Disharmonie und somit letztlich zum Un-Heil führen. Sehr schön zeigt sich beides in zwei Ausdrücken der deutschen Sprache des frühen Mittelalters: in *līb*, das Leib und Leben zugleich bedeutet, aber sich auch in unserem Wort lieb oder Liebe erhalten hat, sowie in dem Wort *zwifāl*, das In-Zwei-Auseinanderfallen, neuhochdeutsch Zweifel heißt und die Ursache der Zwietracht, also der Un-Einigkeit in jeder Hinsicht, bezeichnet.

Das Menschenbild im asiatischen Raum

Eine gewisse Schwierigkeit, in kurzen Zügen das Leib-Seele-Problem für *Hinduismus* und *Buddhismus* beiden wichtigsten Anthropologien Asiens darzustellen, ergibt sich daraus, daß beide gemeinsam auf dem Brahmanismus bzw. dessen Vorstufe, dem noch stark animistisch-magischen Vedismus aufruhen und daher vieles miteinander gemein haben, sich in wesentlichen Aspekten jedoch auch voneinander unterscheiden.

Die zweite Schwierigkeit liegt, besonders beim Hinduismus, in der schier unübersehbaren Vielfalt der Sekten und Einzeltheologien, die sich im Laufe der Zeit und innerhalb des großen Ausbreitungsgebietes ergab, und die eine Fülle von Überschichtungen und Unterscheidungen, Parallelen und Differenzen zwischen den einzelnen theologischen und anthropologischen Aspekten mit sich brachten. Insofern gebe ich nur ganz generelle Grundzüge beider Ansätze – und zwar in ihren moderneren, heutigen Gestalten wieder, wie sie für den Hinduismus zum Beispiel von Ramakrishna, Yogananda, Sri Aurobindo, Tagore oder Ramana Maharshi vertreten werden, für den Buddhismus etwa vom neueren Zen oder vom Taoismus eines Fu Feng. Die dritte und Hauptschwierigkeit aber besteht schließlich darin, daß beide Richtungen aus ihren Grundansichten heraus nie ein explizites Menschenbild ausgearbeitet haben.

Diese Grundansichten besagen nämlich im wesentlichen, daß der Zustand des Menschseins, ja der materiellen Existenz überhaupt, entweder ein vorübergehender oder gar illusionärer Zustand sei, das heißt mit fortschreitendem Bewußtsein oder fortschreitender Erkenntnis in seiner wahren Natur enttarnt wird. Diese wahre Natur ist, hinduistisch gesehen, die Einheit aller Erscheinungen mit dem höchsten Prinzip *atman-brahman* selbst, das sich als *prana*, Lebensgeist, sowohl in allen Erscheinungen manifestiert und ausgestaltet, als auch als feinstofflicher Geist des Göttlichen im Atem des Menschen in diesen eingeht. Das bedeutet: alles ist göttlich; es gibt *substantiell* oder in Wirklichkeit keinen Unterschied zwischen den Dingen und Erscheinungen, wir sind uns dessen nur nicht oder nur teilweise bewußt. Oder, wie es in dem berühmten Ausspruch heißt: »tat tvam asi«, »Das alles bist Du!« Und alles ist identisch mit der höchsten Kraft, welche das Universum aus sich heraus schuf und die sich gleichzeitig in allen Erscheinungen des Universums manifestiert.

Buddhistisch gesehen besteht die Wahrheit in der Erkenntnis der *Nichtheit* des Seins, respektive in der Erkenntnis, daß alles, was ist, vergänglich ist und daher im letzten kein wirkliches Sein hat, das einzig Beständige allenfalls im ewigen Wandel gesehen werden kann.

Das Ziel des Hinduismus liegt nun darin, im Sinne einer dynamischen Bewußtseinsentwicklung sich der eigenen Göttlichkeit und der Göttlichkeit aller Erscheinungen immer bewußter zu werden und schließlich in der allseienden

Göttlichkeit selbst aufzugehen, das heißt Gottesverwirklichung zu erlangen. Dies ist jedoch jedem Lebewesen, wenn es die Stufenleiter aller Entwicklungen (Wiedergeburten) durchlaufen hat, quasi automatisch beschieden. Allerdings können gute Werke (= die Ansammlung von gutem *Karma*) und vor allem die Hilfe weit fortgeschrittener Lehrer oder Heiliger (gurus), ja sogar Gottes selbst, der sich bisweilen in der Gestalt bestimmter *avatars* (Erlöserfiguren) inkarniert, sowie die Anwendung bestimmter Techniken und Praktiken (Yoga, Meditation) diesen Weg sehr beschleunigen. Der Mensch kann sich also eine Fülle von Wiedergeburten ersparen, ja eventuell die Verwirklichung sogar in einem einzigen Leben erreichen. Die Voraussetzung dafür ist allerdings, daß er in vorherigen Leben bereits eine entsprechend hohe Entwicklungsstufe erlangt hat.

Für den Buddhisten besteht das Ziel darin, sich fortschreitend von der Verhaftung in der Illusion und damit vom Leid zu lösen, das durch die Vergänglichkeit allen Seins und vor allem durch die Wünsche nach Fortbestand und Dauer (besonders von als angenehm erlebten Zuständen) grundgegeben ist, und schließlich in der Erleuchtung zur letzten Loslösung von aller Verhaftung und zur Erkenntnis der letzten Wahrheit, über die jedoch nichts ausgesagt werden kann (nirvana), zu gelangen. Auch hier muß dieser Weg nicht unbedingt ewig dauern, denn auch hier gibt es Helfer. Es sind insbesondere die sogenannten *Boddisatvas*, also bereits Erleuchtete, die den anderen Wesen auf ihrem Befreiungsweg helfen; die Lehre Buddhas, das heißt die Befolgung des *achtfachen Pfades*, sowie ebenfalls eine Vielzahl von Techniken (Meditationen, tantrische Praktiken, Zenpraktiken), die den Weg beschleunigen können.

Da in beiden Systemen der Zustand des Menschseins als ein nicht wirklicher im Sinne von wahr und bleibend angesehen wird, werden natürlich auch keine expliziten Definitionen einzelner Aspekte dieses unwirklichen Zustandes, also etwa von Geist oder Seele oder Leib gegeben. Denn entweder gibt es, aus der hinduistischen Perspektive der Göttlichkeit allen Seins, keinen Unterschied zwischen Innen und Außen, Geist und Körper, Leib und Seele, Gott und Welt, und ist derjenige, der noch nach solchen Unterschieden fragt oder sie zu bemerken behauptet, eben noch nicht sehr weit auf der Stufenleiter des Bewußtseins und der Erkenntnis hinaufgestiegen. Oder, aus der buddhistischen Sicht der Vergänglichkeit, ist es müßig, nach diesen Dingen zu fragen, da damit nichts als eine weitere Verhaftung an ein nur illusionäres Problem gegeben wäre und es ja gerade gilt, sich von all diesen Verhaftungen zu lösen. Insofern hat auch der Buddha selbst alle Fragen nach Sein oder Nichtsein der Seele, nach dem Zustand des Erlösten, nach Gott etc. stets weder bejahend noch verneinend beantwortet und immer nur darauf hingewiesen, daß die Beschäftigung mit diesen Fragen nicht fruchtbar sei und von der Erkenntnis der Wahrheit abhalte.

Nun sind aber all diese Aussagen bereits Aussagen über den Menschen, und es lassen sich bei genauerer Betrachtung durchaus noch andere Hinweise zu unserer Frage finden. Dies vor allem, wenn wir dem Problem nachgehen, was denn die Erkenntnis verhindere, oder, anders gefragt, was es denn sei, das den Menschen glauben lasse, es gebe ihn als solchen, das heißt getrennt von allen anderen Erscheinungen und vor allem von Gott, und ihn auch dazu verführe, Dinge wie Leib und Seele oder Körper und Geist voneinander zu unterscheiden.

Diese Fragen werden von beiden Anthropologien im Prinzip gleich beantwortet: die Verhinderung der Erkenntnis, also die Verhaftung in Schein und Leid, liegt im Wesen der Schöpfung und des Menschen selbst. Im Wesen der Schöpfung (hinduistisch): weil in ihr Gott mit sich selbst das Spiel von Verhüllung und Enthüllung (lila) treibe; im Wesen des Menschen (buddhistisch): weil er auf unterschiedlichsten Ebenen Kontakt mit den Dingen der Erscheinungswelt hat und damit notwendigerweise auch Unterscheidungen zwischen den Dingen, zwischen den Dingen und sich und auch in sich selbst vornimmt. Diese Ebenen des Kontaktes werden als Ebene des Körpers, der Empfindung, der Wahrnehmung, der Vorstellung *und* der Bewußtheit bezeichnet, und diese 5 bilden zusammen und unauflöslich die vergängliche und illusionäre Erscheinung Mensch.

Ob jedoch vergänglich und illusionär oder göttlich: entscheidend ist für beide Systeme, daß Fragen nach Dingen wie Ich oder Körper oder Seele als hemmend in bezug auf die Erkenntnis der Wahrheit betrachtet werden, als Ausgeburten des pervertierten westlichen Geistes und insgesamt als Kennzeichen einer relativ niederen Stufe der menschlichen Verwirklichung.

Natürlich lassen diese Ausführungen bezüglich unserer Fragestellung noch manches offen, vor allem was das Prinzip des Yoga bzw. das Phänomen der Askese und Leibabtötung angeht, das man insbesondere bei hinduistischen Saddus (Bettelmönchen), Yogis oder Sannyasins (Wandermönchen) häufig antrifft.

Beide Aspekte scheinen ja die Prinzipien der grundsätzlichen Göttlichkeit *alles* Geschaffenen, also auch des Körpers, mißzuverstehen und doch so etwas wie einen Primat der Seele oder des Strebens nach Vergeistigung anzunehmen. Bei genauerer Betrachtung kann man jedoch erkennen, daß es sich bei den meisten der religiös ernstzunehmenden Schulen, die solche Dinge praktizieren, nicht um Körperentsagung oder eine Abtötung des Leibes handelt, sondern um den Versuch, den zu Unterscheidung und Verhaftung und damit zum Andauern von Illusion und Leiden führenden Kontakten mit der Welt der Erscheinungen zu entsagen und die Aufmerksamkeit tatsächlich und ungeteilt der Frage »wer bin ich wirklich« zu widmen. Insofern sind auch jene Formen des Hatha-Yoga plausibel, die eine Erziehung des Körpers zu immer größerer Bedürfnislosigkeit anstreben: zum einen wollen sie den Körper dazu bringen, möglichst lange ohne die Anmeldung bestimmter Bedürfnisse wie Hunger oder Müdigkeit dem Yogi die Konzentration seiner Aufmerksamkeit auf die erlebnismäßige Erfahrung der eigenen wahren Wesenhaftigkeit zu ermöglichen; zum anderen soll duch bestimmte körperliche Haltungen (asanas) die göttliche Energie des Körpers auf einen gemeinsamen Punkt hin versammelt werden, um in dieser Konzentration des Wesens das wahre Selbst immer deutlicher erleben zu können.

Daß es bei einigen Schulen durch solche Praktiken auch zu einem Abzug der liebevollen Aufmerksamkeit vom Leib, ja sogar zu vielfältigsten und oftmals skurrilen Formen der Kasteiung kommt, ist verständlich. Alle bedeutenden Meister und Yogis lehnen das aber durchgängig ab. Im Buddhismus sind solche Praktiken nicht zuletzt durch das Gebot der mitfühlenden Brüderlichkeit, das auch dem eigenen Sein, das heißt dem Leib gegenüber gilt, ohnehin ebenso verdächtig wie selten.

Insgesamt läßt sich für den asiatischen Raum sagen: eine stringente Trennung oder Differenzierung zwischen Leib und Seele oder Geist und Körper wird in den bedeutendsten asiatischen anthropologischen Lehren *nicht* vorgenommen. Alles wird als gleichermaßen göttlich oder – illusionär verstanden. Das Streben gilt der Erkenntnis der *hinter* allen Erscheinungen liegenden letzten Wahrheit. Zwar fallen Suchende manchmal in den Fehler, Unterscheidungen etwa zwischen Mensch und Welt oder im Menschen selbst zwischen Geist und Körper oder Leib und Seele vorzunehmen. Diese Versuche aber finden, wie wir bereits sahen, ausnahmslos auf einer bestimmten, nicht sehr hohen Bewußtseins- oder Erkenntnisstufe statt.

Auch auf unsere westliche Frage, wo denn dieses Bewußtsein, das sich derart dynamisch bis zu einer letzten, umfassenden Erkenntnis entwickelt, seinen Sitz habe, würden wir die Antwort erhalten: im ganzen Menschen, ja im ganzen Kosmos. Es in einem Teil oder innerhalb einer bestimmten Schicht etwa des Leibes angesiedelt zu denken, zeige nur wiederum, daß die Selbsterkenntnis noch nicht sehr weit gediehen sei. Insofern sind *Erleuchtung* oder *Gottesbewußtsein* (brahmacharya) auch absolut ganzheitliche Geschehnisse, die sich nicht nur auf allen Ebenen der menschlichen Leiblichkeit, sondern global, ja kosmisch auswirken. Innerhalb des Menschen selbst sind sie sehr wohl unterscheidbar von noch so hoher geistig-wissensmäßiger Erkenntnis oder irgendwelchen Akten der Einsicht. Sie sind umfassende leibhaftige Seinszustände, durch die und in denen der Mensch *als ganzer* auf eine vollkommen neue, nämlich die höchste aller möglichen Seinsstufen, transformiert wird.

Das Leib-Seele-Problem in der abendländischen Geschichte

Während das asiatische Menschenbild eine konsequente Weiterformung des animistisch-magischen Denkens der Vor- und Frühzeit darstellt, sind die abendländischen Kulturen hier andere Wege gegangen. Da unser westlich-neuzeitliches Menschenbild in grundsätzlichen Zügen vom Christentum und dieses wieder vom griechischen und alttestamentlichen Denken geprägt ist, müssen wir auch diese betrachten, wenn wir die Grundstrukturen unserer gegenwärtigen Vorstellungen erkennen wollen.

griechisch

Auf der frühen Stufe griechischen Denkens finden wir noch keine deutliche Trennung zwischen Menschen und Göttern sowie zwischen Leib und Seele. Vielmehr besteht, wie uns die aus dieser Frühzeit stammenden Mythen und Sagen deutlich zeigen, eine große Durchlässigkeit zwischen Menschen- und Götterwelt. Beide Seiten verkehren miteinander, zeugen Kinder zusammen, die ihrerseits wieder Halbgötter oder Übermenschen (Heroen) werden. Alle Natur ist noch stark animistisch oder *pantheistisch* gedacht, das heißt, von Wesen göttlicher oder dämonischer Art belebt; ja die Naturerscheinungen *sind* diese Götter selbst. So *ist* etwa die

Sonne Helios, der Sonnengott, das Meer *ist* Poseidon, die Bäche *sind* Nymphen etc.

Dementsprechend finden wir etwa bei *Homer* (8. Jh. v. Chr.) auch für den Menschen zwar eine gewisse urtümliche Unterscheidung in Denken oder Fühlen (thymos) einerseits, sowie Leben, Hauch und Atem (psyche) andererseits, jedoch tritt beidem kein eigener Ausdruck für Leib oder Körper gegenüber, sondern nur einer für den »ausgehaucht habenden« Leichnam (soma). Erst etwa seit den sogenannten Orphisten, einer philosophisch-religiösen Bewegung des 6. Jahrhunderts vor Christus, läßt sich für das griechische Denken eine Gegenübersetzung von »psyche«, das nun auch die Bedeutung von »thymos« integriert hat, sowie »soma«, das nunmehr dezidiert für Leib gebraucht wird, feststellen.

Mit der Verbindung von Geist und Atem zu Psyche, welche nach dem Tod den Soma verläßt, ist nun aber gleichzeitig der Gedanke einer Fortdauer nach dem Tode gegeben, wurde doch Luft, also das, was ausgehaucht wird, generell als Ursprung und Prinzip, ja als Träger des Lebens angesehen. Hierin ist das griechische Denken dieser Stufe stark dem indischen Denken verwandt, was auch wegen der relativen geographischen Nähe und den vielfältigen Verbindungen, die damals zwischen beiden Kulturkreisen herrschten, nicht verwundert. Das Leben oder der Hauch, also die Psyche, geht, wie *Pindar* sagt, »auf den Flügeln des Windes« in das Neugeborene ein und verläßt den Menschen im Tod wieder. Psyche (= Geist und Atem) wird also plötzlich nicht mehr als in dieser Welt beheimatet angesehen, sondern als etwas, das aus der Sphäre der Götter stammt und quasi nur als Gast im menschlichen Körper absteigt.

Eine solche Einschätzung der Psyche als eines Göttlichen, von *Platon* sogar als wesensverwandt mit den ewigen Urideen und entsprechend unauflösbar und unsterblich gedacht, führte schließlich dazu, sie als *Geist vom göttlichen Geist* zu deuten, also letztendlich als das, was wir *Seele* nennen. Gleichzeitig brachte dies im Laufe der Zeit eine Abwertung sowohl des Materiellen als unvollkommenes Abbild der Ideen (der Urbilder) als auch – und vor allem – eine Geringschätzung des Körpers als eines »Gefängnisses der Seele« mit sich.

Zwar hat sich Platons Schüler *Aristoteles*, der mehr naturwissenschaftlich-realistisch orientiert war, bemüht, diese idealistische Abwertung des Materiellen mit Hilfe zweier einander ergänzender Seelenbegriffe zu überwinden: Er verstand Seele sowohl als Urprinzip und auslösende Kraft der Selbstbewegung und Selbstformung jedes lebendigen Seins, also eher unter dem Gesichtspunkt *Wesen*, aus dem heraus etwa der Mensch gänzlich neue und eigenständige geistige Akte (Ideen) erschaffen kann, als auch als ein von außen kommendes *nous*, das zu jenem bereits im Menschen selbst existierenden Gestaltprinzip »Wesen« noch hinzukommt.

Dennoch hat jene platonische Ansicht eines Dualismus von Leib und Seele durchaus weitergewirkt und bestimmte in der Folgezeit, etwa über die *Gnostiker* und den *Neuplatonismus*, in weiten Zügen die abendländische Geistesgeschichte. Und zwar, weil sie ein geradezu ideales Modell abgab, den christlichen Erlösungsgedanken zu propagieren. Wir dürfen ja nicht vergessen, daß das Christentum spätestens seit Konstantin auch eine starke politische Dimension hatte, das heißt, der Gedanke der Heidenbekehrung sich immer weniger vom Gedanken der Ausbreitung politischer Macht trennen ließ. Da aber sowohl im orientalischen wie auch im keltisch-germanischen Raum weitgehend magisch-animistische Kulte verbreitet waren, mußte, um diese Menschen in den christlichen Machtbereich ziehen zu können, ein plausibles und striktes Gegenmodell zum magischen Weltbild angeboten werden. Wenn alles von göttlichen Wesenheiten durchdrungen war, wenn also Mensch und Welt nicht von den göttlichen Kräften getrennt waren, machte die Erlösung der Menschen durch einen von irgendwo außerhalb kommenden Sohn Gottes keinen Sinn. Diesen erhielt die christliche Botschaft jedoch zweifellos mit Hilfe des platonischen Denkmodells. Denn nach diesem war die Seele durchaus auf das Wohlwollen eines außerirdischen Gottes angewiesen, welches einem jedoch durch die Nachfolge Christi, die Befolgung der christlichen Gebote und den Eintritt in die römische Kirche gesichert wurde.

biblisch

Der interessanteste Aspekt des *alttestamentlichen* Menschenbildes ist wohl der, daß der Mensch *auch hier* primär als Einheit und Ganzheit verstanden wird und als solche zusammen mit aller Natur Gott *gegenübersteht*. Dabei wurde dieses Gegenüberstehen zwar bis hin zu einer *Ebenbildlichkeit* im Schöpfertum, ja sogar bis zu einer Freiheit *von* Gott gedacht, brachte dadurch aber auch eine Trennung des Menschen von Gott mit sich. Denn der Mensch blieb, zusammen mit aller Natur, innerhalb der Ebene des Geschaffenen, während Gott als Schöpfer nunmehr außerhalb und über der Schöpfung angesiedelt war.

Immerhin ging diese Aufspaltung nicht so weit, daß sie, zumindest aus theologischer Sicht, auch in den Menschen selbst hineinverlegt wurde. Er wurde weiter grundsätzlich als ganzheitliches Wesen verstanden. Jede biblische Aussage zum Menschen muß daher sowohl seelisch-geistig als auch personal-leiblich verstanden werden Eine kategoriale Auftrennung in Leib und Seele oder auch nur eine wesentliche sprachliche Abgrenzung ist nicht vorhanden.

So meint zum Beispiel *nefes* sowohl Hals und Kehle als auch Lebenskraft, ja Leben überhaupt. Es herrscht die Auffassung, daß der Mensch nefes *ist*, nicht nefes *hat*. Ohne nefes ist der Mensch leiblich und seelisch nicht existent. Diese ganzheitliche Sicht gilt auch für *ruach*, das ursprünglich Atem oder Hauch bedeutet, aber auch als Geist oder Sinn verstanden wird (ähnlich dem griechischen psyche). Ruach steht damit parallel zu nefes, allerdings mehr mit der Bedeutung göttlicher Hauch, Atem Gottes.

Ein weiterer alttestamentlicher Grundbegriff ist *basar*. Dieser basar, was ursprünglich Fleisch heißt, bedeutet zwar

Leib, aber auch in dem Sinn, daß der Mensch basar *ist*, nicht daß er einen basar *hat*. Eingeschlossen in dieses basar-Sein ist die Zugehörigkeit des Menschen zu Stamm, Familie, Volk, ja zur Menschheit überhaupt, die als »alles Fleisch unter dem Himmel« bezeichnet wird. Mit basar drückt der biblische Mensch also ebenfalls keine Gegenüberstellung von Leib und Seele aus, sondern ein Gegenübersein des Menschen als Ganzem, ja der Menschheit überhaupt als Geschöpf zum Schöpfer. Insofern ist basar – Fleisch – auch keinesfalls sündig oder böse, sondern eben nur »geschaffen«. Von *leb (lebab)*, das eigentlich Herz bedeutet, ist schließlich zu sagen, daß damit insbesondere eine ethische Haltung gemeint ist, vergleichbar unserem »beherzt« oder »das Herz auf dem rechten Fleck haben«.

Die entscheidende Beobachtung am alttestamentlichen Menschenbild ist also, daß im Menschen selbst keine Spaltung zwischen Leib und Seele oder Körper und Geist gedacht wird, sondern eine zwar unterschiedlich aspektierte aber immer ganzheitliche Personalität, die als solche sowohl von Gott her ist, als auch stets, als Geschöpf, Gott gegenüber ist, sich aber gleichwohl immer im Besitz absolut freier personaler Entscheidungsmöglichkeit – auch gegen Gott – befindet.

Leben, lebendig sein, heißt eben für den Israeliten immer schon von Gott her im Leben sein und zugleich *mit* Gott sein, *Partner* Gottes sein. Das Wesen des Menschen ist frei und eigenständig (autonom) und gleichzeitig anteilig an Gott. Ja, es ist geradezu ein »Du« Gottes. Dieses, von Gott her gesehen »Du-Sein«, kann der Mensch in seinem Herzen annehmen oder ablehnen. Falls er es annimmt und sich nicht isoliert, sondern sich im Bund mit Gott ruhen läßt, ist er *als Ganzer* gut. Falls er diesen Bund negiert, fällt er *als Ganzer* in Sünde. Eine gute Seele und einen sündigen Leib etwa oder eine ursprünglich gute, im Leben aber in Sünde gefallene Seele oder irgendeine andere Trennung von Leib und Seele oder die Möglichkeit, innerhalb eines Lebensbereiches, zum Beispiel der Sexualität, zu sündigen, ansonsten aber ein guter Mensch zu sein, ist dem alttestamentlichen Menschen jedenfalls völlig fremd.

Nun könnte man hier staunend einhalten und glauben, der uns heute so seltsam erscheinende Dualismus Leib-Seele und die immer noch weit verbreitete Abwertung des Leibes sei dem Christentum und damit dem abendländischen Denken also von den doch so leibfreundlichen, ja – denken wir an ihre Plastiken, ihren Nacktheitskult, ihre Olympischen Spiele – geradezu leibverliebten Griechen her überkommen und stamme nicht aus der Bibel. Dazu ist jedoch einmal zu sagen, daß zum Beispiel das christliche Mittelalter oder später etwa Renaissance oder Barock bei weitem nicht so leibfeindlich waren, wie wir es heute gern unterstellen, sondern daß hier erst das Denken des *Descartes* und noch später *lutherisch-pietistische* Anschauungen entscheidend leibfeindliche Prägungen setzten. Insofern müssen wir in bezug auf Leibablehnung durchaus zwischen leibfreundlicherem Katholizismus und dem leibfeindlicheren lutherischen, vor allem *calvinistischen* Denken, das bis hin zum extremen *Puritanismus* reicht, unterscheiden. Dieses Denken, das etwa dazu führte, daß in einigen Bundesstaaten der USA Oralverkehr auch unter Verheirateten heute noch mit Gefängnisstrafe bedroht ist, ist ja für unser Thema durchaus von Bedeutung.

Und auch für die Frühzeit ist sehr zu differenzieren. Denn einmal sorgte natürlich das griechische Ideal der *Freiheit* (autonomie) und das der *Bildung*, vor allem der Gedanke der »Kallokagathie«, also die Überzeugung von der Einheit des Wahren, Guten und Schönen, innerhalb der griechischen Lebenspraxis dafür, daß Leibesertüchtigung, Leibeserziehung und Leibespflege eine bedeutende Stellung gewannen. Schließlich war, denkt man etwa an Sparta oder später Rom, auch die Leibesertüchtigung im Sinne der Kampfesertüchtigung von großer Bedeutung. Vergleichbar dem lateinischen »mens sana in corpore sano« wird auch bei den Griechen der gesunde und schöne Leib als Voraussetzung und Spiegel einer gesunden, schönen und bei den Göttern beliebten (guten) Seele angesehen. Entsprechend gilt der ausgebildete Körper als Gefäß und Voraussetzung für einen zu hohen denkerischen Leistungen fähigen Geist, war also als Grundlage der Philosophie, Redekunst, Staatskunst und Wissenschaft unerläßlich. Die Abwertung des Körpers innerhalb der platonischen Philosophie war also eher philosophisches Konstrukt als tatsächliches, gelebtes griechisches Menschenbild.

Mit dem umgekehrten Sachverhalt haben wir es nun innerhalb des israelitischen Judentums zu tun. Denn hier wurde das ganzheitlich gedachte *Ideal* im Laufe der Jahrhunderte immer mehr von der Lebenswirklichkeit, insbesondere von Seiten des Gesetzes, der *thora* her, unterminiert und letztlich ins genaue Gegenteil verkehrt. Nur so ist schließlich im Neuen Testament das Verhalten Christi zu verstehen, dessen Aufwertung des Leiblichen – etwa seine Heilungen, seine Hinwendung zu Bettlern, Aussätzigen oder zur Prostituierten Magdalena – im direkten Kontext zu seinem Kampf gegen die pharisäische Thoragläubigkeit steht.

Der positiven Einschätzung des Leiblichen und vor allem einer ganzheitlichen Sicht des Menschen wurden vom Gesetz nicht nur Grenzen gesetzt, sondern dieses stellte den Versuch dar, sie im Alltag geradezu ins Gegenteil zu verkehren. Gerade die bezüglich Sexualität, Körperausscheidungen, Blut, Menstruation und vieler anderer körperlicher Aspekte ausgesprochen strengen und vielfältigen Reinheitsvorschriften setzen durchaus deutliche Akzente gegen die Körperlichkeit des Menschen. Mag dies auch in den Texten des Alten Testaments nicht allzu deutlich werden, so ist doch dieser Einfluß auf die Lebenswirklichkeit des späteren Judentums – und damit auf die Ursprünge des Christentums – nicht zu übersehen. Das Alte Testament umfaßt ja einen Zeitraum von nahezu tausend Jahren, innerhalb dessen sich die Verhältnisse doch sehr änderten.

Es wäre also völlig verfehlt, wollte man, diese Tatsachen übersehend, dem biblischen Menschen nun eine ungetrübte

Leib- und Körperfreundlichkeit nachsagen. Einen gewissen Sinn der Reinheitsgebote, zumal auf dem Hintergrund der klimatischen Verhältnisse (schnelle Fäulnis und Krankheitserregung durch die Hitze), vorausgesetzt, ist hier doch insgesamt eine tatsächliche Abwertung des Körperlichen gegeben. Dies auf jeden Fall für die Spätzeit des Judentums, wo wir, etwa im Protest der Makkabäer gegen die Einführung eines *Gymnasions,* einer Nacktsportstätte, in Jerusalem, eine konsequente Auswirkung der jüdischen Gesetzgebung finden können.

Neben den Reinheitsgeboten der Thora müssen wir schließlich auch den Vorherrschaftskampf patriarchalen Denkens gegen das menschheitsgeschichtlich viel ältere matriarchale System ansetzen. Dieses war mit seinen zentralen weiblichen Gottheiten, Priesterinnen, Fruchtbarkeitsriten, Tempelprostitution etc. gerade im Umfeld der jüdischen Kultur, also bei Persern, Syrern und Ägyptern, durchaus sehr lebendig. Die jahrhundertelangen Kämpfe und Anfeindungen zwischen den Israeliten und diesen Großnachbarn führten jedoch zwangsläufig dazu, nicht nur diese Nachbarn als Feinde, sondern ihre Religionen auch als heidnisch einzuordnen und sich radikal gegen sie abzusetzen. Mit dieser Abqualifizierung matriarchaler Religions- und Kulturtraditionen ging selbstverständlich auch innerhalb des Judentums eine Abwertung der Frau einher. Und während wir in der Frühzeit des Alten Testamentes in Figuren wie Ruth, Judith oder Esther durchaus noch hohe Frauengestalten vorfinden, schwindet diese Einschätzung der Frau mehr und mehr dahin und weicht im Verlaufe weniger Jahrhunderte einer fast vollständigen Unterdrückung der Frau und Abschätzung aller mit dem Weiblichen verbundenen Lebensbereiche: des Gebärens, der Zeugung, der Nährung, und damit insgesamt der biologischen Aspekte des Menschseins und seiner Körperlichkeit – vergleichbar etwa mit der heute noch sehr deutlich und drastisch praktizierten Ablehnung des Körperlichen und Weiblichen in den arabisch-mohammedanischen Kulturen.

Es läßt sich nicht ausschließen, daß die Weltgeschichte einen anderen Verlauf genommen hätte, wenn die Haltung Christi, auch was seine Einstellung zur Leiblichkeit des Menschen betraf, tatsächlich auch die Haltung der Religion geworden wäre, die sich nach ihm benennt. Denn aus vielen Einzelheiten, die die Evangelien von ihm berichten, könnte man schließen, daß *er* nicht nur bezüglich der Thora insgesamt, sondern speziell was die Reinheitsvorschriften, die Körperlichkeit und die Einstellung zur Frau angeht, eine durchaus der jüdischen Sicht entgegengesetzte Haltung vertrat.

Die von ihm gestiftete Kirche hat sich allerdings, allzu stark von Paulus und den konservativen Judenchristen beeinflußt, anders orientiert. Und so hat sich die aus der Übernahme jüdischer und platonischer Gedanken kommende Abwertung des Leiblichen, trotz aller Bemühungen etwa des *Augustinus (354–430)* im Kampf gegen die Manichäer und ihre bis zum Extrem der Leibabtötung reichende Körperfeindlichkeit, als ein Grundzug christlicher Menschensicht durchgesetzt.

Daran änderte auch der Versuch des *Thomas von Aquin (1225–1274)* nichts, der die Seele (anima) als Formprinzip gerade des Körpers betonte und damit diesem, als dem »Ort der konkreten Verleiblichung der Seele«, wieder mehr positives Gewicht zu geben versuchte. Die Leiblichkeit des Menschen, also die Ineinsfindung von anima (Seele) und materia prima (Stoff) sei – so Thomas – die einzige von Gott gegebene und daher von ihm *gewollte* Seinsweise des Menschen, und somit bestehe auch die einzige Möglichkeit realer Existenz in der Verwirklichung dieser Ganzheit.

Leider hat sich jedoch diese Sicht praktisch nicht durchgesetzt. Zu stark war bereits die andere Position, zumal diese sowohl durch den Mythos vom Sündenfall, also dem Ursprung von Sünde, Gottferne und Leid durch die Verführungstat des Weibes Eva, als auch durch die Festschreibung des 6. Gebotes, weg vom reinen Ehebruchs- und hin zu einem übergreifenden Sexualgebot, untermauert wurde. Beides aber hing wiederum deutlich mit dem politischen Versuch des Christentums zusammen, die bei Kelten, Sachsen oder Germanen immer noch starke, ja innerhalb des Volksglaubens ungebrochene Position und Machtstellung heidnischer, das hieß: weiblich, fruchtbarkeits-, körperlich orientierter Sitten und Gebräuche zu brechen, und die matriarchalisch orientierten Priester und Priesterinnen (Druiden etc.) aus ihren Positionen als politische Berater der Herrscher zu verdrängen: ein Unternehmen, das schließlich in den Greueltaten der Hexenverfolgungen gipfelte.

Was wir heute »Hexe« nennen, und was vom Christentum zur Buhlin des Teufels, also des bösen Geistes, gestempelt wurde, der bezeichnenderweise etwa im süddeutschen Raum »der Leibhaftige« heißt, war ja ursprünglich nichts anderes als die Schamanin und Priesterin, die Hebamme und weise Frau; der Teufel nichts als der bocksbeinige und gehörnte Natur- und Fruchtbarkeitsgott Pan/Bacchus oder Dionysos oder seine keltisch-germanischen Entsprechungen. Sehr schön zeigt zum Beispiel H. P. Dürr in seinem Buch *Traumzeit*, wie sprachlich das Wort »Hexe« aus dem althochdeutschen »haga-sussa« kommt, das »die Heckensitzerin« bedeutet. Hex, Hag oder Hecke aber war nichts anderes als jenes Gebüsch oder jener Zaun, der den umfriedeten zivilisierten Bereich des Dorfes von der umgebenden wilden Natur abgrenzte. Die Hexe, die genau dort auf oder an der Hecke ihren Platz hatte, ist also nichts als die *Vermittlerin* zwischen beiden Bereichen, ist jene medial Begabte, die sich in beidem auskennt, die beides miteinander vereint, zwischen beidem ausgleicht, die mit dem einen Bein hier, mit dem anderen dort steht, wie es eben für die Priesterin, ja – wie ich meine – eigentlich für jede Frau wesensgegeben ist. Übrig blieb später von der Hecke nurmehr der Reisigbesen, den die Hexe zwischen den Beinen trägt und mit dem sie zu ihren Treffen mit ihresgleichen oder dem Teufel fliegt, vom männlichen Fruchtbarkeitsgott Bacchus der geile »Bock«

und schließlich der Teufel, und von der weisen Frau und Priesterin eben die böse Hexe, die häßliche Zauberin, die die Kühe verhext oder gar die kleinen Kinder frißt.

Allen Bestrebungen, den Körper wieder in eine der Seele gleichwertige Position einzusetzen, so es sie denn im christlichen Abendland je gegeben hat, versetzte schließlich, wenngleich von ganz anderen Motiven getragen, das Denkgebäude und Menschenbild des *Descartes (1596–1650)* einen endgültigen und in seiner Tiefe bis heute nachwirkenden Stoß.

Indem Descartes nämlich mit seinem berühmten, aus dem Zweifel an allem geborenen Satz *cogito ergo sum* (ich denke, also bin ich) dem Aspekt des Denkens, also dem auf die Verstandestätigkeit reduzierten Geist, den absoluten Vorrang, ja den einzigen eigentlichen Seinswert zuwies (ich bin nur, und vor allem ich bin nur Mensch, weil ich und insofern ich denke), werden Gefühl, Körper und Materie, also alles Nichtgeistige, und Nichtdenkende, zu Seinsgrößen zweiter Kategorie abqualifiziert. Gleichzeitig wird der Mensch, als das einzig mit Geist begabte und zum Denken fähige Wesen, aus seiner geschöpflichen Gemeinschaft und Verbundenheit mit der übrigen Natur endgültig herausgerissen. Diese wird ihm, weil hirn- und geist*los*, als reines Ausbeutungs- und Verwendungsmaterial in die Hand gegeben. Entsprechende Tendenzen übertrugen sich dann schließlich auch auf die Frau, spätestens ab dem Moment, wo man glaubte nachweisen zu können, daß sie ein geringeres Gehirnvolumen als der Mann besitze.

Zwar gilt Descartes in weiten, besonders in naturwissenschaftlich orientierten Kreisen, immer noch als einer der größten Philosophen, sein Denkgebäude als ein herausragender Gipfel des abendländischen Geistes. Dennoch mehren sich heute auch jene Stimmen, die, meines Erachtens zu Recht, eher das Gegenteil vermuten. Und wenn man sich die Folgen seines Menschenbildes vergegenwärtigt, ist zumindest der Begriff »verhängnisvoll« angebracht. War es doch im wesentlichen seine Scheidung zwischen geistig =

wertvoll und ungeistig = unwert, die in den nachfolgenden 300 Jahren dem Menschen die Rechtfertigung für die totale Ausbeutung der Natur lieferte und somit zu einem wichtigen Grundstein der systematischen Zerstörung der Natur, aller Technisierung und Materialisierung der Welt wurde, die wir heute erleben. Und ebenso führte dieses Denken verstärkt zu einer Abqualifizierung von Andersdenkenden als »Untermenschen«, zur Abwertung von Gefühl als unvernünftig, ja weibisch; von allem Kreatürlich-Körperlichen als ungut, unwert, bedrohlich und böse; von Phantasie und Intuition, und *Schau* (auch über die Hecke) als unrealistisch; insgesamt von *wesentlichen* menschlichen Seinsaspekten zu *unwesentlichen*, ja schädlichen.

Der Weg des abendländischen Denkens über Descartes bis in die Gegenwart vollzog sich nicht nur als radikale Um-, sondern auch als fast vollständige Abwertung des Begriffes Geist: Frühgeschichtlich noch ganzheitlich als *Wesen* gedacht, das jeglicher Erscheinung beseelend und belebend innewohnt und ohne das nichts zu existieren vermochte, wurde Geist später zu *Hauch* im Sinne von Lebensgeist, der aber, bereits von irgendwelchen außerirdischen Mächten ausgehend, nurmehr *ins Leben* herabstieg, und schließlich, bei Descartes, zum reinen im Kopf angesiedelten Denkvermögen, zur Ratio (Vernunft). Das Materielle und Körperhafte dagegen, ursprünglich, und im asiatischen Denken auch heute noch, nur als Erscheinung der Einheit von Geist und Wesen, als deren Verkörperung vorstellbar, wurde damit nicht nur des Geistes, sondern auch seiner *Wesentlichkeit* und seines *Sinnes* entleert, und in eine dienende und rein funktionale Kategorie hinabgestuft. Der Geist dagegen oder das *Wesen der Natur* blieb als Un-wesen übrig, als Dämon, als böser Geist, schließlich als Gespenst. Und solche eben, denkt man heute, gibt es nur im Märchen, der Phantasie kleiner Kinder oder als Hirngespinste seniler alter Weiber.

Das christlich-cartesianische Welt- und Menschenbild ist in der Tat das einzige *nicht* ganzheitliche Denkmodell, das die Geschichte hervorgebracht hat, und nahezu alle negativen Erscheinungen unserer Zeit können wir als dessen verheerende Auswirkungen ansehen. Das gilt nicht nur für die ungebremste Zerstörung der Umwelt, die Hypertrophierung von Wissenschaft und Technik oder die Ausbeutung der immer noch weitgehend für geistig minderbemittelt und heidnisch gehaltenen Menschen der Dritten Welt, sondern in entscheidendem Maße auch für alles, was wir heute beim westlichen Menschen *an seelischem Leid und daraus folgenden körperlichen Krankheiten vorfinden*. Denn weil eben nicht nur die Rationalitas, sondern noch vieles andere mehr zu unserem Wesen als Mensch gehört: vor allem Herz und Gefühl, das Bewußtsein der Einheit von Geist, Gefühl und Körper als Leib, sowie das Bewußtsein unserer unaufhebbaren Einheit und Teilhaftigkeit mit aller Natur, *muß* es sich auch individuell verhängnisvoll auswirken, wenn wir aus uns bloße Kopf- und Denkroboter machen, alle anderen Aspekte unseres Wesens dagegen vernachlässigen oder gar verachtend ablehnen.

Dies gilt natürlich auch für das, was Herz, Gefühl und die Einheit unseres Wesens und Leibes *bildet und heil erhält*, und um dessen harmonisierende und heilende Funktion die Menschen früherer Zeiten durchaus wußten: für kulturell-religiöse Riten und Praktiken, sowie für Kunst, Kultur und allgemeine Menschenbildung, die neben der Religion als schöpferische und heilbringende Tätigkeiten des Menschen innerhalb der Gesellschaft stets einen besonderen und geachteten Platz einnahmen. Gerade heute, wo diese Dinge mehr oder weniger ins Abseits musealer Randerscheinungen gedrängt und als schöngeistiger Luxus betrachtet werden, unsere Erziehung und schulische Bildung hingegen immer stärker von den Bedürfnissen der Wirtschaft bestimmt sind und den Menschen nurmehr auf seine arbeitsmarktrelevanten Funktionen reduzieren, wird deutlich, daß genau die Vernachlässigung jener Aspekte der Herzens- und ganzheitlichen Menschenbildung neben dem Verlust der Religiosität und des naturnahen Lebens es ist, weshalb das Wesen des

44

Menschen in seiner Gesamtheit nicht mehr zum Zuge kommt *und weswegen er immer stärker in diesem seinem Wesen, in seiner Seele, leidet.* Folge dieser Wesensverkümmerung, Sinnentleerung und Sinnentfremdung sind dann oft körperliche Leiden, sogenannte psychosomatische Erkrankungen, die wir trotz Kompensationsversuchen (übersteigerter Körperlichkeitskult, ausufernder Konsum, exaltiertes Freizeitbild, Vergnügungsverhalten), trotz des ungeheuren Anwachsens der Ausgaben für Gesundheit, des Verbrauchs an Medikamenten und der fast allmächtigen Position der Ärzte in unserer Gesellschaft nicht in den Griff bekommen. Im Gegenteil: Wir werden offensichtlich nicht gesünder und glücklicher und müssen ein immer stärkeres Zunehmen spezifischer Krankheiten, und wenn wir an Krebs und Aids denken, auch schlimmster Ausprägung, konstatieren. Daß dies auf den Schwund unserer Wesensmitte und damit auch auf jene cartesianische Reduzierung des Menschen auf seine Ratio zurückzuführen ist, beweist nicht zuletzt die Tatsache, daß jene Bereiche der Herzens- und Gefühlsbildung, der Wesensverwirklichung im Schöpferischen und der Zentrierung des Menschen in seiner natürlichen Ganzheit heute immer stärker als Therapieformen auftauchen bzw. zum Gegenstand von Therapie werden. Tanztherapie, Mal- und Musiktherapie, Psychodrama und Gestalt (also dramatische)-Therapie, mythologische- und Kulttherapien und nicht zuletzt die enorme Bedeutung von Traumarbeit und Visionalisierung, von Spracharbeit in jeder Form und auch von meditativen Techniken zeigen, daß der Verlust dieser Dinge den Menschen seelisch und körperlich krankmacht, *ihre Ausübung dagegen heilt.*

Zwar hat es im Lauf der Zeiten nicht an Versuchen gefehlt, dem verhängnisvollen cartesianischen Dualismus Geist-Materie und der darin begründeten absoluten Priorität der Ratio entgegenzutreten. Hier sind alchemistische Bestrebungen ebenso zu nennen wie mystische; Kant mit seiner Kritik der reinen Vernunft; die Ansätze der Sensualisten (Locke, Hume, später Feuerbach) oder auch Goethe, insgesamt das, was wir unter dem Begriff der neueren *Pansophie* subsumieren. Schließlich ist auf die stärkste Gegenposition, die *deutsche Romantik*, zu verweisen, mit ihren Versuchen der Wiederbesinnung auf vorcartesianisch-mittelalterliches Lebens- und Weltgefühl, auf Gemüt, Volksgut, Natur; mit ihrer Betonung der Seelenkräfte (E. T. A. Hoffmann), auf die letztlich die gesamte neuere Psychologie und Psychotherapie zurückgeht; der Betonung der zentralen Funktion von Bildung und Kunst, das heißt der schöpferischen, nicht rationalen Kräfte des Menschen, sowie ihrer betonten Aufwertung der Frau (Dorothea, Rahel, Bettine) und der Leiblichkeit des Menschen.

Dennoch hat eigentlich erst die Entwicklung der Tiefenpsychologie hier eine Wende angebahnt, mit ihrer Erkenntnis der vielschichtigen Verknüpfung von Körperlichem, Psychischem und Geistigem, also Forscher wie Freud oder Jung; ebenso seltsamerweise auch bestimmte Gedanken des neuzeitlichen Positivismus (Darwin, Häckel); und nicht zuletzt die neuere Physik. Doch dies nur zum einen Teil. Auf einer ganz anderen, auch heute noch in ihrer Bedeutung weitgehend unterschätzten Seite gab es nämlich ebenfalls immer schon und immer stärker Bestrebungen, ein anderes als das cartesianische Denken aufrechtzuerhalten. Ich spreche von der Geisteswissenschaft im Gefolge der deutschen Romantik, von der Philosophie etwa eines Schopenhauer, Schleiermacher oder Nietzsche oder der neueren Phänomenologie eines Husserl oder Heidegger; von Denkern wie Dilthey, Litt oder Romano Guardini oder neueren wie Gadamer. Vor allem aber will ich das große Reich der Kunst in seiner Bedeutung hervorheben: die Musik, die Malerei und insbesondere die Dichtung.

Es würde zu weit führen, hier ins einzelne zu gehen. Besonders Interessierte möchte ich darauf verweisen, daß etwa in den Systemen der *A-Perspektivität* vom Kubismus über den Expressionismus bis hin zu Beuys, in der Dichtung schon bei Friedrich Schlegel, Novalis, Brentano oder später Raabe, in den romantischen Ideen des *Sym*, im Drama eines

Hofmannsthal u. v. a. m. jene Ideen und Vorstellungen zu den zentralsten gehörten, die heute als modern-anticartesianisch, als *synthetisch* oder *holonom* bezeichnet werden und durch die Namen wie Bateson, Prigogine oder Cew bekannt geworden sind. Das heißt nichts anderes, als daß Gedanken wie Ganzheitlichkeit, Adäquanz, Spiegelung des Ganzen im Teil und umgekehrt (Hermeneutik) etc., immer schon da und lebendig waren. Sie bildeten nicht nur das Fundament des neuzeitlich-humanistischen Bildungsideals, sondern sie sind es auch – nur wenige sind sich dessen bewußt –, die, durch das Dritte Reich quasi exiliert, heute in etwas anderem Gewande und als scheinbar gänzlich neue Ideen, ja als ein scheinbar ganz neues und ausschließlich vom asiatischen Denken her beeinflußtes Welt- und Menschenbild daherkommen. Dies mag allerdings auch daran liegen, daß für Naturwissenschaftler und Technokraten, die ja heute das Sagen haben, diese Dinge tatsächlich alle so umwerfend neu sind, daß sie glauben müssen, etwas Besonderem auf die Spur gekommen zu sein. Mag dies auch mit der bisher im naturwissenschaftlichen Bereich oft anzutreffenden Arroganz zusammenhängen, jedes nicht-cartesianische Denken für überhaupt kein Denken zu halten und eine entsprechende Allgemeinbildung daher für überflüssig: Es ist erfreulich, daß einige von ihnen jetzt beginnen, die Augen zu öffnen. Nur, wie gesagt: Was sie da zu entdecken glauben, ist absolut nicht neu und nicht ihrem Geist entsprungen.

Gerade weil sich nun aber diese Dinge in den letzten 200 Jahren so seltsam verwickelt haben, finden wir heute die unterschiedlichsten Welt- und Menschenbilder in teilweise höchst unklarer Vermischung und gegenseitiger Durchdringung oder auch in unversöhnlichstem Gegensatz vor. Ein komplexes und tragfähiges Menschenbild, das diese unterschiedlichen Ansätze vereinigen könnte, steckt bisher in den Anfängen, könnte jedoch, wie wir später zeigen wollen, unter Umständen bereits genauer formuliert werden.

Wir sehen bislang auf der einen Seite in weiten, besonders

christlich geprägten Schichten immer noch den christlich-cartesianischen Dualismus mit seiner Ver*herr*lichung der Ratio und des göttlichen Geistes oder der göttlichen Seele bei gleichzeitiger Abwertung oder gar Verteufelung des Körperlichen. Auf der anderen Seite das Extrem des reinen positivistischen Materialismus, dem zum Beispiel die Verhaltenstheorie, weite Teile der heutigen Schulmedizin, insgesamt das sogenannte »aufgeklärte« naturwissenschaftliche Denken zuneigen. Er reduziert die Natur auf die Ebene des Ausbeutungsobjektes und in ähnlicher Weise den Menschen auf die Stufe einer biologischen Maschine. Er postuliert die absolute Priorität des sogenannten Objektiven, also dessen, was gemessen, gewogen, beobachtet werden kann, und begründet damit die Funktionalisierung, Mechanisierung und Manipulation von Natur und Mensch. Und er führt schließlich, da er Phänomene wie Geist oder Seele als personale Wesenszüge des Menschen weitgehend verneint, zur Überakzentuierung der geist- und seelenlosen, nur noch sportiven, das heißt leistungs- und genußbezogenen Körperlichkeit.

Dazwischen finden wir Ansätze eines reinen Idealismus, des Psychologismus, mystischer Menschenschau, Wiederbelebungen magisch-schamanischer Sichtweisen sowie eine Fülle anderer, mehr oder weniger spekulativer *psychotherischer* Übergangs- und Mischtheorien.

Schließlich lassen sich, zumal in den letzten 20 Jahren und ausgehend vom *human-potential-movement*, Versuche in Richtung auf eine neue Ganzheitlichkeit erkennen, deren Vertreter insbesondere Rogers, Capra und Wilber sind.

Gemeinsam ist ihren Modellen die Ansicht, daß der Mensch zwar unter den Aspekten Geist, Psyche und Körper gesehen werden kann, daß allerdings, eben weil der Mensch grundsätzlich eine organismische Ganzheit ist, zwischen diesen Bereichen derart mannigfaltige und unauflösliche Wechselwirkungen, Interaktionen und Vernetzungen bestehen, daß letztlich nur der Gedanke der Einheit und Ganzheit dem Menschen gerecht werden kann. Rogers legt dabei mehr idealistisch akzentuiert Wert auf die geistig-seelischen Aspekte, die er zum Beispiel in seinen Grundlagen der Gesprächspsychotherapie auf die drei Grundbedingungen jedes fruchtbaren helfenden Gesprächs bezieht: auf Wärme, Einfühlung und Verständnis. Capra, von der Physik herkommend, sieht den Menschen deutlich in den Zusammenhang energetischer Phänomene gestellt, während Wilber gewissermaßen ein horizontales und ein vertikales Menschenbild zeichnet. Dabei wird in der horizontalen Struktur eine Entwicklung des Bewußtseins vom sich isoliert und möglicherweise cartesianisch/kausal denkenden Ich-Bewußtsein bis hin zu einem holistischen, transpersonalen All-Bewußtsein angenommen. In der vertikalen Struktur dagegen eine Entwicklung vom Gedanken des Menschen als Sondergeschöpf außerhalb oder Herrn oberhalb der Natur bis hin zur Entwicklung des Kentauren. Zum Kentauren ist jener Mensch geworden, der seine Körper-Geist-Seele-Einheit verwirklicht, der also begriffen hat, daß er mit wesentlichen seiner Funktionen und Seinsaspekte, wie jedes andere Lebewesen auch, in der Natur einruht, daß er aber als Mensch mit anderen wesentlichen Aspekten die Natur auch transzendiert.

Systematische Überlegungen zum Leib-Seele-Problem

Nachdem wir uns einen kurzen Überblick darüber verschafft haben, wie zu anderen Zeiten und in anderen Kulturkreisen die Akzente des Menschenbildes gesetzt wurden, bleibt nunmehr die phänomenologische Seite unseres Problems zu erörtern, also die Fragen, was wir weiterhin unter Begriffen wie Leib und Seele, Körper, Geist und Psyche, Ich oder Selbst verstehen wollen, und wie vor allem diese Elemente innerhalb der Ganzheit Mensch miteinander zusammenhängen.

Schichten der Person: Selbst und Ich

Daß es Geist und Materie, also ein geistig-seelisches und ein materiell-körperliches Sein des Menschen gibt, ist Erfahrungstatsache jedes Einzelnen. Wenn wir uns aber, wie hier, nur mit dem Menschen und nicht mit Tieren oder beliebigen anderen Naturphänomenen befassen, stoßen wir damit bereits auf einen ersten wichtigen Punkt. Die Physik nämlich, wenn sie sich mit den Objekten der gegenständlichen Welt beschäftigt, aber auch die Biologie, etwa beim Tier, sprechen zwar auch von Körpern, nie aber vom Leib. Damit ist gesagt, daß die Bezeichnung Leib, die wir nur für den Menschen gebrauchen, im Gegensatz zum bloßen materiellen Körper die *Erfüllung mit etwas* beinhaltet, das ganz speziell dem Menschen eigentümlich ist. Und dieses ist die Erfüllung unseres Leibes mit einem geistig-seelischen Element, dessen Hauptmerkmal primär in der Fähigkeit besteht, über uns selbst nachzudenken, uns selbst zu fühlen und uns sowohl dieses Nachdenkens als auch Selbstfühlens gewahr zu sein. Dabei beruht nun diese Fähigkeit ihrerseits wieder auf einer geistigen *Urannahme*, nämlich der Überzeugung, daß tatsächlich *ich* das bin, als den ich mich empfinde und über den ich nachdenke.

Diese *Urannahme meiner Identität* gründet in dem Umstand, daß ich mich als Mensch nicht als ein Häuflein zufällig zusammengewürfelter und beliebig austauschbarer Stücke empfinde, sondern als *nur so* mögliche Einheit, innerhalb derer alle Teile notwendig und sinnvoll sowohl für sich selbst als auch in ihrem Bezug zueinander sind. Diese Teile und ihre Funktionen fügen sich innerhalb meines Bewußtseins zu jener ganzen *Gestalt* und *Person* zusammen, als die ich mich erlebe und von der aus ich auch beurteile, was zu ihr gehört, oder was etwa außerhalb von ihr, also *nicht ich* ist.

Es ist also unmittelbare Seinserfahrung des Menschen, daß er sich als sinnvolle Einheit unterschiedlicher Elemente empfindet, die er Geist, Seele, Gefühl, Körper nennt. Es wird daher grundsätzlich und von vorneherein nicht ausreichen, ihn etwa nur von seiner Geistigkeit oder seiner Seele oder ihn nur von seiner Körperlichkeit her beschreiben zu wollen. Vielmehr haben wir den Menschen a priori von dieser seiner Ganzheitlichkeit, also seiner Leiblichkeit her zu verstehen, aus und in der sein Dasein als Mensch sich erst gegenüber allen anderen Daseinsformen unterscheidet als auch ihren Eigensinn und Eigenwert besitzt. Oder, wie es in Nietzsches Zarathustra heißt: »Leib bin ich ganz und gar, und nichts außerdem.«

Wenn wir den Menschen aber per definitionem als ganzheitliches Leibwesen bezeichnen, dann ist damit nicht nur gesagt, daß alle ihn konstituierenden Elemente, mögen sie nun Geist, Seele, Gefühl, Materie oder was noch immer sein, zutiefst miteinander verknüpfte und aufeinander bezogene Wesenszüge oder Seinsprinzipien des Menschen sind, sondern wir können daraus noch ein Weiteres folgern. Da wir nämlich nur so, das heißt in dieser unserer Leibgestalt, und nicht anders existieren, also die Leibhaftigkeit unser menschliches Spezifikum überhaupt ist, können wir unseren Daseinssinn als Lebewesen oder Geschöpf oder Teil der Natur nur dann erfüllen und erreichen, wenn wir Ganzheitlichkeit als das uns gegebene Wesen begreifen und uns in diesem unserem Wesen oder *unserer Natur* annehmen und leben.

Ein Zweites ist zu beachten: Insofern Denken, Empfinden und Sinnhaftigkeit Ingredienzien unserer Leibhaftigkeit sind, begründet sich hieraus der Akt des Sich-selbst-Wahrnehmens, damit aber gleichermaßen das Gewahrwerden von Veränderung, also von Zeitlichkeit. Doch trotz aller Veränderungen in der Zeit erfahren wir uns gleichbleibend als Ich, das Ich, das ich war, bin und immer bleiben werde. Diese Erfahrung der *Kontinuität* innerhalb allen Alterns, aller Wechsel der Umstände und Verhältnisse gehört also unstreitig zu unserem Wesen als Mensch.

Gleichzeitig nehmen wir uns als ein Innen und ein Außen wahr, unterscheiden ein Physisches und Psychisches (dies im weitesten Sinne verstanden). Dabei stellen wir in der Betrachtung des Physischen vielfältige Verwandtschaft mit dem fest, was wir auch in der uns umgebenden Welt der Erscheinungen vorfinden. So zum Beispiel neben der Tatsache der zeitlichen Veränderung auch die räumliche Ausdehnung; wir erleben, wenn wir uns betasten oder betrachten, nur das als uns selbst, was innerhalb unserer Körpergrenzen liegt, während wir eben alles andere als nicht zu uns gehörig erkennen.

Neben diesem unserem Äußeren können wir aber auch unser Inneres gewissermaßen »ansehen«, also zum Beispiel registrieren, wenn wir uns freuen, denken, hoffen oder ängstigen. Das heißt, wir erkennen das Innere als »irgendwie« mit dem Körper zusammenhängend, gleichzeitig aber auch deutlich von ihm unterschieden. Wir stellen ebenso fest, daß, wie an unserem körperlichen Äußeren, so auch in unserem Inneren Veränderungen vorgehen, wir also einmal wütend, ein andermal erfreut sind, einmal träumen und ein andermal abstrakt denken und daß wir auch diese inneren Vorgänge mehr oder minder bewußt wahrnehmen. Jene konstante Ich-Instanz, die wir vorhin ansprachen, gilt also nicht nur bezüglich unserer Körperlichkeit, sondern auch in bezug auf das, was in unserem Innern vorgeht. Und sie bleibt nicht nur von äußeren und inneren Wandlungen unberührt, sondern nimmt sie zugleich auch alle bewußt wahr.

Wir können also tatsächlich mehrere Stufen, Schichten oder *Instanzen* festhalten, die wir alle voneinander unterscheiden können, die wir aber dennoch alle sowohl einzeln als auch zusammen als *Ich* und vor allem mit dem Pronomen *ich* oder *mich* bezeichnen. Und wir können sagen, daß die quasi innerste oder hinterste oder tiefste Instanz, aus der heraus wir alles betrachten, jener gewissermaßen neutrale und konstante Beobachter ist, der sowohl alles um sich herum als auch sich selbst und seine Eigenschaften wahrnimmt. Da wir hinter dieser unveränderten Beobachtungs- und Wahrnehmungsinstanz nun freilich kein weiteres Ich mehr empfinden, können wir schließen, daß es sich dabei um unsere letzte (tiefste, innerste) *Grundinstanz*, das heißt, *um unser eigentliches Ich* handelt. (Dieses nennt etwa *Husserl* das transzendentale Ich und bezeichnet es in den *Pariser Vorträgen* als den »apodiktisch gewissen und letzten Urteilsboden«, auf den jede radikale Philosophie zu gründen ist [radix: lat. Wurzel, radikal: zu den Wurzeln zurückgehend]).

Nur hier stehen wir letztlich frei und keinen Veränderungen und Beeinflussungen unterworfen innerhalb des wechselvollen Getriebes von Zeit und Welt, aber auch des von hieraus zu beobachtenden wechselnden Getriebes in und an uns selbst. Und weil wir nur hier sowohl ganz wir selbst, konstant und frei, als auch, da wir sie ja beobachten können, uns unserer Veränderungen, das heißt unserer Bedingungen und unseres Gewordenseins bewußt sind, *können wir auch nur von hier aus Verantwortung tragen.* Das heißt, von hier aus bestimmt sich all unser Wollen und Tun. Denn es ist unstreitig, daß wirkliche Verantwortung nur aus Freiheit, Bewußtheit und Einsicht in die gegenwärtigen und vergangenen Bedingungen und Zusammenhänge übernommen werden kann.

Die Erkenntnis solcher unterschiedlichen Schichten zwingt uns nun, das, was wir meinen, auch sprachlich genau zu unterscheiden. Zwar nennen wir alle diese Schichten *Ich*.

Da wir es aber einmal mit solchen zu tun haben, die der Veränderung und der Beobachtung *unterworfen* sind, zum anderen mit jener Schicht, die konstant und beobachtend *ist*, scheint es angebracht, hier andere Benennungen einzuführen: Dabei hilft uns die Sprache selbst weiter.

Eigenschaften nämlich wie autonom, bewußt, verantwortlich etc. werden, wenn wir sie auf den Menschen direkt beziehen, regelmäßig nicht mit dem Wort Ich, sondern mit dem Wort *Selbst* verknüpft. Wir sprechen von selbstbewußt und selbständig und nicht von ichbewußt und ichständig. Wir sagen Selbstbestimmung und Selbstbehauptung, Selbsterkenntnis und Selbstsicherheit, Selbstwertgefühl und Selbsterfahrung, Selbstbewußtsein oder Selbstverantwortung und meinen damit immer ganz grundsätzliche, umwandelbare und vor allem unveräußerliche Grundrechte, Grundeigenschaften und Grundbefindlichkeiten des Menschen, die in ihm selbst fest und unverbrüchlich verankert sind, und deren Ausübung als Rechte, zum Beispiel als Selbstbestimmungsrecht, ihm aus seinem Menschsein heraus *selbstverständlich* zukommen.

Es bietet sich also an, diese letzte, freie und autonome Instanz des Menschen *das Selbst* zu nennen und es definitiv vom *Ich* zu unterscheiden. Mit Ich bezeichnen wir dann all das im und am Menschen, das einer Veränderbarkeit unterliegt und keine freie und autonome Beobachtungs- und Bewußtseinsqualität hat. Rein sprachlich benutze ich natürlich weiterhin das Personalpronomen *ich*, wenn ich von mir spreche. Wenn ich aber sage: Ich bin frei oder: Ich bin mir bewußt, daß..., so meine ich damit, ich bin frei, dieses oder jenes zu tun oder zu lassen nicht aus meinem Ich, sondern aus meinem Selbst heraus. Oder, wie es Nietzsche formuliert: »Werk- und Spielzeuge sind Sinn und Geist: hinter ihnen liegt noch das Selbst. Das Selbst sucht auch mit den Augen der Sinne, es horcht mit den Ohren des Geistes... Hinter deinen Gedanken und Gefühlen, mein Bruder, steht ein mächtiger Gebieter, ein unbekannter Weiser – der heißt Selbst. In deinem Leibe wohnt er, dein Leib ist er.« Oder, wie es der Gehirnforscher und Nobelpreisträger Sir John Eccles ausdrückt: Das Gehirn und der Körper des Menschen sind der Computer, das bewußte Selbst ist der Programmierer.

Unter *Person* fasse ich nunmehr Selbst und Ich zusammen, wobei bei einem Menschen, der bei sich selbst angekommen, der mit sich selbst identisch ist (einer »fully functioning person«, wie Carl Rogers sie nennt), Selbst, Ich und Körper derart miteinander harmonieren und in ihre Einheit hineingefunden haben, daß Ich und Körper völlig auf das Selbst hin orientiert und für dessen Impulse durchlässig sind und zugleich alle von außen kommenden Impulse vollständig und unverzerrt zum Selbst durchlassen. Mit *Persönlichkeit* hingegen will ich bezeichnen, wie ein Mensch sich als Person leibt und lebt, das heißt, die ganz spezifische, individuelle, eben persönliche Art und Weise, wie das Selbst eines Menschen sich durch Ich und Körper ausdrückt.

Doch halten wir noch einmal fest, daß Selbst, Ich und Persönlichkeit in der menschlichen Existenz immer nur als Leibganzheit zu verstehen sind. Die Unterscheidungen werden nur deshalb getroffen, um gewisse Dinge und Zusammenhänge klarer werden zu lassen und nicht etwa um doch etwas zu trennen, was im Menschen nicht zu trennen ist.

Was ist nun das Ich »inhaltlich«, aus welchen Seinsbereichen unserer Leiblichkeit besteht es und welche Funktion haben diese?

Wir haben bisher das Selbst als die konstante, bewußte Wahrnehmungsinstanz unserer Person bezeichnet, als Ursacheprinzip aller Äußerungen und aller in und an uns wahrnehmbaren Ereignisse und Erscheinungen, in Unterscheidung zu allem, was von ihm beobachtet werden und was sich verändern kann. Also sowohl im Unterschied zu allen denkerischen und gefühlsmäßigen Vorgängen als auch zum Körper, das heißt, zu Sinneswahrnehmungen und biologisch-organischen Phänomenen.

Da wir die Autonomie der Verantwortlichkeit, also die

Bestimmung unseres Denkens, unserer Willensakte und unseres körperlichen Tuns sowie die Bewußtheit unseres Seins dem Selbst zugewiesen haben, in welchem wir die letzte Beobachtungsinstanz unserer Gedanken und Taten, unserer Gefühle und aller von außen kommenden Einflüsse finden, können wir das Selbst als *erste Ursache – und letzte Zielinstanz*, Ich und Körper dagegen als *verursachte und Vermittlungsinstanzen* bezeichnen. Als verursacht vom Selbst und als vermittelnd zwischen Selbst und Außenwelt sowie zwischen Selbst und Innenwelt. Oder auch als *Funktionsschichten des Selbst*, durch die es wirkt, mithin als *Schichten der Verwirklichung des Selbst*. Dabei ist in der Funktionsschicht Ich all das angesiedelt, was wir Gedanken, Gefühle, Triebe, Stimmungen etc. nennen, in der Funktionsschicht Körper all das, was etwa biologisch als der menschliche Organismus bezeichnet wird.

Das Selbst kann mit Hilfe seiner (inneren) Funktionsschicht *Ich* sowohl mit der Innen-, als auch, unter stärkerer Einbeziehung seiner (äußeren) Funktionsschicht Körper, mit der Außenwelt in Kontakt und Interaktion treten. Diese Interaktion kann entweder mehr durch Erkennen, Wahrnehmen, Urteilen und Schließen vor sich gehen, also durch Akte von Verstand und Vernunft. Oder sie kann mehr gefühlsmäßig-sinnenhaft sein (psychische Akte). Oder es sind »Mischungen« von beidem, wie in Traum, Phantasie oder Vorstellung. Und in jedem Fall unter einer mehr oder weniger starken Beteiligung körperlicher Funktionen.

Geist und *Psyche* sind also zwei unterschiedliche Bezirke der Ich-Schicht der Person. Sie sind nie gänzlich voneinander oder von körperlichen Prozessen zu trennen, gehen teilweise ineinander über und interagieren. Das Selbst kann durch sie mit ihnen selbst, mit dem Körper und mit der äußeren Wirklichkeit kommunizieren, da über sie Botschaften von außen zum Selbst, vom Selbst nach außen oder auch Botschaften untereinander oder vom und zum Körper verlaufen. Das Selbst kann durch sie Außenwirklichkeit *schaffen*, indem durch sie Willensakte des Selbst in die Tat umgesetzt werden. Das Selbst kann durch sie aber auch innere Wirklichkeiten schaffen, beeinflussen oder verändern, etwa in Gestalt von Gedankengebäuden, gedanklichen Konzepten oder in Form von Vorstellungen, Träumen, Phantasien oder gar Visionen.

Daß der *Leib* zwar die Einheit von Selbst, Ich und Körper ist, das Selbst aber keineswegs mit dem Ich, also mit Geist und Psyche oder mit dem Körper identisch ist, sondern all dieses sich angestaltet und umgreift und sich aller anderen Vorgänge (bis hin zu intrazellularen, ja submolekularen) bewußt sein und diese sogar steuern und verändern kann, haben Menschen, deren *Selbst-Bewußtheit* sehr weit entwikkelt ist, wie Yogis, Zen- oder Tao-Meister, aber auch westliche Heilige, oft genug bewiesen. Daß das Selbst sogar in der Lage ist, sich von Geist, Psyche und Körper abzutrennen, indem es sie weitgehend abschaltet, sie *läßt*, und sich in gänzlich andersartige Erfahrens- und Seinsbereiche hineinbegeben kann, zeigen nicht zuletzt auch Erfahrungen der tiefen *Meditation*. In ihr wird sich das Selbst in umfassender und gewissermaßen reiner Form gewahr, indem es für längere Zeiträume im Zustand jener Selbstbewußtheit verbleibt, in welcher es, wie wir zuvor ausführten, auch sein Wahrnehmen des Denkens, Fühlens oder Handelns als Beobachter registriert. Dabei ist diese vertiefte oder konzentrierte Selbstwahrnehmung des Bewußtseins von derart überwältigender und vor allem eigenartiger Qualität, daß sie für den Kundigen gerade durch diese Qualität ohne weiteres von jeder geistigen oder psychischen Aktivität unterscheidbar ist. Ja, diese tiefe und umfassende Selbsterfahrung und die damit einhergehende *wirkliche Selbsterkenntnis* – also die Erfahrung und die Kenntnis davon, was das Selbst wirklich ist – tritt erst jenseits, das heißt bei völligem Ruhen jeder geistigen und psychischen sowie körperlichen Aktivität ein.

Meistens nehmen wir jedoch noch nicht einmal das Selbst in seiner »einfachen« Wahrnehmungs- und Bewußtseinsfunktion wahr, geschweige denn, daß wir eine wirklich tiefgehende Selbst-Erfahrung machen. Vielmehr tummeln wir uns mehr oder weniger unbedarft auf den Ebenen von Ich und Körper und verschwenden hier unsere Energie. Wir sind verstrickt in den unablässigen Wirrwarr ständiger Wechselreden, Selbstgespräche oder auch Unterhaltungen eines oft recht umfänglichen Figurenarsenals in unserem Kopf, verschleißen uns im Zweikampf zwischen Verboten verschiedenster Autoritäten und den Begierden und Wünschen unseres Körpers sowie in der Erfindung der aberwitzigsten Tricks, um jene Verbote zu umgehen oder unsere inneren Aufseher zu überlisten, oder wir verlieren uns im schieren körperlichen Aktionismus, um nur ja von diesen inneren Vorgängen nichts mitzubekommen.

Wie aber, müssen wir uns fragen, kommen diese Stimmen, Verbote und Konflikte überhaupt in uns hinein, und wo bleibt dabei unser autonomes Selbst?

Auch ist nicht von der Hand zu weisen, daß viele Menschen die von uns behauptete Instanz Selbst noch nie wahrgenommen haben, und daß andere sich sogar für das, was sich in ihrer Ich-Schicht abspielt, wenig zu interessieren scheinen. Warum aber nehmen solche Menschen ihr Selbst nicht wahr? Von der Beantwortung dieser Frage hängt die Möglichkeit der Formulierung eines gültigen Modells der Leib-Seele-Struktur ab und damit letztlich jede Möglichkeit der Errichtung eines tragfähigen Menschenbildes, von dem her wir eine neue Seinsorientierung erhoffen können. Denn: Entweder ist das von uns konstatierte Selbst a priori frei und bewußt, dann bleibt es dies auch in jedem Fall. Es könnte dann zwar eventuell zeitweise in dieser seiner Freiheit bedrängt und behindert oder in seiner Bewußtheit eingeschränkt werden. Diese Behinderung aber beträfe nur die Möglichkeit, seine Freiheit in und durch die anderen Schichten der Person, also durch sein Ich und seinen Körper, umzusetzen und zu leben. Es würde aber nie in der *Erkenntnis* der Behinderung, die sich in seiner Ich- und Körperschicht abspielt, eingeschränkt werden können, und auch nicht daran, unter dieser Behinderung zu leiden. Und vor allem nicht daran, unablässig nach Möglichkeiten zu suchen, die Behinderung wieder aufzuheben und seine ganze Autonomie zurückzugewinnen.

Falls das Selbst aber so behindert und beschränkt werden kann, daß es diese Beschränkung, seine Unfreiheit, ja sich selbst gar nicht mehr wahrnimmt, resp. noch nie wahrgenommen hat, wäre es letztlich in seinem Wesen, seiner Substanz, seiner ursprünglichen und letzten Wirklichkeit nicht frei. Dann wäre aber die Suche nach einem Selbst im Unterschied zum Ich überflüssig, hätten wir es doch dann in jedem Fall mit einer von irgendwelchen äußeren Mächten gesetzten Prägung zu tun, die sich allenfalls als solche Prägung mit Ich oder Selbst bezeichnet, gleichwohl aber jeglicher Umprägung und damit Wesensveränderung gegenüber hilflos ausgeliefert wäre. Das würde dann zu der Überzeugung führen: mich selbst, also ein eigenständiges, autonomes Selbst, gibt es letztlich nicht, ich bin nur ein Produkt von Schicksal, Umwelt, der Natur, der Erziehung, Gottes oder wessen auch immer, und ich bin dieser meiner Prägeinstanz gegenüber immer nur hilfloser Spielball.

Tatsächlich scheiden sich hier die Geister, und beide Annahmen stehen sich durchaus auch als gültige Philosophien in ihren Extremen deterministischer oder existentialistischer Auffassungen gegenüber.

Die Tatsache, daß beides gedacht und empfunden werden kann, zeigt offensichtlich, daß beide Ansichten möglich, das heißt zutreffend sind, obwohl es naheliegt zu glauben, es könne nur eine Position stimmen, da sie sich ja auszuschließen scheinen. Wie aber, wenn sie sich nicht ausschließen? Wie, wenn beides stimmte, da beides empfindbar ist?

Es gibt nur einen einzigen Gedankengang, der beides zuläßt: die Annahme einer Entstehung oder Entfaltung des Selbst. Also die Annahme, daß zwar im Menschen das *Potential* zu einem Selbst grundsätzlich quasi keimartig angelegt ist, daß sich dieser Keim aber bei dem einen Menschen entfaltet und von ihm dann als Selbst wahrgenommen und in all seinen Funktionen gelebt wird; bei dem anderen aber die

Entfaltung des Selbst aus diesem Keim bis zu einem kritischen Zeitpunkt innerhalb der Individualentwicklung auch
verhindert oder so stark behindert werden kann, daß es derart klein bleibt, daß es später kaum oder gar nicht wahrgenommen, und vor allem, daß es in seinen Funktionen gänzlich eingeschränkt werden kann. (Eine solche Annahme der
Entfaltung des Selbst widerspräche auch nicht dem Gedanken der Konstanz, wenn wir diesen Vorgang sehr früh in der
Entwicklung, also etwa im frühen Kindesalter, ansetzen.)

Und es ist noch etwas zu bedenken: Da auch Menschen,
die in sich kein Selbst empfinden, durchaus ein Ich-Empfin-
den haben: die Erfahrung, daß sie *sind*, wir aber andererseits behauptet haben, daß sich das Selbst sein Ich als Funktionsschicht *schafft*, müßten diese Menschen ein *nicht* vom
Selbst, sondern von sonstwoher geschaffenes und damit von
sonstwem abhängiges, also *heteronomes* Ich besitzen, das
bei ihnen die Stelle des normalerweise vom Selbst geschaffenen *autonomen* Ich einnimmt.

Autonomes und heteronomes Ich

Ich habe das Selbst durch die Begriffe Konstanz, bewußte
Wahrnehmung sowie Willensfreiheit definiert. Da wir davon ausgehen müssen, daß der Aspekt der Konstanz erst
dann relevant wird, wenn ein Selbst da ist, also nicht schon
in der Phase seiner Entstehung, müssen wir uns im weiteren
an die anderen Aspekte halten.

Wann aber treten bewußte Wahrnehmung und eigenes
Wollen beim Menschen auf? Wann und wodurch läßt sich
Selbstwollen beim Menschen von Fremdwollen unterscheiden? Wie, wann und wodurch könnte eine Beeinträchtigung
des Selbst in seiner Selbstwahrnehmung, wie wir sie ja bei
manchen Menschen konstatieren müssen, zustande kommen? Was passiert mit dem Selbst, wenn es derart behindert
wird, daß es sich nicht mehr wahrnimmt, und: lassen sich
solche Behinderungen wieder aufheben?

Wahrnehmung und Wollen finden sich bereits in einem sehr frühen Stadium beim Kind. Zwar erfährt es sich innerhalb der ersten Zeit nach der Geburt noch nicht als ein von der Mutter getrenntes Wesen, und auch seine Versuche, etwa durch Schreien Bedürfnisbefriedigung zu erlangen, können wohl noch nicht als Willensakte angesehen werden. Doch schon um die 6. Woche herum, wenn das Baby beginnt, die Mutter anzulächeln, das heißt, wiederzuerkennen, liegt der Beginn eigener Wahrnehmung. Diese nimmt dann rapide zu, und etwa im 3. Monat ist vollständige Wahrnehmung, wenn auch noch nicht gedanklich-nachvollziehend, so doch ganzheitlich-intuitiv und innerhalb eines schon relativ großen räumlichen Umweltbereiches, vorhanden. Auch das, was wir eigenständiges Wollen nennen, differenziert sich in diesem Zeitraum aus dem urtümlichen Lust-Unlust-Erleben langsam heraus, und etwa im 5. Monat greift das Kind selbständig zu Gegenständen. Spätestens ab dem 9. Lebensmonat, wenn es zu krabbeln beginnt, können wir nun die Beobachtung machen, daß das Kind sich entscheiden kann, das heißt, daß es ganz aus sich heraus bestimmte Dinge will, daß es selektiert, indem es zum Beispiel immer wieder zu ihnen hinkrabbelt, andere dagegen nicht zu wollen scheint. Da es auch in der Lage ist zu protestieren, wenn etwa eine seiner Entscheidungen durchkreuzt oder mißachtet wird, können wir spätestens hier von einem eigenen Wollen des Menschen sprechen.

Diese Willensentscheidungen erfolgen allerdings noch nicht rational. Lassen wir die Aspekte Lust oder Unlust beiseite, da diese nichts beweisen würden, und fragen wir uns nur, wie es mit Dingen ist, die objektivermaßen gleichviel Lust machen können, also etwa der Entscheidung für einen Kuschelbären und gegen einen Ball. Wir müssen dann konstatieren, daß das Kind nach der momentanen intuitiven Attraktivität entscheidet, das heißt, daß das eine Objekt für ein bestimmtes Kind attraktiver ist als ein anderes, während ein anderes Kind sich durchaus gegenteilig verhalten könnte.

Nun ist Attraktivität aber eine wie auch immer geartete Frage *energetischer Anziehung und Abstoßung*. Es sieht also so aus, als ob die frühkindlichen intuitiven Willensentscheidungen vielleicht nicht nur, aber bestimmt auch nach energetischen Prinzipien verlaufen. Energetische Anziehung bzw. Abstoßung setzt jedoch auch im Kind eine Energie voraus, mit der etwa der eine Gegenstand energetisch harmoniert, ein anderer nicht. Das bedeutet, daß wir spätestens dann, wenn das Kind anfängt, bewußt und selbständig zu wollen, etwa zwischen dem 10. und 14. Lebensmonat, also zu der Zeit, wo es auch beginnt, sich auf seine eigenen Beine zu stellen und Sprache zu erwerben, das menschliche Selbst zumindest als *energetisches Phänomen* ansetzen müßten.

Der große Biologe *Adolf Portmann* hat nun die erstaunliche Entdeckung gemacht, daß beim Menschen »die Geburt ... zu einem viel früheren Zeitpunkt [eintritt], als es der Norm eines hochentwickelten Säugers entspräche«.[2] Wie alle anderen vergleichbaren Lebewesen, vor allem die Primaten, müßte nämlich auch der Mensch als Neugeborener bereits alle wesentlichen Artmerkmale besitzen. Er müßte also zu diesem Zeitpunkt die aufrechte Haltung aufweisen, über die Grundelemente der Sprache verfügen und auch in seinen Körperproportionen einem Erwachsenen entsprechen. Da diese Dinge beim Menschen aber erst gegen Ende des ersten Lebensjahres auftreten, bedeutet dies, daß der Mensch eigentlich eine Schwangerschaftsdauer von 21 Monaten haben müßte.

In seiner Deutung der Vorverlegung der Geburt beim Menschen auf den 9. Monat, d. h. 12 Monate zu früh im Hinblick auf die biologischen Gesetze, kommt Portmann zu dem höchst bedeutungsvollen Schluß, daß dieses mit charakteristischen menschlichen Wesensmerkmalen zusammenhängt, insbesondere eben mit der aufrechten Haltung des Menschen, der Sprache, vor allem aber mit dem, was Portmann *geistiges Erleben* nennt, also insgesamt mit Phänomenen, die sich erst im sozialen Verband, im erlebten Kontakt mit der Außenwelt, heranbilden können. Insofern findet, wie Portmann sagt, »allen Gesetzen des höheren Tierlebens zum Trotz« jener Zeitraum der menschlichen Heranreifung, in dem diese Wesensmerkmale ausgebildet werden, eben nicht mehr im Mutterleib, sondern *im Leib der Familie* statt. Dennoch muß man diesen Zeitraum noch der vorgeburtlichen Zeit zu rechnen. Man kann also erst nach Ablauf von insgesamt 21 Monaten nach der Empfängnis, also am Ende des 1. Lebensjahres, von der *eigentlichen Geburt* des Menschen sprechen. Demzufolge nennt Portmann dieses erste Jahr auch »Sonderjahr«, »Erstjahr« oder »extrauterines Frühjahr«.

Wenn Portmann nun an späterer Stelle statt des Begriffes geistiges Erleben von *einsichtigem Handeln* als der dritten im Erstjahr erworbenen menschlichen Fähigkeit spricht, und wir dieses mit unserer Darstellung von der Entfaltung des Unterscheidungsvermögens und des Willens zusammenbringen, so können wir durchaus konstatieren, daß mit selbst-Stehen, selbst-Sprechen, selbst-Wollen und einsichtigem Handeln am Ende des Erstjahres also bei der eigentlichen Geburt des Menschen, jene Kriterien vorhanden sind, die das Selbst begründen und ausmachen. Das bedeutet, daß zu diesem Zeitpunkt das Selbst des Menschen tatsächlich in vollem Umfang vorhanden ist.

Ab hier können die Dinge nun freilich grundsätzlich auf zweierlei Weise verlaufen: auf eine *ideale* und auf eine mehr oder weniger *normale*, das heißt real vorkommende. Es beginnt nämlich nun, wie in jeder gängigen Entwicklungslehre hinreichend nachgewiesen wird, die Zeit der Ich-Aneignung oder Ich-Ausformung. Und während die ideale Entwicklung eine wäre, in der das Selbst ganz ohne Fremdprägung, gleichwohl natürlich in beständiger Interaktion mit der Umwelt, sich ein vollständig autonomes Ich anformt, ist die normale Entwicklung jene, in der es sowohl zu Selbst- als auch zu Fremdprägungen kommt. Dabei können Stufungen von geringer über starke bis hin zu überstarker Fremdprägung vorkommen. Jene Fälle, in denen eventuell schon während des Erstjahres oder bereits während der Schwangerschaft, zum Beispiel durch starke Schädigung der Energiestruktur (s. u.) oder andere extreme Besonderheiten die Entfaltung des Selbst behindert oder überhaupt abgeblockt wurde (was u. U. schwerste Krankheitsformen, Autismus, schwere Schizophrenie u. a. begründen könnte), lassen wir hier außer Betracht, wenn wir uns nun ansehen, wie es strukturell zur Ich-Ausbildung kommt.

Als Modell für diesen Prozeß kann uns das Eichen oder Justieren eines Senders dienen, mit dessen Hilfe jemand mit einem ganz anderen Sender, von dem er zuerst einmal gar nichts weiß, in Kontakt treten will. Wesentlichstes Kriterium in diesem Zusammenhang ist die *Rückmeldung*. Aus dem internen Vergleich zwischen ausgesandter Botschaft (Aktion, Sprachbotschaft etc.) mit der erhaltenen Rückmeldung, die beim Menschen und seiner Umwelt durchaus sehr komplex ist, kann sich der Sender nach und nach jene Art von Code zusammenbauen, mit dem er am besten ankommt, das heißt durch den er die optimalen Rückmeldungen erhält. Dieses nach dem Prinzip trial and error (Versuch und Irrtum) vorgehende Austesten zwischen sich und der Umwelt führt im Laufe der Jahre dazu, daß wir uns ein sehr komplexes Arsenal von Verhaltens-, Ausdrucks-, Wahrnehmungs-, Beurteilungs- und Sprechweisen zulegen. Diese dienen dazu

a) unsere Bedürfnisse (unser Wollen und Brauchen) der Umwelt mitzuteilen und sie dort durchzusetzen,

b) die Botschaften der Umwelt, das heißt auch ihre Forderungen an uns, mitzubekommen,

c) zu prüfen, in wieweit diese mit unseren eigenen Bedürfnissen übereinstimmen, wo und wie wir sie erfüllen können oder ablehnen müssen. Außerdem bilden sie

d) interne Kommunikationsweisen, mit deren Hilfe wir alle Vorgänge in uns selbst wahrnehmen, erkennen und deuten sowie befriedigend in Gang halten.

Alle diese Fähigkeiten, die wir uns derart nach und nach ausarbeiten und aneignen, bilden zusammen das *Ich*.

Nun kann es im Verlaufe dieser Ich-Ausbildung aber sowohl zu Mißverständnissen kommen, als auch dazu, daß wir in unser Ich Dinge aufnehmen nicht auf Grund eigener Entscheidung, also weil wir merken: dieses oder jenes Verhalten ist gut für mich und bringt mir die Befriedigung meiner Bedürfnisse, sondern weil sie uns von unseren Kommunikationspartnern, zum Beispiel den Eltern, anempfohlen, aufgedrängt oder gar aufgezwungen werden. Oder sie werden von ihnen, manchmal sogar ohne daß es ihnen bewußt ist, trickreich in uns hineingeschmuggelt (auf dem Weg über Belohnungen, Gewohnheiten u. ä.). Überall dort aber, wo solches geschieht, ist mein Ich nicht selbstbestimmt, sondern fremdgeprägt. Über die Schwere, die Intensität dieser Fremdprägung entscheiden natürlich die Dauer, also wie oft und wie lange sie ausgeübt wird, sowie der Druck, mit dem dies geschieht. Außerdem kann die Fremdprägung ohne oder auch gegen Widerstand und Protest erfolgen.

Inhaltlich resultieren diese Prägungen sowohl aus den individuellen Vorlieben, Abneigungen, Idealen und Verhaltensmustern der prägenden Personen, wie auch aus den Normen der Gesellschaft, in die das Kind hineingeboren ist. Entsprechend der Ausrichtung unserer neuzeitlichen westlichen Gesellschaft auf das carthesianische Menschenbild, durch die wir uns eine Gleichsetzung von *nützlich* und *sinnvoll* angewöhnt haben, wird im allgemeinen auch beim Kind regelmäßig all das unterdrückt oder zumindest nicht gefördert, was nicht der Ausrichtung auf materiellen Erwerb dient und demzufolge für sinnlos gehalten wird. Besonders trifft dies für alles zu, was als »unvernünftig« gilt, also alles, was mit Gefühl, Phantasie, Kreativität zu tun hat, d. h. dem reinen Selbstausdruck und nicht dem Fremderwerb dient.

Wir können hier nicht alle Möglichkeiten des Vorgangs der Prägung im einzelnen untersuchen. Ich möchte mich darauf beschränken, drei ihrer Hauptaspekte kurz zu skizzieren. Und zwar die Prägung über *Sprache*, die Prägung über *Liebe* und die Prägung *trotz Widerstand*.

Eine der entscheidendsten Phasen der Identitätsbildung – denn genau das ist ja die Ich-Aneignung –, tritt bereits in der frühen Zeit der Sprachaneignung auf, indem das Kind hier in ein Verwirrspiel zwischen Ich (ich selbst) und Du hineinstürzt. Einerseits ahmt es nämlich, wie in anderen Bereichen auch, seine Bezugspersonen nach, die es mit seinem Namen anreden, und lernt, sich auch selbst mit diesem Namen zu identifizieren, zu benennen und zu bedeuten. Andererseits wird es von allen Menschen mit »Du« angeredet, darf dieses Du aber nicht auf sich selbst anwenden, sondern muß lernen, daß es da eben »ich« zu sagen hat. Da die Du-Anrede aber unablässig weitergeht und in der Regel auch mit immer mehr Forderungen und Beschreibungen verbunden ist (Du sollst, du mußt, du darfst nicht, du bist...), wird nach und nach jede von anderen kommende Du-Anrede und Du-Beschreibung beim Kind zu einer *Ich-Vorstellung* werden.

Nun steht außer Frage, daß diese Du-Sätze keineswegs immer alle stimmen oder vom Kind als richtig empfunden werden. Vielmehr wird es im Zuge seiner Heranreifung entdecken, daß da unabhängig von diesen Aussagen der anderen noch Ideen, Vorstellungen, Wünsche, Ansichten, Gefühle, mit anderen Worten: Selbsteinschätzungen, Selbstvorstellungen etc. in ihm sind, die sich oft von jenen von der Umgebung geäußerten Behauptungen unterscheiden, ja manchmal diesen sogar konträr sind. Im Laufe jeder Heranreifung ergeben sich so mancherlei Konflikte zwischen den Fremdbehauptungen und den Selbstbehauptungen. Wegen der ungleichen Kraftverteilung, die sich als ungleiche Machtverteilung, ungleiche Überzeugungs- und Begründungskraft, oft als Manipulation oder Druck äußert, kann und wird es vorkommen, daß das Kind unterliegt und seine eigenen Vorstellungen über Sachverhalte, *insbesondere seine eigenen Wahrheiten über sich selbst*, unterdrücken muß; daß es sie letztlich entsprechend den Behauptungen der anderen für falsch, dumm, unzutreffend hält und zugunsten der Fremdbehauptungen aufgibt. Damit wird es aber immer weiter von seiner Selbstidentifikation, Selbstdefinition und Selbstbestimmung zu einer Fremdidentifikation, Fremddefinition und Fremdbestimmtheit überwechseln.

Wesentliche Verstärker dieses Prozesses sind Liebe einerseits, Widerspruch, Druck und Strafe andererseits.

Ich glaube, wir sollten die Tatsache nicht unterschätzen, daß jedes Kind grundsätzlich und a priori seine Eltern, vor allem seine Mutter liebt. Und zwar mit einer großen Bedingungslosigkeit und Hingabe. Zu dieser Liebe gehört insbesondere, daß das Kind die Mutter, wenn wir einmal bei dieser bleiben wollen, in keinem Fall betrüben will. Es wird vielmehr immer darum bemüht sein, daß die Mutter lächelt und glücklich ist, weil sich das Kind dann unterbewußt geborgen und in Harmonie fühlt. Und sich vor allem nur dann selbst geliebt fühlt. Es ist zu bedenken, daß jedes Kind, vielleicht als lange weiterwirkende Folge der frühen Lebensperiode, die von Lust und Unlust, Attraktivität und Abstoßung bestimmt wird, das heißt, in der es noch stark energetisch-ganzheitlich lebt, sehr stark auf Schwingungen, auf das, was wir Atmosphärisches nennen, reagiert. Also auf Stimmungen, oder, wie man auch sagen könnte, auf gute oder schlechte, aggressive oder harmonische *Energieströmungen*.

Es ist deshalb kein Wunder, daß das Kind jede Veränderung innerhalb der Stimmungs- und Gefühlslage der Mutter sofort und unmittelbar *am eigenen Leibe* spürt. Es wird deshalb um die Aufrechterhaltung einer guten, warmen, freundlichen Stimmung der Mutter bemüht sein und daher ihr zu Gefallen, ihr zuliebe vieles tun und annehmen, anderes lassen, also sich ihr anpassen, unterordnen und von ihr *bestimmen* lassen. Dabei spielen sowohl die Stimme der Mutter (Stimmung-Be-stimmung) als auch deren Blicke eine bedeutende Rolle. Schon kleinste Veränderungen in Stimme und Blick, nuancierteste Schwankungen des Tonfalls, natürlich auch kleinste Änderungen in der Mimik: Verziehen des Mundes, minimale Bewegungen der Augenbrauen etc., signalisieren dem Kind richtig oder falsch, gut oder böse, »ich hab' dich lieb« oder »ich bin böse auf dich, du betrübst mich«. Und prägen so das Kind, oft entgegen dessen Eigenstem, der Mutter an. Dies ändert sich erst mit zunehmenden Fremdkontakten des Kindes, also wenn es im Laufe der Zeit der symbiotischen Mutterbindung mehr und mehr entwächst und immer mehr lernt, daß es auch mit anderen Menschen zurechtkommen muß und kann. Insofern ist natürlich die heutige Kleinfamilie oder die »alleinerziehende Mutter« besonders prägend, weil andere, ausgleichende Bezugspersonen dann häufig fehlen.

Bedeutsam ist in diesem Zusammenhang, daß Kinder schon relativ früh beginnen, die Mutter zu testen, also zu erkunden, in welcher Weise sie die Stimmung der Mutter beeinflussen können, das heißt zu untersuchen, was alles möglich ist, ohne daß sie »böse wird«. Ganz deutlich versucht das Kind, den Spielraum für die Entfaltung eigener Möglichkeiten auszukundschaften, was wiederum stark darauf verweist, daß hier sein eigenes Selbst, seine Individualität und Persönlichkeit sich bemühen, Wege zu einer Verwirklichung zu finden, ohne die Befriedigung der Grundbedürfnisse nach Zuwendung, Harmonie und Liebe aufs Spiel zu setzen.

Ein anderer und vielleicht noch stärkerer Beweis für die Existenz dessen, was wir Selbst nennen, sind die verschiedenen Trotzphasen, deren wesentlichste beim Kind zwischen dem 3. und 5. Lebensjahr und beim Jugendlichen in der Zeit der Pubertät liegen. Vor allem in der frühen Trotzphase mehr noch als in den Testsituationen, versucht das Selbst, sich gegen Fremdprägungen zu wehren und seine Selbstbehauptung und Selbstbestimmung durchzusetzen. Gerade hier kann es nun, je nach Einstellung und Persönlichkeit der Eltern, dazu kommen, daß das Selbst des Kindes massiv unterdrückt, zurückgedrängt, ja in manchen Fällen sogar *gebrochen* wird. Dies geschieht zumeist durch Widerspruch, Liebesentzug sowie durch psychischen oder physischen Druck (Strafe).

Dabei erlebt das Kind entweder, daß seine Ansichten, sein Wollen und Verhalten unzutreffend oder »falsch« sind, d. h., nicht der »Realität«, der Sitte, dem Anstand, der Überzeugung oder ganz einfach der Laune der anderen entsprechen und demzufolge abqualifiziert, schlechtgemacht und zur Geltungslosigkeit verurteilt werden. Im schlimmsten Fall erlebt es, daß es sich Strafe, das heißt Schmerzen zuzieht, wenn es versucht, sein Selbst durchzusetzen und die Gesetze, Meinungen und Ansichten, insgesamt das Wollen der anderen nicht respektiert. Wegen der absoluten Priorität des physischen Wohlergehens in jedem lebendigen Organismus führen solche schmerzhaften Erfahrungen oft dazu, daß das Kind seine Selbstbehauptungsversuche, von denen es erlebt, daß sie ihm nur Schmerzen bringen, nach und nach aufgibt und sich den Fremdbehauptungen unterwirft. Es wird sich also immer mehr dem anpassen, was ihm die Übereinstimmung mit der Umwelt, d. i. deren Wohlwollen erhält und dadurch seine Existenz sichert.

Weil das Selbst als natürlicher Wesensgrund des Menschen aber nicht so ohne weiteres auf die Durchsetzung der ihm gemäßen Welt-, Lebens- und Selbstgestaltung verzichten will und kann, ist das Kind jedesmal, wenn es auf Grund eines Selbstimpulses etwas will, in der Zwangssituation, sich zu fragen: ist das richtig (in den Augen der anderen), darf ich das, tut man das etc., also zu überlegen, ob es sich den Ansichten der »Autoritäten« gemäß verhält oder nicht. Auf diese Weise wird es sich permanent an die Maßstäbe der anderen erinnern und sie immer mehr verinnerlichen, d. h., *sich einprägen* mißt es doch eben an ihren Aussagen, was *stimmt*.

Erkennbar sind diese »Stimmen«, die sich im Laufe des Heranwachsens im eigenen Kopf festsetzen, daran, daß sie Forderungen stellen, daß sie Regeln und Verhaltensnormen, allgemeine Gesetze und Maßstäbe formulieren und zu bedenken geben, also in Ausdrücken wie dürfte, sollte, hätte eigentlich etc. sprechen. Ferner daran, daß sie die Allgemeinheit (»man«) oder höhere Autoritäten vertreten (»die anderen«, »die Nachbarn«, »Gott«). Als Erwachsener wird dann häufig die Du-Anrede beibehalten, die scheinbar eigenen Gedanken und Fragen werden in Sätzen wie »Hättest du das jetzt unbedingt sagen müssen« oder »Wolltest du nicht noch dieses oder jenes besorgen«, »Wenn du das und das machst, bist du ganz schön aufgeschmissen« etc. formuliert; derart dokumentiert sich dann immer noch die Anwesenheit fremder Autoritäten innerhalb unserer Persönlichkeit.

Je mehr Fremdgesetze ein Mensch nun verinnerlicht hat, um so mehr wird er damit beschäftigt sein aufzupassen, daß er keines davon übertritt. Denn die Strafe folgt auf dem Fuß, in Form von schlechtem Gewissen, Schuldgefühlen, ja Selbstbestrafungsversuchen. Wenn es viele unterschiedliche Autoritäten sind, die sich ein Mensch *einverleibt* hat, besser, die ihm einverleibt wurden, kann es zu oft langwierigen Zwiesprachen und Debatten zwischen diesen Autoritäten in den Gedanken des Menschen kommen, bevor er weiß, was *er* zu tun hat, also bevor er sich entscheidet. Das ist dann wie eine Art Familienrat derjenigen, die in seinem Kopf das Sagen haben, während er selbst wie das folgsame kleine Kind wartet, bis die Entscheidung getroffen ist. Er wird in der Regel nicht dazu kommen zu überlegen: was will *ich* eigentlich, ja manchmal wird er gar nicht mehr wissen, daß da außer diesem Personal und ihm als Zuhörer und Befehlsempfänger auch noch ein ganz eigenes Wollen und Wesen, d. h. ein eigenständiges Selbst, existiert.

Dies hängt nun aber ganz entscheidend auch mit Folgendem zusammen: Wir hatten gesagt, daß das Selbst unter anderem dadurch gekennzeichnet ist, daß es sowohl sich selbst als auch alle anderen Vorgänge im Leib wahrnimmt. Nun hat Wahrnehmung ganz wesentlich mit Aufmerksamkeit zu tun und natürlich damit, daß überhaupt etwas da ist, was wahrgenommen werden kann. Wir wissen aber alle, daß die Aufmerksamkeit nachläßt, wenn wir zum Beispiel müde sind. Das hat mit Kraft zu tun, die wir auch für Aufmerksamkeit brauchen, oder mit *Energie* (wir werden auf diese Zusammenhänge später noch ausführlicher zurückkommen). Wo wenig Energie ist, ist auch wenig Aufmerksamkeit und folglich wird wenig wahrgenommen. Kraft hat aber aus bestimmten Gründen die Eigenschaft, sich zu vermehren, wenn sie benutzt, schwach zu bleiben, wenn sie nicht benutzt wird. Jede Art von Training basiert darauf, ob der Muskulatur oder des Gedächtnisses oder von wessen auch immer. Ein Selbst, das von vornherein wenig zum Zuge kommt, wird sich also energetisch, das heißt in seiner Wahrnehmungs-, Aufmerksamkeits- und Willenskraft, nur wenig ausbilden. Es ist zwar vorhanden, bleibt es auch, entwickelt aber eine geringe *Selbstdurchsetzungskraft*. Oder, wenn man so sagen will, es wird im Chor der anderen immer nur eine leise Stimme sein. Von daher ist es kein Wunder, wenn bei vielen Menschen die Stimme des Selbst im Lärm und in den *energischen*, das heißt energie*reichen* Stimmen der Autoritäten untergeht. Und daß jene, die es betrifft, tatsächlich zu der Ansicht kommen können, kein Selbst zu besitzen, und sich fremden Mächten als Spielball hilflos ausgeliefert fühlen.

Nun könnte allerdings folgendes eingewandt werden: So denn Körper, Selbst und Geistpsyche (= Ich) eine Einheit sind, der Körper im Laufe des Wachstums größer wird, an Kraft zunimmt, warum ist dann diese Kraft nicht auch im Selbst, bzw. wohin geht sie, wenn sie nicht der Stärkung des Selbst dient? Nun, ein Teil dieser Kraft fließt, wie wir schon sagten, in die beständige Konzentration darauf, die Anforderungen der inneren Autoritäten zu erfüllen und verschleißt sich gleichzeitig im Kampf mit den eigenen Impulsen, Trieben und Bedürfnissen, falls diese den Autoritäten nicht genehm sind und unterdrückt werden müssen. Ein anderer Teil wird bei vielen Menschen in kompensatorischem Aktionismus jedweder Art ausgelebt, nicht zuletzt auch in manchmal zwanghafter sportlicher Betätigung. Und was schließlich mit dem großen Restteil geschieht, das werden wir in unseren nachfolgenden genaueren Ausführungen zur Bioenergetik darlegen. Denn sie ist es, die genau hier ansetzt und ein Modell bietet, dem Selbst die persönliche Kraft wieder zuzuführen und es damit in seiner Lebens- und Durchsetzungs-, aber auch seiner Liebes- und Schöpferkraft zu stärken.

Eine zweite Frage, die man stellen könnte, ist, ob und worin sich die dargelegte Auffassung über die Entwicklung der Persönlichkeitsstruktur von Freud und den von ihm beeinflußten Persönlichkeitstheorien unterscheiden, also von der Annahme eines Ich, eines aus den internalisierten Maximen der Erziehungsinstanzen bestehenden *Über-Ich* und eines aus den Körpertrieben und den verdrängten Aspekten bestehenden *Es* (oder Unbewußten). Die Antwort, glaube ich, liegt auf der Hand; die von Freud angenommene Struktur als Ganzes ist nichts anderes als das, was wir das System des heteronomen Ich bezeichnet haben. Dies wird auch von *Erich Fromm* und anderen immer wieder deutlich herausgestellt. Wir könnten allenfalls sagen, daß das Über-Ich die Position und Rolle des Selbst usurpiert und dieses in seinen Ich-Gestaltungsfunktionen ersetzt. Daß also an vielen Stellen innerhalb unserer Persönlichkeitsstruktur kein vom Selbst gebildetes autonomes Ich, sondern ein unter Verdrängung des Selbst vom Über-Ich gestaltetes heteronomes Ich existiert, mithin die menschliche Person oder Individualität regelmäßig eine Mischung aus autonomen und heteronomen Ich-Bestandteilen ist, mit unterschiedlichster Gewichtung, Verteilung und Ausdehnung der autonomen und heteronomen Anteile. Und daß überall dort, wo das Selbst vom Über-Ich verdrängt wurde, natürlich auch die entsprechenden autonomen Ich-Anteile sowie die dazugehörigen Körperaspekte unterdrückt werden.

Für die Frage, wie die heteronomen Ich-Anteile und die dazugehörigen Über-Ich-Instanzen beseitigt werden und das Selbst wieder vollständig in seine Funktionen reinthronisiert werden kann, ist nun Folgendes wichtig: sowohl die Elemente des autonomen wie auch die des heteronomen Ich sind innerhalb der Person nicht gewissermaßen unzusammenhängend und vereinzelt vorhanden, sondern sie haben untereinander durchaus einen Zusammenhalt. Dieser wird für die Bestandteile des autonomen Ich vom Selbst her gewährleistet, für die heteronomen Einschübe vom Über-Ich, also von den einverleibten Gesetzen, Normen etc. Alle heteronomen Bestandteile lagern sich nämlich im Zuge ihrer Entstehung, also ihres Einbaus in uns, aneinander an und schichten sich aufeinander auf, da sie ja alle Bestandteile eines mehr oder weniger kohärenten Systems, der Familientradition, der gesellschaftlichen Normen oder einer vorherrschenden Ethik oder Moral sind. Sie sind, als Werte oder Normen *eines* Systems, alle untereinander verbunden, miteinander verflochten und ineinander verzahnt.

Ebendies gilt für die Bestandteile des autonomen Ich. Diese sind allesamt genuin dem Selbst verpflichtet. In Fällen, in denen autonome und heteronome Persönlichkeitsschicht extrem gegensätzlich sind, kann es zu einer mehr oder weniger starken Spaltung zwischen beiden Schichten kommen, also zur schizoiden oder schizophrenen Persönlichkeit. Im »Normalfall« werden jedoch beide Schichten »nur« miteinander in einem Konflikt stehen, den wir als innere Zerrissenheit und als seelischen Schmerz erleben und häufig neurotisch ausagieren.

Nun ist es jedoch auch so, daß nicht alle heteronomen Gesetze gleich schwer wiegen, das heißt von gleicher Bedeutung und Mächtigkeit für die Person sind. Vielmehr gibt es so etwas wie *Zentralkomplexe* des heteronomen Ich, um die herum sich jeweils kleinere und nicht so wesentliche Aspekte scharen oder anlagern. Auch gibt es gewisse Naht- oder Verbindungsstellen zwischen diesen Komplexen.

Die unwesentlicheren Aspekte dieser Struktur können durchaus umgruppiert oder gegen andere ausgetauscht werden. Solche Vorgänge, die sich zum Beispiel beim Übergang vom Kindsein zum Erwachsensein ergeben, verleihen uns dann das Gefühl, daß wir uns entwickeln, daß wir etwas dazulernen, insgesamt also lebendig, wachsend und nicht starr sind. Da es sich jedoch bei diesen Veränderungen in Wirklichkeit immer nur um Vorgänge in der heteronomen Schicht handelt, und vor allem regelmäßig nur deren unwesentlichere Teile betrifft keinesfalls aber die Zentralkomplexe, wird das Grundmuster unserer heteronomen Struktur und damit unsere heteronom geprägte Persönlichkeit faktisch nicht angetastet. Wirkliche Änderung kann sich nur durch Abbau der heteronomen Struktur und Aufbau einer immer umfassenderen Selbstautonomie ergeben.

Wir können die Zentralkomplexe oder zentralen Fixierungen, die das Grundgerüst, die wesentlichen Stützpfeiler der heteronomen Persönlichkeitsstruktur bilden, durchaus mit Zitadellen oder Zwingburgen vergleichen, die eine fremde Macht innerhalb eines besetzten Landes errichtet hat, und von denen aus und mit denen sie die Herrschaft über dieses Land ausübt, selbst wenn im normalen Leben, etwa auf den Marktplätzen, nichts von dieser Fremdherrschaft wahrzunehmen ist. Doch genau diese Zwingburgen gilt es zurückzuerobern, falls man wieder im eigenen Land herrschen will. Das bedeutet, daß wir, um unser Selbst wieder in seine Rechte einzusetzen, jene Zentralkomplexe des heteronomen Ich abbauen und durch unser autonomes Ich ersetzen müssen. Je mehr solcher Hauptknoten aber in die Bestimmung des Selbst übergehen, das heißt von diesem durch Bausteine des autonomen Ich ersetzt werden, desto mehr bricht nach und nach das Gesamtgefüge der heteronomen Struktur auseinander.

Ich weiß zwar nicht, ob jemals alle zentralen Komplexe der heteronomen Struktur abgebaut werden können, glaube es aber durchaus. Ich bin der Überzeugung, daß tatsächlich ein vollständiger Wandel von einer autonom-heteronomen Mischpersönlichkeit zu einer gänzlich selbstbestimmten Person möglich ist. Doch wird dies nicht ohne intensive Arbeit an sich selbst zu erreichen sein. Auch in ein oder zwei Jahren kann nicht etwas abgebaut werden, das über zwanzig, dreißig oder mehr Jahre aufgebaut und durch Gewohnheiten stabilisiert wurde. Natürlich wird diese Arbeit jenen Menschen etwas leichter fallen, deren Persönlichkeit zu geringeren Teilen heteronom geprägt ist, weil sie von vornherein mehr Selbstenergie aufbringen. Man könnte auch sagen, weil sie unter der heteronomen Prägung mehr leiden, das heißt, sie stärker in sich selbst spüren. Insofern sind jene Menschen, die etwa therapeutisch oder in Selbsterfahrungsgruppen an sich arbeiten, relativ gesünder als jene, die glauben, dies gar nicht nötig zu haben! Doch auch bei denen, die schon ein stärkeres Selbst besitzen, wird sich der Kampf zwischen dem Selbst und dem Über-Ich, der sich jedesmal dann entspinnt, wenn ein solcher zentraler Komplex aufgelöst werden soll, da das Über-Ich seine Machtposition nicht gern preisgibt, nicht vermeiden lassen. Das Über-Ich wird vielmehr Widerstand leisten, und dieser ist oft sehr stark. Wir erleben ihn zum Beispiel, wenn wir uns bei einem bestimmten Gedanken *schlecht* fühlen, ein mulmiges Gefühl im Bauch bekommen o. ä. Genau das zeigt uns, daß uns eingeredet wurde, wir seien ein *schlechter Mensch*, wenn wir auch nur wagen, an die Übertretung eines solchen Zentralgebotes zu denken (ausführlicher zu diesem Thema werde ich später zu Beginn des praktischen Teils etwas sagen).

Ich möchte noch einmal das Bild der zentralen Zwingburgen aufgreifen, mit der eine fremde Macht ein Land unter seiner Herrschaft hält. Sicherlich sind sie an strategisch wichtigen Stellen errichtet. Also dort, wo sie möglichst vieles, Wesentliches und weit Wirkendes kontrollieren können. Das ist auch mit den Zentralkomplexen der heteronomen Struktur der Fall. Auch sie sind im wesentlichen gerade dort angesiedelt, wo vielfältigste Fäden unserer Gesamtpersönlichkeit zusammenlaufen, das heißt an zentralen Schalt- und Verbindungsstellen unserer Leibganzheit. Und mit Sicherheit wird die Hauptzentrale der Fremdherrschaft im Zentrum, bildlich gesprochen: in der Hauptstadt des besetzten Landes, liegen. Es ist ja eine alte Kriegsregel: wenn man die Hauptstadt besitzt, besitzt man das ganze Land. Für uns bedeutet dies, daß wir insbesondere diese *zentrale Mitte* unserer Persönlichkeit wieder »in unsere Hand« bekommen müssen, würde doch ohne sie das Zurückerobern auch der wichtigsten Provinzen nichts nützen.

Wie wir im Zusammenhang mit den eigentlichen bioenergetischen Vorgängen genau zeigen werden, ist diese zentrale Mitte unser *Herz*. Und zwar nicht nur aus organischen oder energetischen Gründen, sondern vor allem durch seine

Vermittlungsfunktion zwischen Gefühl, Ratio und Körper sowie zwischen Selbst und Welt, das heißt, weil es unser umfassendstes und wesentlichstes Kommunikationszentrum ist.

Herz, Selbst und Seele

Die Erkenntnis, daß das Herz des Menschen seine leibliche und personale Mitte ist, ist nicht neu. Schon *Homer* nennt es den Sitz des geistigen und seelischen Lebens, ja die Philosophen der *Stoa* sahen hier sogar das Denkvermögen angesiedelt. Im christlichen Sinn wird es als die innerste personale Mitte des Menschen auch heilsgeschichtlich zum Zentralorgan der Person, in und an dem die Erlösungstat Christi sich erst vollzieht. Durch diesen Gedanken entstand nicht zuletzt der Begriff der *Herzens-Bildung*, die zur Personwerdung, das heißt Ganz- und Heilwerdung des Menschen unerläßlich ist. In diesem Sinne bezeichnet etwa bereits *Eirenaios* (um 200 n. Chr.) das Herz als die bildsame Mitte des Menschen, als Ausgang und Ziel aller auf die menschliche Seinsverwirklichung hinarbeitenden Bemühungen. Insofern gilt das *Herz Jesu* als zentrales Symbol für die Verwirklichung sowohl der menschlichen Wesensganzheit als auch als Symbol für die Verwirklichung der Einheit von Mensch und Gott. In ihm verlebendigt sich der liebende, schöpferische und erlösende sowie der in der Einheit von Gott, Menschtum und Natur stehende Mensch in seiner totalen Ganzheit, personalen Identität und Wesensverwirklichung.

In der moderneren Philosophie war es vor allem *Pascal*, der in seiner *Philosophie des Herzens* auf dessen zentrale Bedeutung hinwies, später vor allem die Dichter und Denker des neuzeitlichen Humanismus, insbesondere wieder der deutschen Romantik, mit ihrem Gedanken der Rückführung des Menschen in seine Wesensmitte, sein Herz, durch die Kraft der Poesie. Noch deutlicher äußert sich später *Max Scheeler (In: Die Stellung des Menschen im Kosmos),* wenn er darüber spricht, wo sich die Selbstverwirklichung des Menschen zentral abspiele: »Der *Ort* dieser Selbstverwirklichung..., die das durch sich seiende Sein sucht und um deren Werden willen es die Welt als eine ›Geschichte‹ in Kauf nahm – das eben ist der Mensch, das menschliche Selbst und das menschliche Herz.«

Was aber passiert tatsächlich, wenn sich das Selbst als autonome und freie Letztinstanz im Menschen durchgesetzt und ein ihm adäquates Ich installiert hat?

Meiner Ansicht nach gibt es dann zwei Möglichkeiten. Die eine ist, daß sich ein solcher Mensch auf das Bewußtsein seiner selbst, seiner leibhaftigen Freiheit und die Ausformung der Fülle seiner Möglichkeiten beschränkt. Daß er also eine authentische, starke und schöpferische Persönlichkeit ist, jedoch in gewissem Sinne *immanent* orientiert bleibt. Das ist die Stufe, auf der wir z. B. viele große Künstler oder Wissenschaftler finden, insgesamt Persönlichkeiten, die aus der Fülle ihres Selbst heraus autonom leben und schaffen und derart auch vorbildlich für die Möglichkeiten des wahren Selbst sind. Die andere Möglichkeit besteht darin, daß das Selbst sich größerer Zusammenhänge bewußt wird, und sich, bei aller Autonomie, doch rückgebunden, d. i. herkommend und hingehend, an ein übergreifendes, transzendentes »Etwas« zu verstehen beginnt. Mag dies nun »das Sein« oder »Gott« oder »die Menschheit« oder was auch immer sein, so handelt es sich doch generell um jene aus der Freiheit des Selbst begründete Haltung, die dem Kern jeder wirklichen, das heißt im eigenen Herzen gefühlten und gelebten Religiosität entspricht. Da traditionell nur einem sich derart an ein Transzendentes rückgebunden fühlendem Selbst (religio, lat.: Rückbindung) die Benennung *Seele* gegeben wird, wollen auch wir es bei diesem Verständnis lassen.

Es muß jedoch betont werden, daß eine solche Stufung in Selbst und Seele – womit ich also jetzt tatsächlich etwas anderes meine als die gängige Übersetzung des Wortes Psyche – keine Stufung im Sinne einer Wertung bzw. hierarchischen

Höherrangigkeit meint. Vielmehr wird darunter nur eine *Dynamik* in der Ausdehnung des Bewußtseins über die eigene Leiblichkeit hinaus verstanden, und eine freiwillige Hingabe des Gedankens der Autonomie. Und vor allem ist hier kein Widerspruch zum Grundgedanken der Konstanz des Selbst gegeben, insofern dynamische Ausweitung etwas anderes ist als Veränderung in sich. Ein Luftballon bleibt ein Luftballon, auch wenn er immer weiter aufgeblasen wird.

Mit einer Ausweitung des Selbst-Bewußtseins in transzendentale, vielleicht auch kosmische Dimensionen, die uns berechtigt, Seele auch als *transzendentales Selbst* oder *transzendentales (– ev. kosmisches) Bewußtsein* zu begreifen, geht generell die Erkenntnis einer Verflechtung und Verwebung mit allem Seienden einher, also Erfahrung und Bewußtsein sowohl der eigenen Leibganzheit als auch der Vernetzung, ja grundlegenden Einheit alles Seienden. Dieses Gewahrwerden unserer unlöslichen, wesensmäßigen Einflechtung ins große Ganze der Schöpfung relativiert im Selbst nicht das Bewußtsein seiner Autonomie, sondern das Bewußtsein der Notwendigkeit ihrer uneingeschränkten Ausübung, das heißt der Aufrechterhaltung des autonomen Ich. Insofern könnte man sagen, daß die Entwicklung bestimmter *Tugenden* im Ich-Bereich zu den Kennzeichen einer Seele gehören. Zu nennen wären hier insbesondere Gehorsam und Demut. Gehorsam im Sinne eines Hin-*hören*-könnens zu den Gesetzen des Seins und eines sich Zu-*gehörig*-fühlens zum Ganzen des Seins. Demut im Sinne einer freiwilligen und voll bewußten Folgsamkeit gegenüber diesen Gesetzen und Notwendigkeiten, und im Sinne einer Hingabe der Person in jenem zweifachen Sinne eines *Dien-Mutes*, also eines Mutes zum Dienen und einer Weggabe der Wichtigkeit der persönlichen Autonomie. Es ist aber auf jeden Fall festzuhalten, daß solches nur und nur einem vorher autonomen Selbst und Ich möglich ist, das heißt, *daß die Entfaltung eines Selbst und autonomen Ich die Voraussetzung für die Entfaltung von Seele resp. die Entwicklung solcher Tugenden* ist; nicht aber umgekehrt durch das bemühte

Einüben oder gar Aufoktroyieren solcher Tugenden Seele entfaltet werden kann. Im Gegenteil: die Anerziehung solcher oder ähnlicher Tugenden *vor* dem Vorhandensein eines Selbst und autonomen Ich kann nur zur Unterdrückung des Selbst und zum Erwerb einer heteronomen Ich-Struktur führen und verhindert damit genau das, was erreicht werden soll. Die Erweiterung des Bewußtseins ins Transzendente ist eben nur als freiwillige und bewußt auf sich genommene Wachstumsarbeit aus einem voll entfalteten, reifen Selbst möglich. Denn nur ihm ist es möglich, zur verantworteten und gewollten Preisgabe seiner Autonomie fortzuschreiten.

Interessant ist in diesem Zusammenhang die bei allen spirituellen Schulen anzutreffende Überzeugung, daß das *Ego* sterben müsse, damit die Seele (oder das *wahre Selbst*) geboren werden könne. Dies würde, aufs Ganze der Geschichte des Selbst bezogen, bedeuten, daß seiner »Geburt« am Ende des extrauterinen Erstjahres zu irgendeinem anderen Zeitpunkt des Lebens eine Art »Tod« folgen müßte, aus dem dann, im Sinne eines Tod-Wiedergeburt-Prozesses, die Seele oder das *Bewußtsein der Transpersonalität* hervorginge.

In der Tat weisen alle diesbezüglichen Forschungsergebnisse und Einzelerfahrungen auf einen notwendigen Prozeß dieser Art als Voraussetzung zur Entfaltung transpersonalen Bewußtseins hin. Dabei gibt es allerdings offensichtlich eine große Vielfalt an Möglichkeiten, wie es zu diesem »Tod des Ego« kommen kann. Die Bandbreite reicht von tiefen, transformierenden mystischen oder meditativen Erfahrungen, sogenannten Gipfelerfahrungen, über das Überleben eines schweren Unfalls oder andere *Nah-Todeserfahrungen* bis hin zur Durcharbeitung perinataler Erfahrungen etwa im Sinne der Arbeit *Grofs* oder des Rebirthing. Ich bin sogar der Überzeugung, daß solche Erfahrungen und damit die genannte Reifung des Menschen hinein in jenen transzendenten Bewußtseinszustand, die früher etwa bei der Jagd oder auch im Kriege, oder, wenn wir an Frauen denken, als Konfrontation mit dem Tod während der Geburtsarbeit durchaus nichts Ungewöhnliches waren und sind, mit zum Ablauf eines normalen Lebens gehören können. Ja vielleicht sogar gehören müssen. Das würde jedoch bedeuten, daß die entsprechende Arbeit an sich selbst geleistet werden muß, will man nicht die Konfrontation mit diesem Erleben, die natürlich auch schiefgehen kann, in der Realität provozieren.

Unsere bisherigen Überlegungen zusammenfassend, können wir nunmehr folgendes *Strukturmodell der Leibganzheit Mensch* erstellen:
– Der Mensch in seiner Leiblichkeit ist eine unauflösliche Ganzheit von Selbst (oder, je nach Reifegrad, Seele), Ich und Körper. Diese Ganzheit nennen wir Person. Bei idealem natürlichem Entwicklungsverlauf wird das Selbst sich spätestens mit dem Ende des extrauterinen Erstjahrs aus einer mehr oder weniger rein energetischen Vorstufe entfaltet haben und ab dann beginnen, sich in Interaktion mit der jeweiligen persönlichen (geschichtlichen, sozialen) Realität eine Ich-Schicht anzueignen, derer es bedarf, um sich innerhalb der Lebensrealität zu verwirklichen. Es wird sich jedoch nicht mit dieser Funktionsschicht Ich identifizieren oder dessen Bestandteile für natur- oder schicksalsgegeben halten. Es ist sich vielmehr seiner selbst, seiner Autonomie, Willensfreiheit, Verantwortlichkeit und Selbstbewußtheit bewußt und der Tatsache, daß es sowohl Ich als auch Körper gemäß seinen Entscheidungen handhaben, sie verändern, ja sogar verlassen kann.

– Die Ich-Schicht ist in umfassender Weise identisch mit Geist und Psyche, und zwar sowohl mit deren Inhalten als auch mit der Art und Weise, in der sie funktionieren. Auch der Körper bildet eine Funktionsschicht des Selbst. In Ich und Körper verlebendigt sich das Selbst und tritt mit ihrer Hilfe sowohl mit seiner eigenen Leibwirklichkeit als auch mit der gegebenen Weltwirklichkeit rezeptiv und gestaltend in Kontakt. Während der Entwicklung der Ich-Schicht kann es aus verschiedensten Gründen zu einer Aufnahme heteronomer Elemente in diese Schicht sowie zu einer Verdrängung des Selbst durch die Verankerungsgesetze dieser Fremdelemente (das Über-Ich) kommen. Anstelle eines Bausteins des autonomen Ich wird dann in die Leibstruktur ein Baustein des heteronomen Ich inklusive der dazugehörigen Über-Ich-Instanz eingesetzt. Die Bausteine des autonomen Ich sind miteinander über das Selbst, die des heteronomen Ich über die Über-Ich-Zensur und damit letztlich über die gesellschaftlichen Normen verknüpft. Die entscheidenden heteronomen Prägungen betreffen zentrale Verknüpfungspunkte der Gesamtleiblichkeit, insbesondere das Herz als die *Leibmitte* des Menschen.

– Je nach Stärke des nach dem Prägezeitraum (also etwa dem Abschluß der Pubertät) vorhandenen Selbst kann dieses die heteronomen Anteile selbst nach und nach ausscheiden und durch Anteile des autonomen Ich ersetzen (Selbsterfahrungs- oder Wachstumsarbeit, *Bildung* im umfassenden Sinne), oder es bedarf dabei der Hilfe durch andere (Therapie).

– Da das Selbst seine Leiblichkeit als seine Existenzwirklichkeit begreift, ist es sich auch seines von dieser Leiblichkeit her gegebenen Einruhens in der Natur bewußt und wird Aspekte, die sich aus dieser seiner Existenzwirklichkeit ergeben, also insbesondere alle Aspekte seiner Körperhaftigkeit, als sich selbstverständlich zugehörig begreifen und in ihren Bedürfnissen befriedigend leben. Das Selbst weiß um die Grundbedingungen seines Wesens, also seine Verpflichtung, sich selbstgestaltend und weltgestaltend zu verwirklichen, und es ist beständig bestrebt, diesen seinen Daseinssinn zu erfüllen. Tut es dies adäquat dem Maß seiner Fülle und Kraft, dann ist der Mensch insgesamt gesund und freudig.

– Das Selbst ist dazu frei, sich in dieser seiner in der Natur einruhenden Leiblichkeit als endlich zu empfinden. Es kann sich aber auch seiner wesensmäßigen Zugehörigkeit zu einem größeren Ganzen bewußt werden und im Vollzug dieser Bewußtwerdung und des Hineinwachsens in diesen transzendentalen Bereich die Autonomie des Ich zugunsten der Entfaltung anderer Tugenden hingeben. Ein in dieses Stadium gelangtes Selbst heißt Seele.

Erstaunlich ist, das sei zum Schluß angemerkt, daß der Gedanke der Selbstentfaltung oder der Selbstwerdung in diesem Sinne nicht in den Beschäftigungsbereich derjenigen zu gehören scheint, die vorgeben, sich von Berufs wegen mit dem Menschen und seiner Seele (Psyche) zu beschäftigen, zählt doch zum Beispiel die akademische Psychologie deutscher Sprache noch um 1970 ein Wort wie *Selbsterkenntnis* nicht zu ihren fachlichen Grundbegriffen. Das entsprechende Stichwort fehlt in allen gängigen Lexika! Entsprechend gehören Übungen zur Selbsterkenntnis auch nicht zum Ausbildungsgang etwa der Diplompsychologen, natürlich auch nicht der Mediziner, Theologen oder Pädagogen. Hier hat erst die neuere humanistische Psychologie, vor allem Carl Rogers' Akzentuierung des *Selbstkonzeptes* einiges, wenn auch immer noch am Rande, in Bewegung gebracht. Das ändert aber nichts daran, daß *Selbstverwirklichung* gesellschaftlich immer noch als suspekt gilt, und ein Mensch, der zugibt, daß dies ein Wert und sinnvoller Weg für ihn sei, sich häufig immer noch an den Rand der Achtbarkeit gedrängt sieht.

Überlegungen zu einem neuzeitlichen Menschenbild

Bedingungen

Auf dem Hintergrund des dargelegten Strukturmodells der menschlichen Leibganzheit können wir nunmehr versuchen, ein neuzeitliches Menschenbild zu erstellen. Dieses muß folgende Bedingungen erfüllen:

1. Es muß die gezeigte Grundstruktur, also insbesondere die Tatsache der Leibganzheit des Menschen, als Voraussetzung akzeptieren.

2. Es muß historisch sein. Das bedeutet nicht, daß es auf die eine oder andere historische Ebene, wie die schamanische oder carthesianische, zurückfallen soll, sondern daß es alle bisher gedachten Modelle als *mögliche* Deutungen umfaßt und integriert. Es muß also konkret die magisch-animistische Auffassung beinhalten, daß alles belebt und beseelt und miteinander verbunden sei. Es muß die hinduistische Auffassung einer Bewußtseinsdynamik aufnehmen und den Gedanken, daß grundsätzlich alles von gleicher Substanz ist. Es muß buddhistisch deutbar sein, das heißt, daß alle Erscheinung erstens veränderlich und vergänglich sei und daß zweitens über das eigentliche und wahre Wesen des Seinsgrundes inhaltlich nichts aussagbar sei. Es muß schließlich das christlich-carthesianische Modell und seine griechischen und alttestamentlichen Vorstufen einbegreifen, also zeigen, daß es sowohl Geistiges als auch Materielles gibt, daß beides von einer umfassenden, Schöpfer genannten Urquelle ausgeht und zu ihr zurückkehrt und daß das »Geistige« substantiell dieser Urquelle näher ist, daß also das Materielle nicht dessen eigentliche Erscheinungsform darstellt, sondern nur zeitlich von ihm ausgeformt wird.

3. Dieses Menschenbild muß die bisherigen gültigen naturwissenschaftlichen, geisteswissenschaftlichen und außer-

wissenschaftlichen (zum Beispiel künstlerischen) Erkenntnisse über den Menschen einbergen.

4. Es muß für Menschen aller Kulturkreise gelten.

5. Es muß mit den persönlichen spirituellen, mystischen, psychotherischen Seinserfahrungen vereinbar sein.

6. Es muß in der Lage sein, bisher offene Fragen interdisziplinärer Art einfach und elegant zu beantworten, es muß zukünftige Fragestellungen auffangen können, und es muß schließlich praktische Relevanz bezüglich individueller und gesamtgesellschaftlicher Perspektiven in Richtung auf eine Wirklichkeit besitzen, die dem Menschen mehr Wohlergehen, das heißt Selbstverwirklichungsmöglichkeiten eröffnet.

Ob diese Forderungen erfüllt werden können, hängt m. E. im wesentlichen davon ab, ob es gelingt, den mit dem Begriff »Seele« verknüpften Bereich eines alles überspannenden und durchdringenden Transzendenten nachzuweisen, das heißt, ob wir ein Konzept finden können, in dem sich alle genannten Auffassungen, ob idealistischer oder spiritueller, ob magischer oder naturwissenschaftlich-materialistischer Orientierung wiederfinden können. Gerade dieses wird ja von den traditionellen transzendental orientierten Anthropologien nicht geleistet, finden doch die materialistischen, das heißt die naturwissenschaftlich-positivistisch orientierten Konzepte darin keinen konkreten Anhalt. Und auch Teilhard de Chardin hat das bisher nicht zu leisten vermocht. Das große Verdienst von Wilhelm Reich ist es dagegen, die Richtung für die Lösung dieses Problems gewiesen zu haben. Freilich bedarf es dabei einer Einbeziehung neuerer, nachreichischer wissenschaftlicher Erkenntnisse, mit deren Hilfe es m. E. mittlerweile durchaus möglich ist, jene Grundfrage zu lösen und damit ein neues und umfassendes Menschenbild zu skizzieren. Versuchen wir es also:

Das energetische Menschenbild

Mit dem Schwinden einer allgemein für gültig gehaltenen Gottesidee und der Zunahme der Erkenntnisse der modernen Naturwissenschaften gewannen bereits gegen Ende des 18. Jahrhunderts und vor allem dann im 19. Jahrhundert im Abendland Versuche an Bedeutung, gewisse Erscheinungen und Kräfte, deren Wirken man bisher für göttlich (oder teuflisch) hielt, die jedoch in ihrer praktischen Wirkmächtigkeit nicht bestritten werden konnten, neu zu definieren. Erinnert sei hier nur etwa an Meßmers Magnetismus, Hahnemanns Theorie der energetisch-dynamischen Wirkkräfte oder Freuds Konzept der Sexualenergie (libido). Ja letztlich sind hier sämtliche entsprechenden Versuche, von Heraklits *logos* über den *alchemistischen Hermes* bis zu Hegels *Weltgeist* oder Teilhards *Weltstoff* zu nennen, von Bergsons *evolution créatrice* bis zur Goethe-Portmannschen *Gestaltbiologie*.

Die Hauptschwierigkeit all dieser Versuche bestand jedoch darin, daß ein naturwissenschaftlicher und vor allem physikalischer Nachweis dieser Kräfte nicht zu erbringen war. Daher wurden diese Hypothesen letztlich immer wieder als spekulativ oder gar spinnert abgetan, jedenfalls nicht in den Bereich der Schulwissenschaften und damit in die gängigen Anthropologien aufgenommen. Dieses Schicksal erlitt auch Wilhelm Reichs Idee einer allgemeinen biologischen Lebensenergie, die er *Orgon* nannte (Orgon, abgeleitet aus organisch und Organismus). Kennzeichnend für diese Problematik ist, daß der Vertrieb des von ihm entwickelten sogenannten *Orgon-Akkumulators*, eines Geräts, mit dessen Hilfe der Mensch mit neuer Orgon-Energie aufgeladen werden sollte, wenige Jahre vor Reichs Tod 1957 vom amerikanischen Bundesgericht mit der Begründung verboten wurde, daß es keine Orgon-Energie gebe.

Mittlerweile hat sich die Situation dramatisch verändert. Ausgelöst durch die Erkenntnisse der neueren Physik, deren entscheidendste wohl Einsteins Relativitätstheorie und

Heisenbergs Quantentheorie sind, steht die Naturwissenschaft und vor allem die Kernphysik heute vor der Einsicht, daß es eigentlich keine Materie gibt, sondern daß diese nichts anderes ist als eine *höchst spezielle Erscheinungsform von Energie oder von Kräften* (der sogenannten starken und schwachen Kraft sowie der elektromagnetischen und der Schwerkraft). Das Weltbild, das absolute Gültigkeit natürlich auch für den Menschen und seine Erscheinungsgestalt besitzt, besagt heute: *Alles ist Energie.*

Damit stehen wir aber nun schlagartig und ungeachtet der Tatsache, daß etwa die Umwandlungsprozesse im einzelnen noch erforscht werden müssen, vor der Frage: Könnte es nicht sein, daß Reich und all die anderen etwas Richtiges geahnt und gemeint haben? Ja noch mehr: Dadurch, daß die Physik Energie als umfassendes, nicht mehr auf etwas anderes rückführbares, also erstursächliches, nicht vergängliches und geradezu ewiges Urprinzip alles Seins erkannt hat, mag die Überlegung gestattet sein, ob wir nicht in der Energie jenen gemeinsamen Nenner zu sehen haben, der jeden religiösen oder anderen Idealismus und jeden Materialismus miteinander vereint? Und wenn sich, was durch gegenwärtige neueste Erkenntnisse wahrscheinlich ist, auch noch herausstellt, daß diese energetische Ursubstanz *holonom* ist, das heißt, daß etwa jedes energetische Einzelquantum im Sinne des Hologramms oder der DNS gleichzeitig das Bild des Ganzen in sich trägt, ja das Ganze ist, würde nicht nur das Denken in carthesianischen Strukturen oder überhaupt jedes Denken in Getrenntheiten einem neuen energetisch-dynamisch-holotropen Ganzheits- oder Vernetzungsdenken weichen müssen. Und es würden sich unversehens von hier aus alle Welt- und Menschenbilder, die solche ganzheitlichen Gedanken vertreten, als zutreffend erweisen. Es ist ja nicht von ungefähr so, daß selbst in Kreisen der Physik bereits Gedanken geäußert werden, wie jener berühmte Satz des großen Schrödinger: Die Theorie der Welle ist eine psychologische Theorie geworden.

Einen weiteren großen Schritt in Richtung auf die Bestätigung unserer Vermutung und auf die Beantwortung der Frage, wie sich diese Phänomene im Menschen selbst zur Wirklichkeit bringen, haben Ferenzi, Reich und, in ihrer Nachfolge, insbesondere *John Pierrakos* und *Alexander Lowen* getan, indem ihnen der Nachweis gelang, daß auch im Menschen physische, das heißt materiell-körperliche und psychische Strukturen und Akte nicht nur zusammenhängen und einander wechselseitig bedingen, sondern daß beides die *wechselseitigen Wirkungen ein und derselben Energie* sind. Daß also körperliche (biologische) und psychische Energie identisch sind.

Nachdem in den vergangenen Jahren auch die energetische Ausstrahlung der Gedanken (Gehirnwellen) und des Körpers (Kirlian) sowie eine Fülle anderer energetischer Zusammenhänge zwischen dem Menschen und physikalischen, chemischen, biologischen oder »geistigen« Phänomenen der Umwelt entdeckt wurden (wie das »Gedankenlesen« der Pflanzen oder das »Phänomen des einhundertsten Affen«), ist wohl an der Richtigkeit unserer Vermutung einer Identität aller Erscheinungen in und durch ihre Grundsubstanz Energie nicht mehr zu zweifeln.

Demzufolge kann also einzig ein energetisches Welt- und Menschenbild den realen Sachverhalten gerecht werden. Und auch nur dieses ist in der Lage, die von uns aufgestellten Forderungen an ein neuzeitliches Menschenbild zu erfüllen. Denn in dem Augenblick, in dem wir die energetische Grundstruktur des Seins akzeptieren, können alle historisch überlieferten und gegenwärtigen anthropologischen Modelle als *mögliche* Interpretationen dieser Wahrheit gesehen werden.

Dieses neuzeitliche Menschenbild kann dann, unter Einschluß des bereits dargelegten Strukturmodells, verallgemeinernd folgendermaßen dargestellt werden: *Die »Grundsubstanz« des gesamten Seins ist Energie. Sie materialisiert sich in unterschiedlichsten Ausformungen, Ähnlichkeiten, Übergängen, Dichtigkeitsgraden etc. als Welt (Kosmos), Natur und Mensch. Als Mensch materialisiert sie sich wiederum*

in unterschiedlichen Stufungen oder Dichtigkeiten, die so-
wohl alle miteinander zusammenhängen als auch sich ausein-
ander entfalten und die wir Selbst, Geist, Psyche, eventuell
Astralleib sowie Körper (soma) nennen. Die Summe dieser
Erscheinungen nennen wir Leib, ihre individuelle Ausfor-
mung Persönlichkeit, ihre allgemeine Ausformung Mensch.

Oder anders gesagt: Die Einheit von Selbst, Psyche, Geist
und Körper, also die Ganzheit Leib oder Mensch, ist durch
die Energie gewährleistet und gegeben, die die genannten
Einzelaspekte in unterschiedlicher Materialisierung bildet.
Da zum Prinzip der Energie beständiges Fließen gehört,
wirkt sie auch als verbindendes Fluidum zwischen diesen
Bereichen und auch über diese hinaus in beständiger Interaktion mit allen ihren außermenschlichen Erscheinungsformen (der Umwelt, dem Kosmos etc.).

Außerdem entwickelt sie – vielleicht in allen oder allen
höheren Erscheinungsformen –, zumindest aber im Menschen, das heißt *in ihrer Gestalt als Mensch* auf physiologisch
und biochemisch bzw. physikalisch noch genauer zu klä-
rende Weise Bewußtheit. Und zwar in jenen unterschiedlichen Ausdehnungen, die wir Selbst und Seele nennen. Das
meint wohl auch Schopenhauer, wenn er sagt, daß *der*
Mensch, die Natur selbst und zwar im höchsten Grade ihres
Selbstbewußtseins ist.[3]

Wegen ihrer dynamischen, das heißt fließenden und sich
beständig wandelnden Seinsweise macht sie auch innerhalb
ihrer Erscheinungsform Selbst eine Art Entwicklungspro-
zeß durch, den wir Selbstreifung oder Selbstverwirklichung
nennen. Diese kann in ihren höchsten, gleichwohl selten er-
reichten Vollendungsstufen durchaus als personale menschliche Verwirklichung höchster Seinsideale auftreten, in Gestalten wie Christus, Buddha, Mahavir u. a. Solche hohe
Ebenen der Verwirklichung können wir dann getrost als
Gottwerdung des Menschen bezeichnen, sind sie ja in Wahrheit eine höchste Verwirklichung der ewigen Energie selbst.
Oder, wie Max Scheeler sagt, *Selbstvergottung des Seins im*
Menschen.[4]

Da nun ein derart sich seiner selbst bewußtes Bewußtsein nach unserem bisherigen Wissen nur dem Menschen eignet, könnten wir demnach den Menschen als eine Art doppelten Energietransformator bezeichnen, der, selbst aus abgestuft materialisierter Energie bestehend, »reine« oder »natürliche« oder »ursprüngliche« Energie in bewußte Energie (Selbst, Seele) transformiert, als auch Energie in die Tat und vor allem, in Form menschlicher Schöpfungen, ins *Gebilde*, wie es Gadamer nennt[5], verwandelt.

Festzuhalten ist jedoch noch einmal, daß dieser freie Fluß der Energie hin zu ihrer Selbstverwirklichung nur durch ein freies, d. h. nicht unterdrücktes Selbst und durch ein dieses Selbst optimal repräsentierendes autonomes Ich gewährleistet ist, nicht aber durch ein nach dem Energiemuster anderer Menschen ausgerichtetes heteronomes Ich. Durch den Einbau heteronomer Anteile in die Persönlichkeits- wir können jetzt auch sagen: Energiestruktur wird der Fluß der eigenen Energie abgelenkt oder gar unterbunden. Diese wird dann entweder versuchen, sich durchzusetzen und die Hemmnisse zu eliminieren, oder, falls das nicht gelingt, sich auf anderen Ebenen und ersatzweise zum Ausdruck zu bringen, bzw. auf diese ihre Unterdrückung permanent hinweisen (den Menschen also in den Zustand führen, den wir Krankheit nennen).

Es wäre schließlich noch die Frage zu stellen, ob die Energie die Bewußtheit, die sie im und als Mensch erreicht hat, behält, oder ob sie sie beim Tod des Menschen wieder verliert. Wenn sie sie behält, wofür manches spricht, würde dies nicht nur unsere Vorstellung vom Tod vollständig revidieren, sondern es würde auch bedeuten, daß durch den Menschen und allein durch ihn die Menge bewußter Energie im Universum sowohl *erst zustande kommt* als auch *beständig vermehrt* würde. Da nun menschliche Seinsideale, wie zum Beispiel Liebe, Ingredienzen höherer Bewußtseinsstufen sind, könnte es sein, daß auch diese quasi mit abgestrahlt und somit universell vermehrt würden. Das aber würde bedeuten: Jener derart entstehende und sich immer weiter vergrößernde universelle »Block« bewußter Energie müßte solche Qualitäten auch besitzen und könnte somit jede auf ihn angewandte Gottesvorstellung und Gottesdefinition begründen und rechtfertigen. Und es würde zweitens zu der Überlegung führen, ob daraus nicht eine Verpflichtung des Menschen, sein Selbst und seine Seele optimal zu entfalten und derart an diesem *Wachstum Gottes* mitzuarbeiten, abgeleitet werden könnte. Und ebenso wäre an dieser Stelle über eine Verantwortung des Menschen gegenüber einer Vermehrung eines eventuell negativ oder destruktiv orientierten allgemeinen Bewußtseins nachzudenken.

Praktische Folgerungen

Die wichtigste Frage, die natürlich nun auftaucht, ist, ob und auf welche Weise ein solches Bild vom Menschen auch *praktisch* lebbar bzw. konkret zu verwirklichen ist. Da das Grundelement dieses Menschenbildes die Autonomie des Selbst ist, spitzt sich diese Frage also auf das Problem zu, ob und wie es gelingen kann, die heteronomen Ich-Anteile aufzulösen und das Selbst wieder in seine rechtmäßige Position einzusetzen. Und zwar muß dies geschehen, ohne daß dabei durch manipulatorische Fremdeingriffe wiederum eine neue Über-Ich-Struktur, die vielleicht nur anders heißt, geschaffen wird, wodurch ja nur neue Abhängigkeiten und weitere Verdrängungen des autonomen Selbst entstünden.

Zwar versuchen viele, ja die meisten der sich mit der menschlichen Heilwerdung beschäftigenden Konzepte – ob sie nun spirituell-religiös oder im engeren Sinne therapeutisch orientiert sind –, auch aufgerufen durch die klinisch relevanten, d.h. schlimmen Fälle jener durch die Selbstunterdrückung entstehenden Ersatz- oder Krankheitsäußerungen (Neurosen, Psychosen, psychosomatische Erkrankungen etc.), die dafür verantwortlichen Ursachen in den Griff zu bekommen und aufzuarbeiten. Dennoch waren und sind ihnen entscheidende Erfolge nur selten vergönnt, vor allem aber scheinen sie nicht verhindern zu können, daß gesamtgesellschaftlich die Probleme bestehen bleiben, ja sogar zunehmen. Das aber liegt m. E. daran, daß sie regelmäßig jenem Welt- und Menschenbild und mithin auch einem wissenschaftlichen Paradigma, also Hypothesen, Theorien und Methoden verpflichtet sind, das gerade für jene Probleme verantwortlich ist und sie *schafft*, die sie dann wieder mit denselben Methoden heilen wollen. Was natürlich nicht funktionieren kann.

Dieses Denkmodell und Menschenbild ist aber jenes, das immer noch wenn nicht geradezu zu einer Verteufelung des Leibes, so doch zu einer Trennung zwischen Körper, Geist oder Seele/Psyche hinneigt und glaubt, geistig-seelische (psychische) Probleme immer noch ohne Einbeziehung des Körperlichen, also unter Ablehnung des Gedankens der Leibganzheit des Menschen, in den Griff bekommen zu können.

Das beste Beispiel dafür bietet die klassische Psychoanalyse, auch wenn ihre Vertreter noch so sehr versuchen, diesen Umstand zu verschleiern, indem auch sie sich nicht wirklich mit dem realen Leib des Menschen (Patienten/Klienten) beschäftigt, der für sie immer noch tabu ist, sondern nur mit Theorien über Verdrängungen oder Schuldgefühle wegen leiblicher, zum Beispiel sexueller Probleme und Konflikte. Nach wie vor wird versucht, die Dinge über den Kopf anzugehen, und damit wird weiter sein (unausgesprochener) Primat gemäß der christlich-carthesianischen Menschensicht bestätigt.

Weil aber die Anerkennung der Leibganzheit des Menschen *unverzichtbare Grundlage* für jede Arbeit am Menschen ist, können nur solche Modelle und Techniken etwas nützen, die diese Ganzheit sowohl konzeptionell vertreten als auch methodisch alle Bereiche dieser Ganzheit abdecken. Insofern müssen wir grundsätzlich an jede Wissenschaft, die sich speziell mit dem Menschen befaßt, also insbesondere auch an jede Psychologie, jene Forderungen stellen, die *Daniel Feuling* in seinem großen Werk über *das Le-*

ben der Seele bereits 1940 erhob, die aber bis heute weitgehend ungehört verhallten:

»1. Jede psychologische Hypothese oder Theorie ist un-
brauchbar, die das Bewußtseinsleben als etwas ansieht oder
behandelt, was sich nicht ganz und gar im Leibe, und, richtig
verstanden, mit dem Leibe des Menschen ereignete;

2. jede psychologische Grundlehre ist undurchführbar am
konkreten, wirklichen Menschen, die es unternimmt, diesen
Menschen zu verstehen und zu deuten (oder auch zu lenken,
zu erziehen und zu heilen) ohne durchgehende sachgemäße
Rücksicht auf den Leib und das leibliche Geschehen;

3. jede psychologische Behandlung irgendwelcher Seelen-
fragen ohne Rücksicht auf die leiblichen, physiologischen
Begleiterscheinungen der seelischen Bewegung kann nur ir-
reführen, weil der wesenhafte Rückschlag der mitveränder-
ten leiblichen Bedingungen auf das Sinnliche und Geistige
von weitestgehender Bedeutung für das Gesamtleben ist;

4. jede psychologische Gesamtlehre, die nicht auch vom
leiblichen Erscheinen des Menschen her mitgeformt und
mitgegründet ist, bleibt mindestens in vielen Dingen unbe-
stimmt und leer, auf nicht geringen Strecken wird sie nicht
zu Dasein, niemals wird sie zu Tiefe kommen.«[6]

Ken Wilber, einer der großen Pioniere der neueren Bewußt-
seinsforschung, hat nun recht, wenn er, ganz in diesem
Sinne, auf die große Rolle hinweist, die innerhalb der neuzeitlichen Wachstumsbewegung besonders den körperorientierten Therapien im Hinblick auf eine wirkliche Gan-
zwerdung und Selbstfindung des Menschen zukommt, sind
doch in erster Linie sie es, die jene Bedingungen erfüllen.
Und es besteht wohl kein Zweifel daran, daß unter der gegenwärtigen Vielzahl von körperorientierten Methoden die
von Lowen begründete *Bioenergetik* sowohl die wirkungsvollste als auch ganzheitlichste ist. Und auch Wilber, der
sich eingehend mit den wesentlichsten *Wegen zum Selbst* beschäftigt, nennt sie nicht umsonst so ausführlich und an erster Stelle. Auch meine eigenen langjährigen Erfahrungen

in der Arbeit mit und am Menschen bestätigen mir immer wieder den umfassenden Wert gerade dieses Ansatzes, insbesondere die zutiefst in Richtung auf eine erfüllte Menschlichkeit hinwirkende Qualität und damit die enorme *politische*, weil persönlich wie gesellschaftlich wirkende, Veränderungskraft der bioenergetischen Denk- und Lebensweise.

Die Bioenergetik besitzt diese Kraft, weil sie a) die Leibganzheit des Menschen und das Postulat der Existenz eines autonomen Selbst (von Lowen die *Primärnatur des Menschen* genannt) anerkennt und zur Grundlage ihrer Arbeit macht;

b) die energetische Denkweise konsequent auf den Menschen anwendet und über sie zu einer Erklärung dafür findet, wie das Unterbewußte, also die Verdrängung des Selbst, zustande kommt, wo es im Leib lokalisiert ist, wie es sich leiblich auswirkt, und wie es wieder aufgelöst, also das Selbst in seine autonomen Funktionen reinthronisiert werden kann;

c) weil sie praktische Übungen bietet, mit deren Hilfe jeder Mensch *selbst* die Auflösung seiner Verdrängungen und damit die Erlösung seines in Blockierungen eingeschlossenen Selbst vornehmen, seine Erfolgsschritte kontrollieren und damit *ohne* Fremdeinflüsse seine Selbstwerdung sowohl im therapeutischen Sinne, als auch, darauf aufbauend, als beständige Weiterentwicklung seiner Persönlichkeit hin zur vollständigen Reife erlangen kann.

Nun bin ich allerdings der Meinung, daß nur das fruchtbar wirkt und vor allem einen neuerlichen heimlichen Einbruch autoritärer Fremdbestimmtheit in den Menschen vermeidet, was neben der Erfahrung auch das intellektmäßige Verstehen zu seinem Recht kommen läßt. *Der Mensch auf der Suche* muß ja, trotz all seiner Probleme, ja gerade weil diese durch die insgeheime Einspeisung fremder Ansichten und Normen in seine Persönlichkeit erst entstehen, sein Recht auf genaueste Einsicht in das, was man ihm zu tun anrät, behalten. Ja er vermag die angestrebte Autonomie seines Selbst und seine selbstbestimmte Freiheit nur dann zu gewinnen, wenn er die Schritte in diese Freiheit in ihrer theoretischen und praktischen Notwendigkeit selbst *einsehen*, ihre Wirkungsweise selbst *kontrollieren* und Tempo, Gangart und Zielrichtung selbst *wählen* kann. Das bedeutet, daß auch theoretisch alle Zusammenhänge, Vorgänge und Wirkungsweisen einer vorgeschlagenen Methode ausführlichst dargelegt werden müssen. Allzusehr auf die schiere Erfahrung, das bloße Erleben und das Vertrauen in die wie auch immer gerechtfertigte Autorität und Kompetenz eines Leiters abgestellte Methoden bergen meiner Ansicht nach die Gefahr, daß sich die Menschen irgendwelchen Prozessen ausgeliefert fühlen, im schlimmsten Falle wiederum jenen Personen, die diese Prozesse auslösen, und daß auf diese Weise Ängste, Zweifel und Abhängigkeiten auch innerhalb jener pädagogischen oder therapeutischen Maßnahmen bestehen bleiben, die vorgeben, damit aufzuräumen.

Es wird in solchen Fällen häufig übersehen, daß es ja nicht darum geht, ein Eheproblem zur Krankheit umzudefinieren, und vor allem nicht darum, einen Menschen mit Hilfe von irgend etwas, das von einem anderen *an ihm getan* wird, aus einem Loch herauszuholen, in das er, warum auch immer, geraten ist, und ihn dann womöglich gleich in das nächste purzeln zu lassen, sondern darum, daß heil und geheilt nur derjenige Mensch genannt werden kann, der selbst weiß, wo die Löcher sind, der weiß, wie und warum man hineingeraten kann, und der vor allem weiß, wie man selbst wieder herauskommen kann! Die Lösung alltäglicher und auch seelischer Probleme ist ja bis auf extreme Sonderfälle eine Aufgabe, *die jedem Menschen auf dem Wege seiner Reifung selbst aufgegeben ist*. Und wirklich gesund und selbstwert fühlt sich auch nur der, der weiß, daß er es im Normalfall auch selbst schafft.

Gerade das Auslösen emotionaler Prozesse hat also nur und nur dann einen wirklich fördernden und heilsamen Sinn, wenn es auf dem Hintergrund eines umfassenden Verstehens aller Zusammenhänge abläuft, und wenn derjenige, der an sich arbeitet, auch diese Prozesse im eigenen, selbstbestimmten Griff hat. Das bedeutet, daß die Arbeit nicht nur so strukturiert sein muß, daß sie jedem Übungen bietet, die er selbst und in eigener Kontrolle durchführen kann, sondern daß sie auch entsprechend umfänglich und verständlich analytisch vor- und nachbereitet wird. Ganz- und Heilwerdung bedeuten eben nicht, nun wiederum in eine neue Einseitigkeit zu verfallen, und etwa nunmehr den Geist und das Denkvermögen so abzuqualifizieren, wie es traditionell mit dem Körper und der subjektiven Erfahrungswirklichkeit geschehen ist.

Das bedeutet m. E. auch, daß alle Veranstaltungen, in denen Menschen Hinweise zu solcher Selbsthilfe erhalten und sich in diese einüben, nicht mehr mit dem Begriff »Therapie« belegt werden sollten, sondern als das genommen werden, was sie in Wirklichkeit sind: *als Kurse in Persönlichkeitswachstum, als Veranstaltungen neuzeitlicher Erwachsenenbildung im Sinne einer demokratischen Erziehung zur Mündigkeit und Selbstverantwortlichkeit.* Dies gilt um so mehr, als es sich auch bei den Teilnehmern solcher Kurse und Veranstaltungen in der Regel nicht um psychisch gestörte Menschen handelt, sondern um solche, die entweder sachlich an neuen und weiterführenden Methoden der Selbstfindung sowie an neuen Wegen einer Sinngebung interessiert sind, oder um solche, die in freier Selbstverantwortung versuchen, normale, wenn auch persönlich oft schwerwiegende Lebensprobleme in den Griff zu bekommen; mithin um solche Menschen, die in Wahrnehmung ihres Grundrechtes auf freie Entfaltung ihrer Persönlichkeit an sich arbeiten wollen.

Teil II

DIE THEORIE
DER BIOENERGETIK

Vorbetrachtung

Alexander Lowen gilt, trotz der bahnbrechenden Erkenntnisse Wilhelm Reichs zu diesem Thema, als der eigentliche Begründer der Bioenergetik. Insofern bilden seine ausführlichen Darlegungen der bioenergetischen Vorgehensweise und die von ihm entwickelten praktischen Übungen das Grundgerüst jeder bioenergetischen Arbeit, und also auch der folgenden Darlegungen. Wenn er aber sagt, Bioenergetik sei »das Studium der menschlichen Persönlichkeit unter dem Blickwinkel der energetischen Prozesse des Körpers«[7], so fordert diese Definition geradezu eine weitere Ausarbeitung und Ausfaltung dieses Konzeptes sowohl in der Theorie als auch in der Praxis. Zum einen, weil energieorientierte Körperarbeit noch relativ jung, noch überwiegend Neuland ist, und deshalb bisher auch nur ein Bruchteil der Zusammenhänge des ganzheitlichen Energie-Materie-Komplexes Leib erforscht wurde. Zum anderen, weil das bioenergetische Modell, wie jedes lebendige praktische Verfahren, durch alle, die mit ihm arbeiten, Erweiterung, Vertiefung, Modifizierung erfährt. Und schließlich, weil es durch seine wesentlichen Grundannahmen, vor allem auch durch das oben skizzierte Menschenbild, derart offen und übergreifend ist, daß es sich wie von selbst als Sammelbecken für eine Fülle anderer körper- und energieorientierter Techniken und Gedanken aus Philosophie, Medizin, Pädagogik und Psychologie, sowohl östlicher als auch westlicher Provenienz, anbietet. Auch Lowen selbst weist auf diese Integrationskraft der Bioenergetik an mehreren Stellen deutlich hin, u. a. wenn er die Verwandtschaft etwa mit Yoga oder Tai-Chi beschreibt.

Auf diesem Hintergrund ist auch die Akzentuierung zu verstehen, die etwa Gerda Boyesen dieser Richtung gibt, wenn sie sie mehr unter dem Gesichtspunkt des *Biorelease* sieht, oder auch die Wechselwirkungen, die zwischen Bioenergetik, Feldenkrais-Methode, Eutonie, Gestalttherapie, Grofing, Rebirthing u. a. bestehen.

Wegen der großen Tragfähigkeit des energetischen Menschenbildes bin ich der Ansicht, daß mit einem weit verstandenen bioenergetischen Konzept als »Weg zu lebendiger Gesundheit«[8] und Selbstverwirklichung für jeden Menschen hervorragende Möglichkeiten zur persönlichen Weiterentwicklung gegeben sind. Der Herausstellung gerade dieser weniger therapeutischen, sondern mehr persönlichkeitsbildenden Aspekte gilt daher mein besonderes Interesse. Das bedeutet, daß ich meine Darlegungen im Sinne einer ganzheitlichen *Werdehilfe zum Selbst* demzufolge nicht nur auf andere wichtige Gebiete der Körperarbeit und des energetischen Denkens, zum Beispiel die Chakrentheorie oder die Arbeit über Sprachmetaphorik, ausdehne, sondern vor allem auch Hinweise zur persönlichen Alltags- und Lebensgestaltung in den bioenergetischen Gesamtrahmen mit einbeziehe.

Vorweg noch einmal die wesentlichsten Ausgangshypothesen:

1. Der Mensch ist eine Leibganzheit.
2. Energie ist die gemeinsame Wirkkraft, ja die gemeinsame Grundsubstanz aller Erscheinungen und somit auch der Ganzheit Mensch und aller Einzelaspekte der Person, also von Selbst, Ich, Geist, Psyche und Körper.
3. Weil alles energetisch zusammenhängt und eine energetisch-materielle Ganzheit ist, kann man an die normalerweise nicht sichtbaren, nicht greifbaren und deshalb nur sehr schwer zugänglichen und veränderbaren Teile Selbst, Ich, Psyche und vor allem an die verdrängten Aspekte der Persönlichkeit auch und besonders gut von außen, das heißt von der Körperlichkeit her, herangehen und sie von hier aus bearbeiten.
4. Dies gilt insbesondere hinsichtlich einverleibter Fremdinstanzen, also der heteronomen Ich-Anteile und ihrer Über-Ich-Kontrollen. Da auch sie sich leiblich verwirklichen, das heißt mit dem Körper korrespondieren, können sie genau

da am Körper geortet werden, wo sie sich eingenistet haben und das Selbst an seiner Entfaltung hindern, und durch Mobilisierung der persönlichen Energie direkt an diesen Stellen gewissermaßen wieder abgesprengt und aus der eigenen Struktur entfernt werden. Die eigene Energie wird dann unverzüglich diese Stellen in Besitz nehmen, auch hier nun ungehindert fließen, und der Mensch wird dadurch ein Stück mehr er selbst, ganzer und heiler.

Verfolgen wir nun, wie diese Dinge im einzelnen vor sich gehen.

I. Gefühl, Energie, Bewegung

Den einfachsten Einstieg in die Bioenergetik bietet folgende kleine Übung: Strecken Sie beide Arme leicht abgewinkelt vor sich aus und ballen Sie beide Hände zu Fäusten. Drükken Sie diese so fest zusammen wie sie können und spannen Sie ruhig dabei auch die Unter- und Oberarmmuskeln an. Gleichzeitig rechnen Sie im Kopf 9×17 aus. Sie sehen, daß das schwer oder gar nicht geht. Zumindest wird sich die Anspannung in den Fäusten dabei lockern. Denken wir nun an die vielen Beispiele aus unserem Alltag, die Ähnliches zeigen: z. B. an den Menschen, der nach schwerer körperlicher Tagesarbeit abends nach Hause kommt und weder Lust noch Kraft verspürt, sich mit geistigen Problemen tiefer auseinanderzusetzen, oder an die alte Weisheit: Ein voller Bauch studiert nicht gern, also das uns allen bekannte Gefühl der Lethargie und Schlaffheit nach einem opulenten Mahl, so wird uns klar, daß Denken und körperliches Tun, insbesondere Muskelanspannung, von ein und derselben Energie (Kraft) gespeist werden. Und daß einer dieser Bereiche zurückstehen muß, wenn der andere viel von dieser Kraft braucht.

Ein zweites Beispiel: Spielen Sie, daß auf ein inneres Kommando »los« etwas Erschreckendes urplötzlich von vorn ganz dicht auf Sie zukommt. Sie werden feststellen, daß Sie instinktiv mit dem Oberkörper zurückweichen, die Schultern etwas vor- und hochnehmen und die Luft einziehen und anhalten. Hieran und an einer Fülle anderer Beispiele, z. B. einen Wut- oder einen Freudenausbruch, können wir eine weitere sehr einfache Entdeckung machen, nämlich, daß es einen unmittelbaren und deutlichen Zusammenhang zwischen körperlichen Bewegungen, Gefühlen und auch der Atmung gibt. Und zwar von der Art, *daß Gefühle Bewegungen auslösen*.

Und noch ein Drittes müssen wir beachten, nämlich, daß auch zwischen Gedanken und Gefühlen ein Zusammenhang besteht. Wir brauchen ja nur an einen geliebten Menschen zu denken, schon wird uns warm ums Herz, d. h., steigt auch das Gefühl der Liebe in uns auf; oder wir entwickeln mittels entsprechenden Vorstellungen sexuelle Gefühle u. a. m.

Aus den gezeigten Beispielen können wir nun zu folgenden Schlußfolgerungen gelangen:

Denken, Fühlen und körperliche Tätigkeiten hängen sowohl mit unserer Kraft als auch untereinander zusammen.

Gefühle haben Bewegungsimpulse zur Folge.

Bewegung, Gefühl und Atmung hängen zusammen.

Wenn wir viel Kraft in körperliche Tätigkeit, z. B. Muskelanspannung, investieren, fehlt sie uns in anderen Bereichen. (Ich gebrauche hier das Wort *Kraft*, weise aber darauf hin, daß Kraft physikalisch *Energie* bedeutet, uns diese aber als Kraft, die wir für etwas brauchen, viel leichter vorstellbar ist.) Jedem ist klar, daß wir für alles, was immer wir tun, in einem bestimmten Umfang Kraft brauchen. Ob wir gehen oder stehen, sprechen oder atmen, essen, denken, fühlen, Steine schleppen oder lernen: ohne Kraft aufzuwenden, ist nichts davon möglich.

Allerdings verfügen wir Menschen nicht über vielerlei verschiedene Kräfte, etwa eine Denkkraft, eine Fühlkraft oder eine Bewegungskraft, sondern nur über eine einzige, nämlich *unsere Kraft*. Wir müssen davon ausgehen, »daß es im menschlichen Körper *eine* fundamentale Energie gibt, ob sie sich nun in psychischen Phänomenen oder in Bewegung des Körpers manifestiert. Diese Energie nennen wir einfach »*Bioenergie*«. Sowohl seelische als auch leibliche Vorgänge werden durch das Wirken dieser Bioenergie bestimmt. *Alle* Lebensvorgänge lassen sich auf Manifestationen dieser Bioenergie zurückführen.«[9]

Wie und wo wir diese Energie einsetzen, hängt von der jeweiligen Notwendigkeit ab. Da wir sie aber sowohl zum Denken als auch zum Fühlen, als auch zur Muskel- und zu jeder anderen Körpertätigkeit brauchen, müssen wir sie normalerweise splitten, sie also zu unterschiedlichen Anteilen auf alle unsere Lebensvorgänge verteilen. Wie unser Beispiel eingangs zeigte, bedeutet das aber auch, daß ein übermäßiger Energieverbrauch in einem Bereich, wie er zum Beispiel durch starke Muskelanspannung gegeben ist, dazu führt, daß die Kraft gleichzeitig in anderen Bereichen verringert werden muß, uns also dort weniger oder gar nicht mehr zur Verfügung steht.

Unser Beispiel mit dem Erschrecken hatte gezeigt, daß Gefühle automatisch Bewegungsimpulse auslösen. Gefühle heißen ja nicht von ungefähr auch Emotionen (von lat. movere, bewegen). Beides, Gefühl und die von ihm ausgelöste Bewegung, hängt so stark und unmittelbar zusammen, daß man geradezu sagen kann: Gefühl *ist* Bewegung; oder: Gefühl äußert sich *als* Bewegung.

Leider wissen wir aber nun alle, daß es keineswegs immer möglich ist, die von einem Gefühl ausgelösten Bewegungsimpulse auch tatsächlich in Bewegung umzusetzen, die Gefühle also auch wirklich auszudrücken. Dies vor allem dann nicht, wenn es sich um sogenannte »negative« Gefühle wie Wut, Trauer, Schmerz handelt. Wir können in den meisten Situationen ja nicht einfach losbrüllen, heulen, zuschlagen oder davonlaufen, sondern sind gezwungen, die Gefühlsreaktion, d.h.: die Bewegung, zu unterdrücken. Insofern kann man also sagen, Bewegungsunterdrückung ist Gefühlsunterdrückung und umgekehrt.

Bewegungsunterdrückung funktioniert aber nur dadurch, daß wir Muskeln anspannen. Wenn wir zum Beispiel verhindern wollen, daß wir mit dem Arm impulsiv zuschlagen, müssen wir die entsprechenden Oberarmmuskeln anspannen; schon ist die Bewegung blockiert und der Schlag kann nicht erfolgen. Und da, wie wir sahen, Muskelanspannung nur durch Energieaufwand zustande kommt, bedeutet das, daß wir eine Menge Kraft aufbringen müssen, um eine Gefühlsbewegung zu unterdrücken. Wir können auch sagen, daß die Energie, die in einem Gefühl steckt – und das kann, wenn wir etwa an Wut denken, durchaus eine Menge sein –, statt, daß sie in Bewegung umgesetzt und das Gefühl damit *ausgedrückt* wird, in die entgegengesetzte Richtung gekehrt und zur Muskelanspannung, also zur Gefühls*unterdrückung* verwendet wird. Daß wir also jedesmal dort, wo wir ein Gefühl nicht ausdrücken können oder dürfen, unsere Energie zur Selbstabblockung verwenden.

Und zwar, wie gesagt, innerhalb der *entsprechenden* Muskelbereiche. Dabei heißt »entsprechend« folgendes: Es gibt für jeden Gefühlsausdruck von Natur aus spezielle Bewegungen und damit spezielle Körperteile resp. Muskelgruppen, die diesem Gefühl spezifisch zugeordnet sind. Es ist klar, daß sich Wut zum Beispiel in Schlagen und Treten äußert, in Schreien und Zähnefletschen und nicht etwa in Umarmen und Streicheln. Oder daß sich Schreck oder Angst, wie wir gesehen haben, im Zurückweichen des Oberkörpers manifestiert, im Einsaugen und Anhalten des Atems, in einem Einziehen des Kopfes zwischen die Schultern und einem Aufreißen der Augen. Bei einem Gefühl der Erleichterung dagegen werden wir eher etwas nach vorn bzw. mit entspanntem Bauch in uns zusammensacken und ausatmen (Seufzer der Erleichterung).

Wenn nun ein bestimmtes Gefühl immer wieder auftaucht und nicht in Bewegung umgesetzt werden kann, oder, wie in einer regelmäßig wiederkehrenden Bedrohungs- und Angstsituation, immer wieder denselben körperlichen Ablauf nach sich zieht, werden die entsprechenden Muskeln immer wieder dieselben Tätigkeiten vollführen, wird der Körper immer wieder dieselben Haltungen einnehmen. Wir brauchen uns nur folgende Situation vorzustellen: Ein Kind hat einen strengen Vater, dem leicht die Hand »ausrutscht«. Das Kind wird also sehr häufig in die Situation geraten, eine Ohrfeige zu bekommen. Es wird dabei stets die typische Abwehrhaltung einnehmen: sich ducken, den Kopf einziehen, die Schulter hochnehmen, vielleicht Hand und Arm über den Kopf heben, um sich zu schützen. Wenn das nun lange und regelmäßig so geht, wird es dazu kommen, daß das Kind die entsprechende Abwehrhaltung schon einnimmt, wenn sich der Vater auch nur nähert. D. h., es wird schon gewohnheitsmäßig etwas geduckt und abwehrbereit sein, also gewohnheitsmäßig eine bestimmte Körperhaltung einnehmen. Da aber jede Körperhaltung durch bestimmte Muskelanspannungen hervorgebracht wird, werden derart auch diese Muskelanspannungen zur Gewohnheit. Die chronische innere Haltung, das heißt, die chronische Gefühlssituation (hier der Angst und Abwehr), *wird also zu einem sie genau repräsentierenden chronischen Bewegungs- bzw. Muskelanspannungsmuster. Und damit zu einer angewöhnten Körperhaltung.*

Die Ausprägung einer Gewohnheit hat allerdings auch durchaus ihren Sinn. Nämlich durch das, was man Automatisierung nennt, das heißt durch die damit gegebene Möglichkeit, die Aufmerksamkeit, und das wiederum heißt: die Energie, für anderes frei zu bekommen. Wir kennen das vom Autofahren. Der Anfänger braucht alle seine Aufmerksamkeit für Bewegungsabläufe, die der geübte Fahrer automatisch ausführt. Und während der Anfänger noch ganz konzentriert, mit all seiner Kraft, auf den Fahrvorgang fixiert ist, kann sich der Geübte dadurch, daß alles automatisch geht, nebenher noch unterhalten, Musik hören, die Landschaft betrachten oder nachdenken. Durch die Automatisierung ist ein großer Teil seiner Energie frei geworden und steht für anderes zur Verfügung.

Ähnliches geschieht bei chronischer Muskelanspannung: Ein Teil unserer Kraft fließt in die Aufrechterhaltung der Muskelkontraktionen, der größere Teil unserer Energie wird wieder frei und kann anderweitig genutzt werden. Natürlich wird das Anteilsverhältnis immer schlechter, je mehr solcher chronischen Anspannungen sich entwickeln. Vor allem aber setzt es, wie wir gleich sehen werden, einen verhängnisvollen Kreislauf in Gang.

Jeder Muskel braucht, wie wir sahen, Energie, um zu arbeiten. Diese wird ihm mit Hilfe biochemischer Zwischenstufen (ATP) durch *Sauerstoff* zugeführt und innerhalb des Muskels in Arbeit und bestimmte Spaltprodukte, insbesondere Milchsäure, umgesetzt. Und während der Sauerstoff durch das Blut zum Muskel hintransportiert wird, werden die Spaltprodukte vom Blut aus dem Muskel abgeführt. Wird nun ein Muskel angespannt, dann wird er sowohl kürzer als auch dicker, das heißt in sich kompakter. Dadurch aber werden die in ihm verlaufenden Blutgefäße zusammengedrückt, und so der Muskel immer schlechter durchblutet. Mangelnde Durchblutung führt aber neben einer Erkaltung und Versteifung insbesondere zu einer Verminderung der weiteren Sauerstoffzufuhr und dazu, daß auch die Schlacken nicht mehr richtig abtransportiert werden. Bei anhaltender Kontraktion wird der Muskel schließlich immer mehr mit Spaltprodukten angefüllt und zugestopft. Er ermüdet und wird gewissermaßen *sauer*. Außerdem zapft er, um die nachlassende Sauerstoffzufuhr auszugleichen, beständig die Blutzuckervorräte des Körpers an, was wiederum einen erhöhten Bedarf an nachzuführendem Zucker (z. B. über Süßigkeiten) auslöst.

Ein derart saurer, gleichwohl weiterhin kontrahierter Muskel läßt schließlich in seiner Kontraktionsfähigkeit teilweise nach, kann sich aber wegen der in ihm angehäuften Spaltprodukte nicht mehr ganz lösen und entspannen. Vielmehr *verhärtet* und *erschlafft* er zugleich, das heißt: Er *verspannt* sich.

Daß er sich aber nicht schon vorher aus dem Zustand der Kontraktion lösen konnte, bewirkt unser *Ich*, das die Bewegungen der willkürlichen Muskulatur steuert, und das dem Muskel beständig den Befehl: anspannen, Gefühlsausdruck unterbinden! zusendet. Gefühlsregungen aber repräsentieren das Selbst, da sie das sind, was *eigentlich* in mir ist. Das bedeutet, daß jede Gefühlsunterdrückung und vor allem jede Muskelverspannung ein Stück meines unterdrückten Selbst und gleichzeitig eine Prägung des heteronomen Persönlichkeitsanteils ist. Wenn nun durch eine starke heteronome Prägung eine Vielzahl von Selbstgefühlen unterbunden wird, müssen auch viele Muskeln angespannt werden: Ein großer Teil unserer Muskulatur verfällt dergestalt nach und nach in chronische Verspannung. Gesamtorganisch führt dies schließlich zu einem Zustand allgemeiner Schlaffheit und Müdigkeit, Bewegungsunlust, Kälte in den schlecht durchbluteten Gliedern, und, in besonders schlimmen Fällen, zu Depressionen (lat.: Unterdrückung). Psychisch ist damit natürlich eine zunehmend verfestigte, starre und relativ unbeugsame Ich-Struktur verbunden.

Will man nun die Verspannung eines Muskels wieder lösen, so geht das nur durch eine Wiederherstellung seiner energetischen Spannkraft, indem er durch Bewegung, durch Erhöhung der Blut- und damit der Sauerstoffzufuhr sowie durch eine Ingangsetzung des Milchsäureabtransportes wieder zur Arbeitsfähigkeit gebracht wird. Das aber bedeutet, daß auch die in den Verspannungen gewissermaßen eingefrorenen Gefühle wiederbelebt, und das heißt: wieder gefühlt werden müssen, bevor beides, Gefühl und Verspannung, in Ausdruck und Bewegung *aufgelöst* und damit das Selbst aus seiner Gefangenschaft im Verspannungsmuster befreit werden kann.

Ich werde später noch genauer auf das Zusammenspiel von Gefühls- und Selbstausdruck, Verspannung und Lösung mit Atmung und Blutzirkulation eingehen. An dieser Stelle erscheint es mir wichtig, zuerst einen anderen Aspekt im Hinblick auf Spannung und Lösung zu behandeln: Es ist ja nicht so, daß wir nur voll mit sogenannten »negativen« Gefühlen sind, die wir evtl. nicht ausleben können und daher unterdrücken müssen, sondern wir haben noch eine Vielzahl anderer Emotionen, die sich nicht unmittelbar als direkte Gefühle äußern. Ich meine damit das, was wir insgesamt als *Erregungen* bezeichnen können. Sie entstehen dadurch, daß bestimmte Körperzonen energetisch, d. i. blut- und sauerstoffmäßig, aufgeladen werden (wie die Sexualorgane bei sexueller Erregung). Dadurch wird in diesen Körperzonen eine *Spannung* aufgebaut, die natürlich gelöst, also durch Bewegung energetisch wieder abgebaut werden will. Einen solchen Spannungsabbau erleben wir regelmäßig als *lustvoll*, ein zu langes Andauern der Erregung ohne Lösung dagegen als unlustvoll, eventuell sogar als schmerzhaft.

Falls nun aus bestimmten Gründen ein Abbau der Erregungsspannung nicht möglich ist, entweder, weil die Situation ungünstig ist oder weil Prägung oder anderes es überhaupt verbieten (zum Beispiel das Ausleben jeder sexuellen Erregung, sei es durch wahllosen Geschlechtsverkehr oder durch Selbstbefriedigung), andererseits Unlust oder Schmerz einer nicht gelösten Erregung auf Dauer nicht zu ertragen sind, muß auch hier organismisch schließlich durch Verkrampfung bestimmter Muskeln der Blut- und damit Energiezufluß zu jenen Zonen abgeblockt werden. Damit wird dann der Erregungspegel in Zukunft gering gehalten und der Mensch erspart sich die beständige *Frustration*, die das Ergebnis jeder nicht abbaubaren Spannung ist.

In jedem Fall also, in dem der Selbstausdruck, d. h. das Ausleben der aus dem Innern kommenden Empfindungen, Willensakte etc. durch äußere Umstände, äußeren Druck oder verinnerlichte Tabus (Zensur) behindert wird, muß die Energiezufuhr in jene Körperbezirke, d. h. sowohl Erregung (Gefühl) als auch Bewegung blockiert werden.

Natürlich können wir aber nicht alle Körperbereiche derart abblocken, weil ja immerhin die Bewegungsfähigkeit des Körpers in bestimmtem Umfang erhalten bleiben muß. Deshalb bedient sich der Organismus eines durchaus sinnvollen »Tricks«: Er baut mit der Zeit nur so viel Spannung auf, wie er auch abbauen kann. Und er tut dies dadurch, daß er die zum Aufbau der Erregung nötige Sauerstoffzufuhr insgesamt einschränkt, indem er die *Atmung reduziert*. Und zwar so, daß wesentliche Teile der für die Atemtätigkeit zuständigen Muskulatur, insbesondere die Zwischenrippenmuskeln und das Zwerchfell, mit Verspannungen durchsetzt und damit in ihrer Tätigkeit eingeschränkt werden.

Wir haben es also mit einer differenzierten Bandbreite von *Selbstunterdrückungsmechanismen* zu tun, die allesamt dadurch hervorgerufen werden, daß unser Selbstausdruck be- oder verhindert wird oder werden muß. Gleichzeitig dienen diese Mechanismen, im Sinne von Energiesparmaßnahmen und Maßnahmen zur Aufrechterhaltung der Bewegung, dazu, lebensnotwendige Funktionen in elementaren Bereichen weiterhin aufrechtzuerhalten. Unser Organismus funktioniert durchaus sehr »vernünftig«, wenn er bestrebt ist, weniger existentielle Aspekte zugunsten grundlegenderer Lebensfunktionen preiszugeben. Daß dies jedoch nur bis zu einem bestimmten kritischen Punkt geht, und danach ins Negative umschlägt, hängt damit zusammen, daß wir Menschen eben *mehr* sind als nur biologisch vegetierende Lebewesen. Und vor allem damit, daß der Spielraum, innerhalb dessen das geschehen kann, auf den gesamten Energiehaushalt bezogen, immer enger wird.

Um genau zu verstehen, was das heißt, sollten wir uns vergegenwärtigen, daß wir einen Teil der Energie, die wir besitzen, sowieso für die wesentlichsten biologischen Grundfunktionen verbrauchen, für Herztätigkeit, Kreislauf, Verdauung, Gehirnfunktionen etc. Mag es sich dabei auch um maximal 10 bis 15 Prozent unserer Gesamtenergie handeln, so bleiben uns doch nur noch ca. 85 bis 90 Prozent für unser Leben, also die Bewältigung von Arbeitsleistung in jeder Form, mithin auch die Bewältigung von Problemen, übrig.

Nun machen Sie doch bitte nochmals ein kleines Experiment: Spannen Sie die Muskeln Ihres Zeigefingers kräftig an, so, daß er sich gut krümmt. Wie Sie merken, sind dabei auch die anderen Finger und Teile der Armmuskulatur mit beteiligt. Versuchen Sie nun bitte, diese Anspannung 3 bis 5 Minuten beizubehalten. Sie merken, wie anstrengend das schon nach kurzer Zeit ist, wieviel Kraft es Sie kostet! Und dabei sind das ja nur relativ wenige und kleine Muskeln. Wieviel Energie mag uns wohl verloren gehen, wenn wir auch nur ein Bündel großer Muskelfasern, geschweige denn ganze Muskeln oder Muskelgruppen, zum Beispiel eben innerhalb der Zwischenrippenmuskulatur, im Zwerchfell oder in den wirklich dicken Oberschenkel-, Schulter- oder Rückenmuskeln chronisch, also über Jahre hinweg, verspannt haben? Ich behaupte, daß der normalverspannte – und das heißt, der normal fremdgeprägte – Mitteleuropäer bis zu 50 Prozent (eher mehr, als weniger) seiner Gesamtenergie in solchen chronischen Muskelverspannungen stecken und somit nicht zur Verfügung hat. Es bleiben ihm, wenn wir die o. g. 10 bis 15 Prozent abziehen, höchstens noch etwa 30 bis 35 Prozent seiner Gesamtenergie, um damit seine Arbeit, seine persönlichen Probleme, sein gesamtes Leben zu meistern (falls keine einzige weitere Verspannung dazukommt!).

Wenn dann einmal etwas höhere Anforderungen gestellt werden, eine plötzliche Zusatzbelastung auftritt, ist es kein Wunder, daß plötzlich die Energie fehlt, um auch damit noch fertig zu werden. Besonders kritisch wird es aber, wenn gegen die Lebensmitte hin die biologische Kraft sowieso langsam zurückgeht, die Lebensumstände aber gerade in diesen Jahren oft problematischer werden. Da erreichen wir schnell unsere Kraftgrenzen, geraten unter Streß oder kommen in die *große Krise*. Es ist also durchaus plausibel, wenn besonders Menschen um die 40 herum plötzlich mit Problemsituationen (der sogenannten midlife-crisis) oder vor allem mit Krankheiten konfrontiert werden, auch wenn es scheinbar keinen ersichtlichen Grund dafür gibt. Das liegt aber nicht daran, daß die auslösenden Ursachen für diese Vorgänge früher nicht dagewesen wären, vielmehr daran, daß wir in jüngeren Jahren meist mehr Energie zur Verfügung haben, sie zu unterdrücken!

Wenn wir aber überlegen, daß zuerst stets die allerkleinsten Muskeln der tiefen Schichten, in die die Nervenenden die Gefühlsimpulse unmittelbar hineinleiten, verspannt werden, und erst, wenn der Gefühlsdruck zu stark ist, als daß dieser erste Verspannungsdamm noch ausreichen könnte, der nächste in der nächst dickeren Muskelschicht errichtet wird usf., dann können wir uns leicht vorstellen, daß Verspannungen innerhalb der großen Muskeln, also solche, die wir dann als schmerzliche Verspannungen und Verhärtungen *merken*, bereits ein sehr weit fortgeschrittenes Stadium darstellen. Und da gerade Streß, was ja Spannung heißt, wie wir noch genauer zeigen werden, wiederum über die Angst, die damit verbunden ist, neue Anspannung und neue Verspannungen zur Folge hat, geraten wir schließlich tief und tiefer in einen immer verderblicheren Kreislauf. Bis zum Zusammenbruch, zur Depression, zur körperlichen Krankheit von erst geringeren, dann immer gefährlicheren Dimensionen. An dieser Stelle ist es nun wichtig, eines zu begreifen: Probleme, also schwierige Situationen etc., sind in der Regel *nicht als solche* groß oder klein, sondern sie wirken auf uns nur so, entsprechend der Kraft, also der *Problemlösungsenergie*, die wir zur Verfügung haben. Haben wir wenig Energie, weil wir sehr verspannt sind, dann erscheinen uns bereits Probleme riesig, die wir mit viel Energie, das heißt im gelösten Zustand, vielleicht nicht einmal als Probleme registriert hätten.

Wir erkennen also: haben wir viel Energie in chronischen Muskelverspannungen investiert und auch die Energiezufuhr der Atmung reduziert, besitzen wir entsprechend weniger Lebens- und Problemlösungsenergie. Hätten wir diese Energie oder wenigstens einen Teil davon zu unserer freien Verfügung, wären die Probleme für uns viel leichter zu bewältigen. Ja, es würden dann oftmals gar nicht erst welche entstehen. Denn: je stärker wir sind, desto gelassener können wir in vielen Situationen bleiben, desto ruhiger können wir die Dinge angehen, desto leichter können wir auch mal etwas einstecken, während wir, wenn wir uns schwach fühlen, auch leicht gereizt sind, vielleicht gleich ausrasten, einschnappen, unangemessen ängstlich und wütend reagieren und uns damit prompt neue Probleme schaffen.

Damit sind nun freilich die bioenergetischen Grundpostulate sowie der praktische Ansatz der bioenergetischen Arbeit deutlich: *Wenn es gelingt, die Verspannungen zu lösen und die darin eingefrorenen Gefühle, also letztlich das in ihnen eingesperrte Selbst wieder zu mobilisieren und zu befreien, gewinnen wir nicht nur die zum Einfrieren benötigte Energie, sondern auch unsere Bewegungsfreiheit und vor allem unser wahres Wesen wieder zurück.* Das ist so ähnlich wie bei Münchhausen, wenn die im Horn eingefrorenen Töne wieder auftauen und plötzlich erklingen.

Wir können dann sowohl erkennen, was unser eigentliches Bedürfnis, die ursprüngliche Tendenz unseres Selbst, war, als auch aktiv klären, ob die Situation, die zur Unterdrückung führte, oder die Autorität, die uns zur Abblockung unserer Selbstimpulse veranlaßte, überhaupt noch für uns relevant ist. Und falls sie es ist, haben wir auch genügend Energie, das Problem nun neuerlich anzugehen und zu unseren Gunsten zu lösen. Insbesondere was frühe, also aus der Kindheit stammende Konflikte betrifft, werden wir oft feststellen, daß wir ja nicht mehr das kleine, hilflose Kind gegenüber dem starken, strengen Vater sind, oder aus Überlebensgründen angewiesen auf die Zuwendung einer uns manipulierenden Mutter. Daß wir also nunmehr *de facto* frei sind, uns so zu entscheiden und zu verhalten, wie es unseren ureigensten Bedürfnissen am besten entspricht.

Freilich: wir müssen auch neu lernen. Wir müssen lernen, mit dieser neuen Energie, dieser neuen Freiheit, aber auch dieser vielleicht noch recht unbekannten Größe *Selbst* umzugehen. Der vielleicht wichtigste Lernschritt dazu ist jedoch in dem Prozeß, der zu dieser Befreiung führt, bereits mitgegeben: Indem wir nämlich lernen, auf jene früher uns aufgezwungene Art der Selbstunterdrückung in Zukunft möglichst zu verzichten. Daß wir aber darauf verzichten und uns andere Möglichkeiten einfallen lassen können, wie wir mit den Dingen des Lebens befriedigender umgehen können, gründet sowohl in der *Hoffnung* auf unsere immer weiter wachsende, weil immer mehr freigesetzte Energie, als auch auf den Erfahrungen, die wir im Verlaufe dieses Lösungsprozesses selbst sammeln.

Denn es ist ja nicht so, daß wir von heute auf morgen ändern können, was sich im Laufe eines ganzen Lebens eingefahren hat. Insofern wachsen wir mit unserer neu gewonnenen Energie und Freiheit mit und können unsere neuen Erfahrungen jeweils organisch dort eingliedern, wo wir alte Krusten aufgebrochen haben. Und vor allem: Wir können endlich damit beginnen, uns zuzugestehen, *Fehler* zu machen, weil wir sie als unsere eigenen *Lernschritte* erleben, und nicht mehr als Vergehen oder gar Verbrechen, die zu Schuldzuweisungen und Bestrafungen führen. Je selbstbefreiter wir werden, desto weniger Autoritäten wird es für uns noch geben, denen wir Rechenschaft darüber belegen müssen, ob wir nun auch in *ihren* Augen alles richtig gemacht haben. Im Zustand der heteronomen Prägung und Überichfixierung konnten wir uns dessen ja nicht ganz sicher sein und lebten dadurch in beständiger tiefinnerlicher Anspannung. Jetzt sind wir frei und können gelöst und entspannt jeden unserer Schritte als unseren *Fort-Schritt* annehmen. Ob er nun immer direkt zu einem Ziel führt oder ein Umweg ist – es ist *mein* Schritt und *mein* Weg durchs Leben und keine Verfehlung eines mir von außen vorgegebenen und *für* mich von anderen festgeschriebenen Zieles. Und insofern gibt es außer meiner eigenen Selbstverantwortung auch keinen Richter mehr über mir und keinen Schuldspruch.

II. Die Atmung

Wenn wir uns an die vielfältigen Variationen erinnern, in denen traditionelle Anthropologien immer wieder die Verbindung von Göttlichkeit und Leben, menschlichem Geist und menschlicher Seele, von Kehle und Hauch mit dem Atem beschwören: vom griechischen »psychè« oder »pneuma« über das israelitische ›ruach‹ bis hin zum indischen »atman«/»brahman« oder »prana«, dann erkennen wir unschwer, daß immer schon ein Zusammenhang gesehen wurde zwischen dem Atem sowie den tiefsten Schichten und den höchsten Höhen menschlicher Seinszustände. Von den allereinfachsten chemischen und biologischen Vorgängen der Oxydation, der Versorgung der Zellen, des Stoffwechsels bis hin zur Möglichkeit von Erfahrungen kosmischer Bewußtseinszustände, wie sie etwa mit Hilfe bestimmter Atemmeditationen erreichbar sind, spannt sich der Bogen dessen, was Atem vermag und ist, und in den wir eingespannt sind vom ersten Schrei, den wir im Leben tun, bis hin zum letzten Atemzug, mit dem wir enden.

Wegen dieser *Grundlegung des Lebens im Atem* verwundert es natürlich nicht, daß die Atmung auch bei jenen Vorgängen eine zentrale Rolle spielt, bei denen es um unser Lebendigsein im Sinne unserer Selbstwerdung und Selbstäußerung geht. Und zwar sowohl hinsichtlich ihrer Unterbindung, als auch hinsichtlich ihrer Wiedererlangung.

Der Atem ist eine der wesentlichsten Wirkgrößen im Geflecht von Verspannung und Lösung, von Unterdrückung und Selbstbestimmung. Nicht von ungefähr sprechen wir davon, frei aufatmen zu können, was uns zeigt, daß Atmen nicht nur etwas mit dem Wegfall von Druck und Spannung, also mit *Lösung,* sondern auch viel mit *Freiheit* zu tun hat.

Einige der Vorgänge, die in diesem Zusammenhang eine Rolle spielen, lassen sich gut veranschaulichen, wenn wir sie uns an einem naheliegenden Beispiel vergegenwärtigen: Zwar ist der gute alte Kohleofen fast überall schon längst aus der Mode und abgeschafft, dennoch wissen wohl die meisten von uns noch, wie er funktioniert. Vor allem, daß das Feuer nicht brennt und folglich keine Wärme entsteht, wenn der Ofen keinen Zug hat, das heißt keinen Sauerstoff bekommt. Und daß wir, wenn wir schnell viel Hitze haben wollen, viel Luft zuführen, den Ofen also aufmachen, ihn dagegen zumachen müssen, wenn die Hitze gedrosselt und auf Gleichmaß und Dauer eingestellt werden soll. Die Menge der benötigten und abgegebenen Energie (Wärme) hängt also mit der Menge des zugeführten Sauerstoffs direkt zusammen:

viel Sauerstoff bedeutet viel, wenig Sauerstoff wenig Energie und Wärme.

Dieses Beispiel ist nun relativ problemlos auf den menschlichen Körper zu übertragen, funktioniert er doch in gewisser Weise genauso. Statt Holz und Kohle benutzen wir zwar die Nahrung als Brennmaterial, aber die Energieerzeugung durch Verbrennung mit Hilfe von Sauerstoff ist auch bei uns Menschen gegeben. Auch für uns gilt: wenn wir viel Energie brauchen, z. B. für Bewegung, dann brauchen wir auch viel Sauerstoff, und umgekehrt. Das heißt: Nehmen wir viel Sauerstoff zu uns, bekommen wir viel Energie, bei wenig Sauerstoffaufnahme wenig. Schnell viel Energie mobilisieren können, wollen oder müssen heißt also: *schnell viel atmen.*

Neben der Beziehung Sauerstoff – Energie – Bewegung (Muskelarbeit) besteht auch eine Beziehung zwischen Sauerstoff, Wärme und Ausdehnung resp. Sauerstoffmangel, Kälte und Zusammenziehung. Dies hängt mit der Steigerung der Herzschlagfrequenz bei steigender Atemtätigkeit zusammen. Dadurch kommt es zu einem vermehrten Blutfluß und einer Steigerung der Blutzufuhr in die kleineren Blutgefäße und damit zu ihrer Ausdehnung. Umgekehrt wird durch Drosselung der Sauerstoffzufuhr, also Einschränkung des Atmens, die Herzfrequenz herabgesetzt. Dadurch wird die Blutzirkulation in den kleineren Gefäßen, besonders an der Körperoberfläche und an weiter vom Herzen entfernten Stellen, reduziert, und es tritt eine Zusammenziehung und Abkühlung dieser Bereiche ein. Wir wissen ja alle selbst, wie schnell unsere Glieder bei Kälte steif und bewegungsunfähig werden. Entsprechend umgekehrt ist es bei Wärme: Wir tauen (auch im übertragenen Sinne) auf. Es ist wichtig, daß jeder sich den Zusammenhang zwischen Atmung bzw. Sauerstoffzufuhr, Wärme, Ausdehnung und Bewegung bewußt macht.

Werfen wir nun einen Blick auf die Atmungsorgane des Körpers selbst, also jene Organe, die bei der Aufnahme von Sauerstoff mitarbeiten. Es sind dies im wesentlichen Mund,

Nase, Lunge und Zwerchfell. Die Lunge dehnt sich bei der Einatmung aus, der Brustkorb hebt, bzw. weitet sich. Nun wissen wir aber, daß es eine Brust- und eine Bauchatmung gibt. Der Unterschied besteht darin, daß bei der Brustatmung sich nur die Brust hebt und senkt, bei der Bauchatmung dagegen das Zwerchfell mitbeteiligt ist. Dieses wird bei der Einatmung durch die sich ausdehnende Lunge nach unten in den Bauchraum gedrückt. Dadurch müssen die im Bauch liegenden Organe, die sich ja wegen des Rückgrats nicht nach hinten und wegen der Beckenknochen nicht nach unten bewegen können, unter Auswölbung der Bauchdecke nach vorn ausweichen. Zu bedenken ist aber, und für unsere Überlegungen besonders wichtig, daß beim Atemvorgang nicht etwa die Lunge selbsttätig arbeitet und atmet, sondern nach dem Prinzip der passiven Luftaufnahme funktioniert. Das heißt, daß durch Muskelbewegung der Brustkorb erweitert wird und die Luft in diesen erweiterten Raum hineinströmt, während sie durch den gegenteiligen muskulären Vorgang wieder hinausgepreßt wird.

Durch diese zwei unterschiedlichen Atemmöglichkeiten verfügt der Mensch über zwei verschieden wirkende Möglichkeiten der Sauerstoffzufuhr. Die eine, die Brustatmung, dient der schnellen, kurzfristigen Versorgung des Organismus mit großen Sauerstoffmengen, also der schnellen Energiegewinnung. Das läßt sich zum Beispiel bei einem Läufer ausgezeichnet beobachten. Und zwar atmet er durch den Mund, weil damit schneller größere Luftmengen umgesetzt werden können. Und während wir die Brustatmung von ihrer Funktion her geradezu eine Leistungs- oder *Streßatmung* nennen können, ist die Bauchatmung das Gegenteil. Sie hat eine beruhigende Wirkung, die noch verstärkt wird durch die zu ihr gehörige *Nasenatmung*. Denn hier entstehen lange, tiefe und gleichmäßige Atemzüge; durch diese, und durch den Einfluß auf den Parasympatikus (Teil des vegetativen Nervensystems, der energiespeichernd, erholend und aufbauend wirkt), ergibt sich so insgesamt eine Beruhigung des Organismus.

Beobachten wir allerdings das konkrete Atemverhalten der Menschen, so ist häufig festzustellen, daß viele die Bauchatmung nicht beherrschen, sondern nur über eine relativ flache Brustatmung verfügen. Gleichwohl atmen sie aber aus irgendwelchen ihnen eingeredeten Hygiene- oder Vorwärmgründen durch die Nase. So wird aber im Organismus nichts als Verwirrung gestiftet. Die ständige Brust- oder Streßatmung hält nämlich den Organismus auch dann, wenn er eigentlich entspannen soll, unaufhörlich in einer Leistungs- und Anspannungssituation. Das Einatmen durch die Nase schwächt zwar dieses Signal wieder etwas ab, zur Beruhigung durch die tiefen Bauchatemzüge kommt es jedoch nicht. Dadurch halten wir uns in einem beständigen Schwebezustand, der weder zu einer wirklichen Aktivierung, noch jemals zu tatsächlicher Entspannung führt. Richtig wäre es, die Atmung sowohl von den Organen her zusammen zu stimmen, also Brust zu Mund und Nase zu Bauch, als auch sie der jeweiligen Situation gemäß umzustellen. Daß wir uns aber dieses verkehrte Atemmuster und insbesondere eine meist sehr oberflächliche und mit einem Anheben der Schultern verbundene Brustatmung angewöhnt haben, hängt zutiefst mit unseren Verspannungen, insbesondere auch mit *latenter Angst* zusammen und ist aus beidem begründet.

Wir haben ja nicht nur die Zweipoligkeit Brust–Bauch, die beim Atmen eine Rolle spielt, sondern auch den polaren Wechsel zwischen Ein- und Ausatmen, sowie die Möglichkeit, die Luft anzuhalten. Wenn wir uns nun an unsere kleine Anfangsübung des Erschreckens erinnern, dann können wir feststellen, daß Anspannung, Schreck, Angst zu einem Einsaugen der Luft in die Brust und zum Anhalten des Atems, sowie zu einem Anspannen der Bauchdecke und Hinaufziehen des Zwerchfells führen. Wir sagen ja auch: »Da stockt mir der Atem«; »da bleibt einem die Luft weg«, wenn wir eine Angst- oder Schrecksituation beschreiben. Und wir meinen das Gegenteil, wenn wir einen Seufzer der Erleichterung loslassen: jetzt sind Schreck und Spannung vorüber, und wir können wieder frei aufatmen.

Wenn wir uns dazu noch vergegenwärtigen, daß wir zum Beispiel beim Anheben einer schweren Last auch tief Luft holen und sie anhalten, dann sehen wir, daß sowohl Schreck (Angst) als auch das Heben einer Last mit Einziehen der Luft in den Brustkorb, Anspannung des Zwerchfells und Luftanhalten verbunden ist. Und es ist natürlich mit beiden Vorgängen auch eine muskuläre Anspannung gekoppelt. Daraus läßt sich folgern, daß der Vorgang der Brustatmung, der Zwerchfellanspannung und vor allem des Atemanhaltens *immer Zeichen einer Anspannungssituation des Organismus sind.* Daß also derjenige, der zu oberflächlichen, schnellen und kurzen Atemzügen in die Brust und zum – oft von ihm selbst gar nicht bemerkten – Anhalten des Atems neigt, innerlich ständig unter Spannung steht.

Wenn wir nun auf jenes Problem der Spannungs- und Konfliktsituation zurückkommen, um das es in unseren Überlegungen ja ständig geht, so steht außer Frage, daß jeder Moment, in dem wir beispielsweise als Kind gezwungen wurden, auf unser eigenes Wollen, auf den Ausdruck unseres eigenen Gefühles zugunsten einer Folgsamkeit gegenüber dem Willen anderer zu verzichten, ein Moment der Bedrohung war: daß jede Situation, die uns zu Gefühlsunterdrückung, Abblockung der Bewegung und zur Muskelanspannung zwang, grundsätzlich eine angstbesetzte Situation war und ist. Da Bedrohung und Angst aber immer zu einem Einatmen und zum Anhalten des Atems führen, ist es klar, daß Häufung und Dauer solcher Situationen ein dementsprechendes *Atemmuster* produzieren. Je stärker ein Mensch also heteronom geprägt ist, je mehr von seinem eigenen Selbst er unterdrückt hat, desto öfter war er in einer derartigen Angstsituation und desto wahrscheinlicher wird er zu einem solchen Atemverhalten neigen. Asthmaanfälle zum Beispiel signalisieren drastisch, daß es sich um besonders schlimme Formen dieser Prägung, also besonders große latente Angst handelt.

An dieser Stelle schließt sich nun der Kreis zwischen Atemreduzierung, Luftanhalten, Gefühlsunterdrückung und Muskelverspannung. Und zwar nicht nur, weil das eine das andere bedingt und hervorruft, sondern vor allem, weil sie sich gegenseitig ständig verstärken und steigern: wenig Sauerstoffaufnahme führt zu Muskelverspannung; Muskelverspannung verhindert Gefühlsäußerung; Gefühlsunterdrückung schafft Anspannung; Anspannung schafft Angst; Angst führt zu Atemreduzierung, diese wiederum zu wenig Sauerstoffaufnahme etc. etc.

Durch diesen Kreislauf wird schließlich die Atemmuskulatur, also Brustmuskeln und Zwerchfell, auf Dauer ihrerseits in einen chronischen Verspannungszustand geraten. Und solange diese Muskeln nicht wieder gelockert sind, können wir nicht frei atmen und entspannen, selbst wenn wir es wollten.

Nun sagten wir aber, daß zur Lösung von Verspannungen und zur Wiederherstellung der Muskelbeweglichkeit, also für den Abbau dieses ganzen Kreisprozesses, wiederum viel Sauerstoff benötigt wird. Es wäre also naheliegend zu vermuten, wir könnten durch vermehrtes tiefes Einatmen diesen Sauerstoff doch ohne weiteres aufnehmen und dadurch zur Lösung finden. Da wir uns aber in dieser Situation bereits im Zustand des *Atemholens* befinden, können wir nicht sehr viel zusätzlich einatmen. Das aber wiederum heißt, daß wir Lösung plus gleichzeitige vermehrte Sauerstoffzufuhr nur damit erreichen könnten, daß wir *ausatmen*! Und genau das ist nun der zentrale Punkt, um den es geht.

Wie wir schon beim ›Seufzer der Erleichterung‹ sehen konnten, bedeutet Ausatmen Lösung. Und wie wir bei den Vorgängen innerhalb des Muskels selbst darlegten, bedeutet Vermehrung der Sauerstoffzufuhr ebenfalls Lösung. Leider aber wird nun wohl niemandem spontan klar sein, wie mit *Aus*atmung die Sauerstoffzufuhr vermehrt werden könnte. Das zeigt uns aber, wie sehr wir Atmen nur als Einatmen denken, und dabei ganz vergessen, daß Ein- und Ausatmung polar zusammenhängen, ja daß das eine ohne das andere überhaupt nicht funktioniert. Es zeigt uns vor allem aber auch unsere zutiefst eingefleischte Tendenz, nur in Kategorien von Haben, Kriegen, Nehmen: von Luft *holen* zu denken, und daß wir weit davon entfernt sind, Lösen, Gelöstsein, Loslassen, Geben und Ausatmen als Lebensmöglichkeiten überhaupt in Betracht zu ziehen. Und doch ist es genau das, wonach wir uns sehnen, und es ist so einfach, es zu bekommen. Nur: Es stellt natürlich unsere ganze innere Ausrichtung, unser Weltbild, ja uns selbst auf den Kopf. Aber keine Sorge: Erst dann stehen wir in Wahrheit richtig herum und auf den Füßen.

Als erstes hilft uns schlichte Logik weiter. Wenn wir uns in einem durch Verspannung und latente Angst bedingten Zustand permanenten Luftanhaltens befinden und folglich nicht mehr diejenige Menge Luft in uns hineinpaßt, die wir benötigen, um die Verspannungen zu lösen, dann bedeutet dies, daß bereits zu viel Luft in uns drinnen sein muß. Und tatsächlich: Versuchen Sie doch einmal, nach einer ganz normalen Ausatmung noch die restliche Luft aus sich herauszupressen, und zwar derart, daß sich am Schluß der Leib im Bauch kräftig nach einwärts zusammenzieht. Merken Sie, wieviel Luft da noch in Ihrer Lunge war? Diese *Restluft* beträgt bei vielen Menschen bis zu 80 Prozent ihres gesamten Luftvolumens! Mit ihr ist die Lunge ständig angefüllt, und genau hier können, ja müssen wir ansetzen. Denn wenn wir mehr von dieser Restluft ausatmen, können wir auch mehr Sauerstoff aufnehmen, selbst wenn wir nach der Seite der Einatmung, also der Ausdehnung des Brustkorbes nach außen und durch die Verspannungen im Zwerchfell dazu keine Möglichkeit haben. Ausatmen aber können wir. Indem wir das *betont* tun und damit die Lungen mehr entleeren, können wir, unter Ausnutzung des passiven Prinzips des Lufteinströmens in die Lungen, mehr Sauerstoff bekommen, ohne daß wir den von den Verspannungen festgelegten Rahmen der Brustkorbausdehnung vorerst überschreiten müssen. Nur so gelingt es uns, vor allem diese Verspannungen nach und nach zu lösen. Später, also wenn sich die Zwischenrippenmuskeln und das Zwerchfell etwas gelöst haben, werden wir natürlich auch mehr einatmen können. Insgesamt wird sich unser Luftvolumen mit der Zeit in beide Richtungen vergrößern.

Doch noch etwas anderes kann uns nun klarwerden. Wenn wir zum Beispiel von »einmal richtig Luft ablassen« sprechen, so meinen wir damit, jemandem einmal »so richtig die Meinung sagen« oder generell Zorn, Wut, Schmerz und Frust wirklich aus uns herauszuschreien. Ein Schrei der Wut, des Schmerzes, der Enttäuschung, ja auch schon das berühmte »offene Wort« mit dem man sich ausspricht, bedarf aber einer Menge Luft, damit ich auch wirklich *verlauten* lassen kann, worum es mir geht. Ich muß also davor gehörig Luft holen. Selbst wenn ich dies aber wollte, ginge es nicht, solange der Brustkorb in der Einatmungs- und Verspannungshaltung fixiert ist.

Damit zeigt sich aber, wozu diese Fixierung auch dient: damit wir nur ja diesen Schrei nicht loslassen. Und auch damit sind wir wieder auf der Ebene unserer Ausgangskonfliktsituation angelangt. Denn aus Angst, unsere Emotionen könnten vielleicht einmal unkontrolliert aus uns herausbrechen, verspannen wir unsere Atemmuskulatur und verhindern so, »daß uns etwas über die Lippen kommt«. Wir »schlucken eben lieber hinunter«, was zu sagen wäre, »beißen die Zähne zusammen«, »halten die Luft an« und »ballen die Faust in der Tasche«, statt »uns Luft zu machen«. Und wer von uns verlangt, daß wir seine Forderungen unwidersprochen hinnehmen, der hat genau dies im Sinn, wenn er von uns verlangt: »Halt den Mund«.

Alle diese Bereiche, also Mund, Kehlkopf, Backenmuskeln etc. müssen verspannt werden, wenn wir hier gehorchen. Und dazu eben in jedem Falle die Atemmuskulatur. Wir werden erst dann wieder frei atmen können, wenn wir wirklich einmal wagen, den Mund aufzumachen, wenn wir »eine Lippe riskieren«, wenn wir »unsere Stimme gegen jemand erheben«. Das aber bedeutet: wir brauchen genug Luft, um welche »ablassen« zu können. Und dazu muß ich meine Angst überwinden! Denn sie ist es ja, die dazu führt, daß wir unsere wahren Gefühle unterdrücken. Sie ist es, die uns in den Kreislauf von Atemunterdrückung, Verspannung und Schweigen einerseits, Unterwerfung unter fremdes Wollen und Verfügbarmachung andererseits hineinzwingt. *Angst* aber als Wort kommt vom lateinischen Wort *angustae*, und das heißt *Enge*. Sie ist also genau das, was sie auslöst und bewirkt: sie zieht zusammen, macht eng, schnürt zu.

Und noch eines ist hier schließlich zu bedenken: Atmung und Sauerstoffversorgung sind, wie wir sahen, keine isolierten Phänomene im Körper, sondern sie hängen sowohl mit der Verbrennung = Verdauung, als auch mit der Herztätigkeit (Blutkreislauf) zusammen. Je mehr wir atmen, desto besser können wir einerseits das, was so auf uns zukommt, verdauen, desto intensiver vor allem aber schlägt unser Herz. Es ist dann ja gezwungen, den zusätzlich aufgenommenen Sauerstoff schnell weiterzutransportieren. Zunehmende Herzfrequenz aber wiederum hat vermehrte Blutzufuhr zu den Außenbezirken des Körpers und zu den weiter entfernten Körperteilen, vor allem den Händen und Füßen, zur Folge. Die Kapillaren, die kleinen Blutgefäße, werden erweitert, und insgesamt kommt es dadurch zu einer Ausdehnung und Erwärmung aller Körperbereiche, mit einer entsprechenden lösenden und entspannenden Wirkung, aber auch zu neuer Möglichkeit der Erregung und demzufolge des Lustgewinns.

Denn es ist ja, wie wir schon sagten, mit den Phänomenen Sauerstoffzufuhr, verstärkter Herztätigkeit, Ausdehnung und Beweglichkeit sowie Zunahme von Wärme *Lust*, mit Reduzierung der Sauerstoffzufuhr, Einschränkung der Herztätigkeit, Zusammenziehung, Kälte und Starre und damit zutiefst *Unlust* verknüpft. Wir brauchen nur an den warmen Ofen zu denken, wenn es draußen naß und kalt ist, oder an die Sprache mit ihren vielfältigen, in diese Richtung weisenden Ausdrücken: Nestwärme, warmherzig, es wird einem warm ums Herz, gemütlich, wohlig, da wird einem das Herz weit. Oder das Gegenteil: starr vor Schreck, Gänsehaut, steife Atmosphäre, ein verschlossener, ein kalter

Mensch. Oder wir erinnern uns an rotglühende Kinderbäckchen als Zeichen von Eifer und freudiger Erregung, oder endlich an die »Glut der Liebe«, den schnelleren Herzschlag in Erwartung von Lust und Freude oder die Ausdehnung und Erhitzung der Genitalien, wenn wir »Lust« verspüren.

Alle diese »vom Herzen kommenden« und »zu Herzen gehenden« Empfindungen aber kommen ohne tiefe Atmung nicht zustande, all das wird verhindert, solange wir unsere Atmung eingeschränkt halten, um den Pfropfen, der alles verschließt: den Schrei, der vielleicht herauskommen würde, und die Gefühle von Wut, Trauer und Schmerz, die in uns stecken und alles andere überdecken, solange sie nicht freigelassen werden, zu unterbinden.

Es hängt noch viel mehr an diesem Punkt. Die Beziehung Atem – Gefühl – Herz geht noch tiefer, wenn wir das, was mit »Luft ablassen« gemeint ist, wirklich zu dem in Bezug setzen, was ja dazugehört, wenn wir uns »Gehör verschaffen« wollen: dem Ton, dem Laut, der Stimme. Denn auch diese sind ja engstens mit dem Atem und den Atemorganen verbunden. Und so kommt hier eine ganz unser Menschsein durchziehende Verkettung zum Vorschein:

Das Herz, das man sich »fassen« muß, ist an ihr ebenso beteiligt, wie die Luft, die man »holen« muß, wie das Wort, das einmal »gesagt werden muß«. Die Stimme, also das, was aus uns heraustönt, wenn wir sagen, »wie uns ums Herz ist«, ist nämlich nichts anderes als die *Verlautbarung des Herzens*, indem ich mit ihr äußere, wie mir zumute ist. Ja mehr noch: Person, also das, was ich in der Identität meines Selbst und meines autonomen Ich bin, kommt ja nicht von ungefähr vom lat. *per-sonare = heraustönen*. Dieser Begriff bezeichnet sowohl die Identität dessen, was ich in der Tiefe meines Wesens bin mit dem, was an Laut und Ton und Stimme aus mir heraustönt. Aus diesem Grunde ist es auch immer die Wahrheit und Wirklichkeit meiner selbst, die ich herausspreche oder unterdrücke, je nachdem, ob und wie ich »zu Wort komme«, je nachdem, ob ich die richtigen oder falschen »Worte finde« und sage, oder ob mir die Stimme

gar »versagt« und ich alles wieder hinunterschlucke, statt
selbstbestimmt zu leben. Ich muß wagen, den »Mund aufzumachen«. Ich muß den Mut aufbringen, mir und anderen
»zuzumuten«, wie mir »zumute« und »ums Gemüt« ist.
Denn nur das ist »Mitsprache«, die sich aus der freien Selbstbestimmung ergibt, dem Grundrecht des »Mündigen«.

III. Gefühle

Wir haben in unseren bisherigen Überlegungen sehen können, daß Gefühle eine zentrale Bedeutung innerhalb des
Zusammenhangs Spannung-Lösung und damit innerhalb
unserer organismischen Gesamtbefindlichkeit haben. Um
diese Bedeutung jedoch richtig zu verstehen, müssen wir
uns der Frage zuwenden, was Gefühle denn nun eigentlich
sind, und wie und in welchen Zusammenhängen sie innerhalb unseres leiblichen Gesamtgefüges wirken.

Grundsätzliche Einigkeit darüber, was Gefühle sind, besteht bisher in der Wissenschaft nicht. Vielmehr finden sich
eher verschwommene Ansichten wie: »Gefühl ist, allgemein, der Gesamtzustand unseres leiblichen Seins, wie er
sich im Gesamtzustand unseres Bewußtseins widerspiegelt.
Gefühle sind ursprüngliche Komplexqualitäten ungeglie-
derter Erlebnisganzheiten.«[10] Oder: »Gefühle sind komplexe Zustände (Ich-Personenzustände), die von gesteiger-
ter Wahrnehmung eines Objekts oder einer Situation, weitreichenden physiologischen Veränderungen, einem Gewahrwerden von Anziehung oder Abscheu und von Annä-
herungs- oder Vermeidungsverhalten bestimmt sind.«[11]

Klarheit herrscht eigentlich nur darüber, daß sie mit geistigen und körperlichen Vorgängen verknüpft sind, sich
aber auch mehr oder weniger von diesen unterscheiden, und
daß sie eine starke Handlungskomponente, d. i. einen starken Bewegungsimpuls besitzen, also mit einer bestimmten
Ausdruckserregung gekoppelt sind. Als besonders elementar wird natürlich der Unterschied zwischen Gefühlen und

Verstand/Vernunft angesehen, während etwa Übergangsbereiche wie Phantasie oder auch mystische Zustände (wie Verzückung) zumindest lexikalisch fast keine Beachtung finden.

Dennoch kommen wir immerhin ein kleines Stück weiter, wenn wir uns ansehen, wovon sich Gefühle unterscheiden, was also »der Geist« in seinen zwei Hauptkategorien Verstand und Vernunft ist. Dazu wird nämlich mehr oder weniger übereinstimmend gesagt: »Als Verstand wird, identisch gebraucht mit ›Intellekt‹, die Denkfähigkeit selbst bezeichnet... Vernunft heißt die geistige Tätigkeit des Menschen, insofern sie nicht nur, wie der Verstand, auf ursächliche, diskursive Erkenntnis, sondern auf den universellen Zusammenhang der Dinge und alles Geschehens und auf zweckvolle Betätigung innerhalb dieses Zusammenhanges gerichtet ist.«[12] Oder: »Vernunft ist das gesamte geistige Vermögen im Unterschied zum sinnlichen.«[13]

Wenn hier nun der Gegenbegriff *sinnlich* auftaucht, so schlägt dieser, unabhängig von der auch hier wieder zu findenden heutigen Abwertung in Richtung auf sexuell-niedrig, die Brücke zu jenem Bereich, in dem wir das Gefühl suchen müssen, also in den Bereich der körperlichen und sinnlichen, also Sinnes-Wahrnehmungen (schön ist, daß das Wort Sinn *hier* drinnensteckt!).

Gefühl ist also auf jeden Fall stark mit Körper, mit Wahrnehmung, und, wie wir schon sagten, mit Bewegung, also energetischer Erregung, verbunden. Ja, wenn wir an einen Ausdruck wie »Gefühlswallung« denken, kommen wir wohl insgesamt nicht umhin, die grundsätzliche Unterscheidung zwischen geistigen und gefühlsmäßigen Akten aus der *Erregungsbeteiligung des Körpers* abzuleiten, oder allgemeiner darin, daß Gefühle insgesamt als *körperliche Reize* wahrgenommen werden. Nur entsteht bei dieser Erklärung das Problem, daß der Kopf als Körperteil dabei gewissermaßen ausgeklammert wird. Das könnte leicht dazu verführen zu meinen, alles, was sich »im Kopfe« abspiele, habe nichts mit Gefühlen, sondern eben nur mit Denken zu tun. Die Registrierung der körperlichen Reize findet aber, wenigstens zu großen Teilen, im Gehirn statt; insofern ist der Kopf also an der Wahrnehmung von Gefühlen durchaus beteiligt. An ihrer Produktion, wenn man einmal so sagen will, allerdings weniger. Und noch weniger schließlich an dem, was vielleicht überhaupt die einzige wirklich vorläufig greifbare Unterscheidungskategorie zwischen geistigen und gefühlsmäßigen Akten ausmacht, nämlich bei dem, was ich die *Antwortseite der Reize* nennen möchte. Schiere *Wahrnehmung* von Reizen allein ist nämlich, wenn wir an die geistige Wahrnehmung etwa eines logischen Sachverhaltes denken, noch nicht ausreichend, um Gefühl und geistige Akte gegeneinander abgrenzen zu können. In der Art der *Reaktion* auf diese Reize scheint mir jedoch der Unterschied deutlich vorhanden zu sein. D. h., man könnte sagen: Gefühl ist generell eine körperlich-organismische *Antwort* auf einen Reiz, im Gegensatz zur reinen »Gehirnantwort« (oder besser: gehirnimmanenten Antwort). Das hieße: *alle körperlichen Reaktionen auf leibliche Reize sind grundsätzlich als Gefühle zu bezeichnen.* Oder, wie Lowen sagt: »Das Leben des Körpers ist fühlen.«[14]

Ganz klar zu trennen sind Gefühle also auf jeden Fall von allen körperlichen Antworten auf Entscheidungen, d. h. von allen körperlichen Umsetzungen von *Willensimpulsen.* Der Genauigkeit halber wäre es wohl richtig, wenn wir auch alle normalerweise nicht wahrgenommenen Körpervorgänge ausklammern, selbst wenn es sich auch dabei um Antworten auf Reize handelt. Also etwa die Abwehr von eingedrungenen Fremdkörpern u. ä. In diesem Sinne kann man auch Krankheit, selbst wenn es sich bei ihr strenggenommen auch um eine gefühlte körperliche Reaktion auf äußerliche Reize handelt, wohl nicht dem Bereich der Gefühle zurechnen.

Wenn wir derart die reine aufs Gehirn beschränkte Denktätigkeit einerseits, alle körperlichen Folgen rationaler Erwägungen sowie die biologischen Vorgänge im Körper andererseits ausnehmen, so bleibt als *Welt des Gefühls*, alles übrig, was in den Bereich der körperlichen Gewahrwerdung und Reaktion gehört, wobei Übergangszonen wie Phantasie oder Träume einerseits oder etwa Magenschmerzen andererseits, sowie natürlich die wechselseitige Beeinflussung dieser Bezirke angenommen werden müssen, wenn wir die Prämisse der grundsätzlichen Einheit und Ganzheit unseres leiblichen Seins nicht verletzen wollen.

Vielleicht hilft auch der von Lowen deutlich herausgestellte Aspekt der *energetischen Ladung* im Sinne einer *spürbaren Dynamik* (Verstärkung/Abschwächung) weiter, sowie die Hinzuziehung einer zeitlichen Komponente. Gefühlsempfindungen können ja stark sein, etwa als Affekte auftreten, sie können in der schwächeren Gestalt von Stimmungen erscheinen, sie können zu längerdauernden Lebensgefühlen werden (zum Beispiel Melancholie), oder nur als kurzfristige, momentane Gefühlsregungen auftauchen. Im Gegensatz dazu scheinen Gedanken keine derartige Dynamik zu besitzen, sondern sich innerhalb eines relativ engen energetischen Frequenzbereiches zu bewegen. Und auch biologische Körpervorgänge sind in dieser Hinsicht durchaus gleichförmig und konstant.

Als drittes Element zur Kennzeichnung von Gefühlen im weitesten Sinne kann schließlich das Lust-Unlust-Spektrum herangezogen werden, innerhalb dessen Gefühle quasi hin und her pendeln. Gedanken als solche dagegen, das heißt unabhängig von ihrem jeweiligen Inhalt, ebenso wie zum Beispiel Stoffwechselvorgänge, sind nicht sehr mit dem Lust-Unlust-Spektrum verbunden. Ja es scheint gerade einer der Vorzüge der Vernunft zu sein, daß sie unabhängig von Lust oder Unlust zu Einsichten zu gelangen vermag, das heißt, daß sie stärker dem sogenannten *Realitätsprinzip* zuneigt.

Insgesamt scheint es durchaus angebracht zu sein, daß wir Geist und Psyche zusammen als eine Funktionsschicht innerhalb unserer Leibganzheit bezeichneten, und beide gewissermaßen als Mittel- oder Verbindungsschicht zwischen Selbst und Biologisch-Körperlichem eingeordnet haben.

Und es scheint richtig, die Gefühlswelt oder Psyche ihrerseits als zwischen Geist, Körper und Selbst oszillierende Schicht dynamisch-energetischer Wahrnehmungen und Reaktionen zu bezeichnen.

Wollen wir nun auch innerhalb der Gefühlswelt noch Unterscheidungen vornehmen, so lassen sich hier eine Fülle von Stufungen entdecken zwischen dem Extrem der starken Körperbindung einerseits, zu denen ich die Triebe und die »reinen« Körperempfindungen wie Kälte-, Wärme-, Hungergefühl, Müdigkeit aber auch Sexualität rechne, und dem anderen Extrem der nurmehr ganz schwach körpergebundenen Übergangszonen zum geistigen Erleben, wie es etwa die Phantasie ist.

Bedeutungsvoll für unsere bioenergetischen Überlegungen ist, daß sich trotz aller Fülle von Überlagerungen, Färbungen, ja Vernetzungen innerhalb der Gesamtleiblichkeit und im innerpsychischen Raum, dennoch gewisse Basiseinheiten herausarbeiten lassen, die ich *Grundgefühle* oder *grundsätzliche Signalgefühle* nennen möchte, weil sie elementar und generell auf den Gesamtzustand der Leibganzheit bezogen sind und etwas über ihn aussagen. Und, weil sich bei genauem Zusehen nahezu alle anderen Gefühle, die im Zwischenbereich zwischen jenen Extremen angesiedelt sind, als *Mischungsgefühle* dieser Grundgefühle herausstellen!

Zwei dieser Grundgefühle, nämlich Lust und Unlust, habe ich bereits mehrfach erwähnt. Sie bilden gewissermaßen die *Grundfelder*, auf denen alle anderen Empfindungen hin- und herpendeln, und von denen aus sie auch wahrgenommen und eingeordnet werden. Das organismische Befinden in der Situation der Unlust erfahren wir ab einer gewissen Stärke als *Schmerz* oder *Leid*, den Zustand der Lust, der immer dann gegeben ist, wenn sich unser Organismus insgesamt, das heißt in seinem ganzen leiblichen Sein, in Ordnung und Harmonie fühlt, erfahren wir als Gefühl der *Freude*.

Ein weiteres Grundgefühl ist die *Trauer*. Sie taucht,

schwächer oder stärker, jedesmal dann auf, wenn in irgendeiner Weise ein Wechsel von Lust zu Unlust erfolgt. Wir können sie daher als das *Grundgefühl des Abschieds* bezeichnen.

Auch die *Angst* ist ein grundlegendes Signalgefühl. Sie ist eine Art Vorwarnsignal, das immer dann ausgelöst wird, wenn sich der Gesamtorganismus bedroht fühlt; und zwar subjektiv bedroht *fühlt*, nicht unbedingt objektiv bedroht *ist*! Von ihr wird schließlich das fünfte Grundgefühl des Organismus ausgelöst, nämlich die *Wut* (Aggressivität) mit ihren schwachen und starken Formen, also Ärger, Zorn oder auch Haß und Raserei, sowie das sechste Grundgefühl, das wir als *Flucht-* oder *Schwächegefühl* bezeichnen können. Im Gegensatz zur Wut, die als Verteidigungsmaßnahme des Organismus die Bedrohung auf dem Wege des Angriffs, der Aggression, zu beseitigen versucht, trachtet die Flucht danach, ihr zu entkommen. Ob und wann jeweils die eine oder andere Reaktion gewählt wird, wäre beim Menschen noch genauer zu untersuchen. Im Tierreich gibt es hier wohl artspezifische Unterschiede zwischen reinen Fluchttieren, zum Beispiel Hase oder Pferd, und Tieren, die eher zum Angriff neigen, wenn sie bedroht sind, wie Schlangen oder auch Raubtiere.

Ob dem Gefühl der Angst evtl. das Gefühl Liebe als Gefühl der *Anziehung* gegenüberzustellen ist, was bedeuten würde, *daß, wo Angst ist, keine Liebe sein kann und umgekehrt*, wäre ebenfalls noch zu untersuchen. Entscheidend ist jedoch die Tatsache, daß die genannten Grundgefühle im Gegensatz zu wohl allen anderen Gefühlen *existentielle*, d. h. für den Gesamtorganismus *lebenswichtige* Gefühle darstellen, weil sie Signale sind, die ihn ganz grundsätzlich über seinen eigenen Gesamtzustand, auch in bezug auf seine Situation hinsichtlich der Umwelt, informieren. Ich fasse also noch einmal zusammen: *Freude* ist das Signal: es ist alles in Ordnung, ich fühle mich wohl. *Schmerz* oder *psychisches Leid* signalisiert: etwas läuft falsch, der Organismus ist gestört. *Trauer* zeigt: Lust nimmt ab, oder: Achtung, Veränderung des positiven Zustandes. *Angst* ist das Signal: Achtung, Bedrohung des Organismus. Wut und Fluchttendenz schließlich signalisieren: Organismus in Verteidigungsstellung oder auf dem Rückzug.

Wir können nun erkennen, daß unsere gängige Einschätzung in sog. »positive« und »negative« Gefühle vor allem in bezug auf diese Grundgefühle nicht nur falsch, sondern sogar gefährlich ist. Zwar ist es nicht angenehm, wenn Angst oder Wut auftauchen. Da sie aber als Grundsignale des Organismus nicht nur eine positive, sondern eine *lebenswichtige* Funktion haben, sollten wir lernen, sie zu bejahen und froh darüber sein, wenn sie gut funktionieren. Sie zu fürchten, zu ignorieren oder gar zu unterdrücken kann nur eine selbstschädigende Torheit sein. Als deutliche Signale meines Gesamtbefindens sind sie vielmehr meine besten Freunde, und es ist enorm wichtig, auch auf ihre kleinsten Regungen zu achten.

Die Notwendigkeit, sie anzunehmen, gilt, ganz gegen unsere eingefleischte Gewohnheit, insbesondere von der Angst. Da sie entsteht, nicht nur, wenn von außen etwas Bedrohliches auf den Organismus zukommt, sondern auch, wenn sich innerhalb seiner eine Gefährdung, zum Beispiel eine Krankheit, anbahnt, ist sie insgesamt als unser *Hauptwarngefühl* von höchster Bedeutung. Weil wir sie meistens nur in ihrem *Folgeimpuls,* der Wut (oder unseren »Weglauf-Tendenzen«), wahrnehmen, gilt für diese das gleiche. Man konnte feststellen, daß Menschen, die keine Angst empfinden können, etwa weil die entsprechenden Nervenbahnen oder Gehirnzentren nicht funktionieren, tödlich bedroht sind, denn ohne innere Warnung ist ihnen jede Möglichkeit zur Abwehr oder Beeinflussung aller Gefahren genommen, denen sie dann blind und hilflos ausgeliefert sind.

Natürlich wünsche ich jedem, möglichst angstfrei leben zu können. *Wenn aber* Angst oder Wut auftauchen, sollten wir gut achtgeben. Wir sollten uns fragen: Worüber bin ich wütend, das heißt, was macht mir an dieser Situation angst? Denken Sie bitte nicht: Ach, das kann doch gar nicht sein, so etwas macht einem (mir) doch keine Angst. Die *Tatsache*, daß etwas Wut (= Angst) auslöst, zeigt *faktisch*, daß man sich durch etwas bedroht fühlt. Und mag einem das auf den ersten Blick noch so lächerlich erscheinen. Nehmen Sie das Signal ernst und fragen Sie sich: Was könnte es sein, das mir hier angst macht? Was bedroht mich hieran? Und: Wieso ist das für mich bedrohlich? Sie können dann eine Menge über sich herausfinden und abstellen. Wenn wir uns der Wut oder auch der Angst gegenüber taub stellen, wenn wir sie unterdrücken und so tun, als wären sie nicht da, bedeutet das natürlich nicht, daß die Bedrohung nicht gegeben ist oder verschwindet, sondern allenfalls, daß sie uns ungeschützt erreicht. Haben Sie also bitte keine Angst vor der Angst!

Neben Wut oder Fluchtimpuls – für die natürlich das Gesagte ebenfalls gilt – als psychischen Folgereaktionen auf Angst und Bedrohung gibt es, wie schon erwähnt, Muskelanspannung und Luftanhalten als physiologisch-organismische Folgen. Und hier wird es nun spannend. Ich hatte ja gezeigt, daß auch Gefühlsunterdrückung zu diesem Reaktionsmuster führt. Das aber bedeutet, daß die Unterdrückung von Gefühlen sich auf den Organismus genauso auswirkt, von ihm genauso erlebt wird *wie Angst. Ja, im Organismus der Angst entspricht.* Und wie Angst löst auch sie insbesondere Aggressivität oder Fluchttendenzen als Folgeerregungen aus.

Da Gefühlsunterdrückung und Angst vom Organismus als identisch wahrgenommen werden und identische Folgen haben, bedeutet das auch, daß jede Einpflanzung heteronomer Strukturen in die Person vom Organismus als Bedrohung erlebt wird und daraus resultierende Abwehrversuche selbstverständlich sind. Wird nun auch diesen wiederum Bedrohung entgegengesetzt, das heißt, müssen auch sie unterdrückt werden – vor allem in jenen Konfliktsituationen, in denen wir einem Stärkeren, also zum Beispiel als Kind einem Elternteil oder als Untergebener einem Chef gegenüberstehen –, dann steigert sich die Angst. Damit wächst natürlich wiederum die Aggressivität und so weiter und so fort.

Wir geraten auf diese Weise letztlich in einen permanenten Angst-Wut-Kreislauf, der, anstatt sich jemals zu beruhigen und aufzulösen, durch die damit verbundenen Muskelverspannungen und die Atemreduktion nur immer weiter angeheizt wird.

Die Schere der Bedrohung wird insbesondere dadurch noch geschärft, daß einerseits jede Muskelverspannung und jede Atemreduzierung uns energetisch ins Defizit bringen, andererseits aber die sich immer mehr aufstauenden Aggressionen eine immer größere Selbstkontrolle verlangen, also mehr und mehr Energie aufgewendet werden muß, diese Emotionen in Schach zu halten. Wir bekommen dadurch zunehmend das Gefühl, »auf einem Vulkan zu sitzen«, und werden gleichzeitig immer hilfloser, das heißt energetisch immer unfähiger, uns gegen neuerliche Unterdrückungen von außen zu wehren. Schließlich erfolgt entweder ein individueller oder kollektiver Ausbruch in Raserei, oder, was häufiger ist, das gesamte System verfügt über keinerlei Reserven mehr und bricht in sich zusammen, es kollabiert. Daß ein durch den Energieverschleiß und die Zunahme der Spannung (Streß!) innerhalb des Angst-Wut-Kreislaufes beständig schwächer werdender Organismus natürlich bei den heute täglich ansteigenden Umweltbelastungen immer anfälliger wird, ist klar. Dies vor allem auch deshalb, weil seine Immun- und Abwehrkraft insgesamt immer schwächer wird, und ebenso die Fähigkeit des Menschen, die entsprechenden Warnsignale sowohl wahrzunehmen als auch angemessen auf sie zu reagieren. Demzufolge nehmen die hieraus resultierenden Krankheiten, von den einfachen Erkältungskrankheiten bis hin zu den schweren Immunschwächekrankheiten unserer Zeit, wie Aids und Krebs, aber auch Herzkrankheiten aller Art, immer mehr zu. Und ebenfalls die Versuche des Organismus, über Ersatzebenen, das heißt an entscheidenden körperlichen *Symbolorganen*, seine *allergische Reaktion* gegen diese Bedrohungen zu zeigen. Auch im Hinblick auf die Kostenexplosion im Gesundheitswesen wären Einsicht in diese Zusammenhänge und entsprechende Veränderungen auf konkreter gesellschaftlicher Basis dringend nötig. Wegen der Einfachheit der zugrunde liegenden Mechanismen könnten m. E. praktische Erfolge durch entsprechende Einrichtungen etwa in Schulen oder am Arbeitsplatz in kürzester Zeit und in effektiver Weise erreicht werden.

Auch das heute oft erlebte und beobachtete aggressive Verhalten im Alltag, gegenüber Ehepartnern, Kindern oder auch im Straßenverkehr, wäre hier zu erwähnen: Ein von chronischen Verspannungen und dem Energieverzehr durch den Angst-Wut-Kreislauf stark geschwächter Mensch verfügt oft über keine Toleranzspanne, das heißt keine weitere Speicherungsmöglichkeit für zusätzlich auftretende akute Aggressionen. Es ist einleuchtend, daß ein solcher Mensch, wenn er etwa mit dem Chef aneinandergerät, was natürlich eine Bedrohung seiner Existenz darstellt, oder wenn er schwierigen Verkehrssituationen, die ja durchaus latent lebensbedrohend sind, oder anderem ausgesetzt ist, das ihm Ängste schafft, dann zu einer spontanen Abfuhr der zusätzlich entstehenden Aggressionen bei der ersten besten – aber meist falschen – Situation geradezu gezwungen ist. Doch nicht nur solche alltäglichen Reaktionen sind auf dem Hintergrund des gezeigten selbstschädigenden Unterdrückungsmusters zu sehen, sondern auch und ganz besonders die gesamtgesellschaftliche Abwendung von der Natur und allem Natürlichen, wie sie durch das cartesianische Weltbild programmiert ist und sich durch die gezeigten individuellen Mechanismen beständig weiter verfestigt.

Denn gemäß diesem Welt- und Menschenbild wird der einzelne, indem er auf diese Denkweise geradezu verpflichtet wird und sie nach und nach verinnerlicht, in jenen selbstzerstörerischen Kreislauf hineingezwungen. Es wird ihm ja, als eingeschriebener Bestandteil der Erziehung, das Bild vermittelt, nur derjenige sei gut, das heißt ein richtig (= normal) funktionierender Mensch und ein akzeptables Mitglied der Gesellschaft, der die jeweils gesellschaftlich gültigen Werte und Normen bejaht und sie auch in sein eigenes Wertesystem integriert. Das aber zwingt den einzelnen dazu, wenn er von der Gesellschaft akzeptiert, d.h. in ihrem Sinne als gut, zivilisiert, human etc. bewertet sein will, auf seine natürlichen und lebensnotwendigen Körperfunktionen und vor allem auf seine Gefühle mit Abscheu und Ablehnung, ja mit Furcht, Kontrolle und Unterdrückungsversuchen zu reagieren. Dies spiegelt sich nicht zuletzt deutlich in der Tatsache, daß man heute allgemein dazu neigt, unter Gefühlen insgesamt nur mehr *Launen* oder *Triebe* zu verstehen und sie damit ebenso in den Bereich des Verachteten oder zumindest Suspekten hinabzudrücken, wie überhaupt alles Körperlich-Sinnenhafte, Natürliche und Weibliche. Die oft verächtlichmachende Zuordnung von Seele, Herz und Gefühl zur Frau findet ihren Ausdruck nicht nur in Bezeichnungen wie Seelchen, Herzchen, Gefühlsduselei oder Sentimentalität, sondern auch darin, daß Frauen zugestanden – und gleichzeitig belächelt – wird, emotional zu reagieren oder subjektiv zu sein. Und der Gipfel der negativen Abwertung der Gefühlswelt findet sich dort, wo dem Menschen eingeredet wird, Gefühle seien etwas, das allenfalls zur Strafe tauge, falls man ungehorsam gewesen sei, und was mit dem schrecklichen Satz vermittelt wird: *Wer nicht hören will, muß fühlen!*

Daß eine derartige Abwertung des Gefühls zu einer Gefühlsflucht, zu einer Angst vor dem Fühlen und zu einem immer stärkeren Ausweichen in die Rationalitas führt, liegt auf der Hand. Übersehen wird dabei freilich der viel zu hohe Preis, den wir für solches gesellschaftliches Akzeptiertwerden bezahlen. Da der menschliche Organismus auf die Unterdrückung seiner wesentlichen Funktionen mit Schwäche und Krankheit antwortet, bestätigt sich aber für den Nichteingeweihten letztendlich wieder am eigenen Leib das, was ihm von der Gesellschaft eingeredet wurde, nämlich, daß der Körper ein wenig taugliches, unzuverlässiges und im Grunde nur Leid, Zwietracht und Unglück produzierendes Ding sei, das man, wenn nicht transzendieren, so doch wenigstens im Zaum halten müsse. Natürlich ist der Körper gerade dieses nicht, *sondern er reagiert nur gesund und richtig auf falsche Behandlung*. Das heißt, der Leib als Ganzer reagiert angemessen auf das, was der Mensch ihm aus seinen falschen Vorstellungen über sich selbst heraus antut!

Auf diese Weise wird nun aber nicht nur der Körper, sondern *alles Natürliche* nach und nach tatsächlich zu einer Bedrohung, also zu etwas, das dem Menschen angst macht und wiederum seine Ablehnung und seine Verteidigung dagegen forciert. Zu beachten ist ja, daß im Zusammenhang mit Angst auch der Aspekt bekannt/unbekannt eine große Rolle spielt. Bekanntes ist in der Regel etwas, mit dem ich umgehen kann, das mich also nicht bedroht und wovor ich demzufolge auch keine Angst zu haben brauche. Das Unbekannte, Fremde dagegen könnte durchaus Bedrohung enthalten. Ihm gegenüber ist also Mißtrauen, Vorsicht, latente Angst eher angebracht. Ohne Angst, unvoreingenommen und nicht mißtrauisch, sondern vertrauend, könnte ich mich Fremden gegenüber nur verhalten, wenn ich auf meine eigenen natürlichen Kräfte, und das heißt insbesondere: auf meine organischen und instinktiven Schutz- und Abwehrmechanismen vertrauen könnte. Wenn ich mir also *selbst vertrauen* kann. Kann ich dies aber nicht, weil ich mir angewöhnt habe, meinen Körper und meine eigenen natürlichen Reaktionen wenn nicht als Feinde zu betrachten, so doch zu ignorieren und zu unterdrücken, so muß ich alles Unbekannte und Neue versuchen zu meiden und mich statt dessen fest hinter dem Bollwerk des Bekannten und Gewohnten einrichten. Und es möglichst nicht mehr verlassen.

Insofern aber auch die Zukunft als solche immer neu und unbekannt ist, und mein Leben nur dann eine wirkliche Zukunft haben kann, wenn ich mich entwickle, bedeutet die Einschränkung meiner natürlichen Wesensfunktionen und die Entfremdung von mir selbst auch, daß ich tatsächliche Weiterentwicklung innerlich zutiefst ablehnen muß, daß ich mich möglichst an das Bekannte und Bewährte halte. Gesamtgesellschaftlich gesehen heißt das: Nur was der Sicherung und allenfalls Ausdehnung der gegenwärtigen Situa-

tion im Rahmen der materiellen Existenz dient, ist erstre-
benswert, alles andere, insbesondere eine grundlegende Re-
vision dieser Weltsicht, wird abgelehnt.

Bezeichnend für diesen Zustand ist nicht zuletzt die von
Lowen ausführlich beschriebene *Fall- und Hingabeangst*[15]
mit all ihren Auswirkungen sowohl im Bereich der Liebe
und Sexualität als auch etwa hinsichtlich Schlaflosigkeit
oder des allgemeinen Hortungs- und Versicherungswahns.
Denn nicht nur für Leben und die allgemeine persönliche
Entwicklung, sondern auch für Sexualität und Partnerschaft
sind Vertrauen, Gelöstheit sowie die Fähigkeit, sich fallen-
zulassen, besonders wichtig. Und ebenso Hingabe, Öffnung
und die Bereitschaft, die Kontrolle über sich aufzugeben.
Und das gilt auch für den Schlaf. Latente Angst vor dem Unbekannten, also nicht nur Angst vor der Dunkelheit, sondern überhaupt vor »dem Morgen«, aber verhindert, daß ich
mich hier und jetzt und heute fallen lasse. Daß ich die Augen
schließe und mich ruhig vom Schlaf überkommen lasse. Ich
muß wach und auf der Hut bleiben, denn wer weiß, ob ich
sonst überhaupt wieder aufwache ...

Selbstverständlich bestehen diese Angst und Versagung,
ja diese Panik, auch und in besonders starkem Maße vor
dem Altern und dem Tod. Die Angst vor dem Altwerden ist
ja nichts anderes als die Angst vor dem Näherkommen des
Todes; und dieser ist ja nun das Ungewisseste, das es für uns
überhaupt gibt.

Hier liegen denn wohl auch die wahren Gründe des heutigen Körperlichkeits- und Jugendlichkeitskults. Und der
scheinbare Widerspruch, den man bisher zwischen der zu
beobachtenden Lebensrealität und meiner Behauptung einer tiefen Ablehnung des Körperlichen hätte konstatieren
können, wird aufgehoben: Denn es ist nicht Liebe zum Körper, aus der heraus sich heute fast alle auf ihn bezogenen
Phänomene und hypertrophen Bemühungen ableiten, sondern die Angst davor, daß er versagt, die Angst, daß er alt
wird, schlicht: die Angst vor dem Tod. Deshalb versuchen
wir, ihn jung, fit, geschmeidig und wohlversorgt mit allem

und jedem nur Erdenklichen zu halten, und nicht, weil wir ihn als existentiellen Anteil unser selbst lieben und *uns in ihm* guttun wollen.

IV. Panzerung und Charakter

Alles, was ich in diesem Abschnitt darlege, ist nur auf dem Hintergrund folgender Prämisse richtig zu verstehen: Jedes Leben ist vom *Streben nach Erhaltung* gekennzeichnet. Man kann zwar sagen, es sei demzufolge eingespannt in die Polarität von Luststreben und Schmerzvermeidung, aber ich glaube, daß der Sachverhalt noch enger zu fassen ist. Da *Schmerz* der Indikator dafür ist, daß etwas Destruktives vom Organismus Besitz ergriffen hat, gehe ich davon aus, daß *hier* der letzte und unterste Grund zu finden ist, auf dem jedes Tun und Lassen aller Lebewesen, zumindest höherer Entwicklungsstufen, basiert: Auch das Streben nach Lust wird aufgegeben, wenn nur Unlust (= Schmerz) vermieden werden kann. Umgekehrt ist natürlich aus einer vorhandenen Unlustsituation heraus das Streben nach Lust der selbstverständliche Ausgleichszug.

Wie jedes Lebewesen wird also auch der Mensch auf alles verzichten, von dem er merkt, daß es ihm physischen Schmerz oder psychisches Leid bringt. Welches Streben und Wollen auch immer aus seinem innersten Wesen heraus oder in einer momentanen Regung entsteht – es wird unterlassen, wenn es zu Schmerzen führt. Dementsprechend wird sowohl jenes Verhalten oder Wollen auf Dauer aufgegeben, das ursprünglich auf Vermehrung der Lust abzielt, aber immer wieder frustriert wird, als auch selbstverständlich all das vermieden, was unmittelbar, also nicht auf dem Umweg über Versagung und Enttäuschung, zu Unlust führt.

Als Beispiel für den ersteren Fall könnten wir den Versuch eines Kindes ansehen, eine geliebte Person zu umarmen, die aber regelmäßig nicht darauf eingeht. Um sich diese Frustration zu ersparen, wird das Kind irgendwann mit seinen Umarmungsversuchen aufhören. Hat es nun aber, seinem Wesen entsprechend, ein starkes Liebesverlangen oder einen starken Drang, seine Liebe zu zeigen, in sich, so würde es sich gewiß durch impulsive Gesten oder Handlungen, wie spontane Umarmungsversuche, immer wieder diese Frustrations- und Unlusterlebnisse verschaffen. Demzufolge wird der Organismus früher oder später mit Hilfe muskulärer Verspannungen das Ausdrücken des Liebesgefühls unterbinden. Als heteronome, weil von außen aufgeprägte Ich-Strukturierung wird vielleicht beim Kind der Gedanke entstehen: Versuche, die Arme aus Liebe (um Liebe zu bekommen oder zu geben) auszustrecken, sind zwecklos, führen nur zu Enttäuschung und Schmerz und sind besser zu vermeiden.

Ein anderer Fall könnte so aussehen: Das Kind spielt ganz selbstverständlich an seinen Genitalien. Mutter kommt, gibt ihm einen Klaps und sagt: »Das tut man nicht, das ist pfui.« Hier bringt aus dem Selbst stammendes lustvolles Tun direkten Schmerz und wird, wenn sich das wiederholt, ebenfalls aufgegeben. Ein dritter Fall wäre schließlich der, daß das Kind aus irgendeiner Wutregung heraus etwa der Mutter vors Schienbein tritt und daraufhin eine kräftige Ohrfeige bekommt, eventuell noch massiven Liebesentzug und die Erklärung, so etwas tue man nicht, und: »Tu das in Zukunft nie wieder, sonst...«

In all solchen Fällen – und es gibt im Laufe des Heranwachsens eine Fülle davon –, wird der Mensch sein eigenes Wollen und seinen eigenen Gefühlsausdruck schließlich abblocken, um Schmerz zu vermeiden. Natürlich müssen solche Ereignisse in entsprechender Häufigkeit und mit entsprechendem Nachdruck geschehen, damit wirklich *wesentliche* Selbststrebungen blockiert werden. Aber auch das ist ja im Laufe jeder »normalen« Erziehung gegeben.

Jede Verspannung entspringt also letztlich dem Umstand, daß ein Konflikt zwischen Selbst und bestehender Realität stattgefunden hat, aus dem der Organismus mit Unlustgefühlen hervorging. Er wird daher, um seines höchsten Prinzips, der Schmerzfreiheit oder gar des Überlebens willen, für die Zukunft lieber eine Unterdrückung dieses Impulses als ein neuerliches Schmerzerleben wählen. Daraus folgt aber: 1., daß nur das mit Hilfe von Verspannungen unterbunden wird, was ursprünglich im Selbst vorhanden ist, oder, anders gesagt, was aus dem Selbst entspringt; 2., daß Gefühlsunterdrückung als probates Mittel zur Schmerzvermeidung kennengelernt und so auch weiterhin beibehalten und eingesetzt wird und sich schließlich als persönliches grundlegendes Verhaltensmuster etabliert; 3., daß die Aufhebung der Gefühlsblockaden und Verspannungen nicht in Betracht gezogen wird, solange das Wiederaufleben des Ursprungsschmerzes oder der Zuzug neuerlicher Schmerzen gefürchtet wird, bzw. solange nicht eingesehen wird, daß damit noch schlimmere, schmerzhaftere Folgen vermieden werden können.

Ein Konflikt, und, wie wir gleich sehen werden, auch eine Verspannung, ist allerdings niemals einseitig, sondern bereits von seiner Grundstruktur her dual oder polar oder zweiseitig, oder wie immer wir es nennen wollen. Denn es stoßen in ihm nicht nur Selbstwollen und Fremdforderung aufeinander, sondern regelmäßig *Gegensätze*. Das Kind will schreien, die Umwelt fordert: Halt den Mund, sei leise! Das Kind will sich bewegen, die Umweltforderung ist: Bleib sitzen, halt die Beine ruhig! Das Kind muß also, um der Umwelt zu entsprechen und sich keinen Schmerz zuzuziehen, häufig das Gegenteil von dem tun, was es eigentlich will. Und je gegenteiliger die Fremdforderung ist, desto intensiver muß das Eigene unterdrückt werden. Und desto stärker werden, genau auf diesem Sektor, die Verspannungen sein (für die genannten Beispiele also etwa im Kieferbereich und in den Beinen).

Dementsprechend haben nun auch die Verspannungen einen solchen bipolaren oder komplementären Charakter. Einerseits nämlich unterdrücken sie das eigene Bedürfnis, andererseits repräsentieren sie als Unterdrückungen genau jene Fremdforderungen, die diese Unterdrückung verlangen oder auslösen. Diesen Komplementäreffekt der Muskelverspannungen erkannt zu haben, ist eine der großen Leistungen von Reich und Lowen. Denn sie konnten damit zeigen, daß jede Verspannung gleichzeitig sowohl das heteronome Ich als auch das verdrängte Selbst verkörpert. Das aber hat seine Konsequenzen nicht nur für eine *Theorie des Unterbewußtseins,* sondern auch insgesamt für eine *Theorie der Persönlichkeit* oder *des Charakters.*

In der Nachfolge Freuds, auf den der Begriff *Verdrängung* zurückgeht, und in der Folge des Einsinkens psychologischer Fachbegriffe in die Umgangssprache hat sich die Vorstellung gebildet, Verdrängung bedeute, es werde etwas ins sogenannte *Unbewußte* abgeschoben. Nun konnte aber bisher niemand so genau erklären, wo sich dieses Unbewußte innerhalb unseres Organismus befindet. Weit verbreitet ist die allgemeine Vorstellung, die auch Unbewußtes und Unterbewußtes nicht so genau trennt, daß es sich dabei um eine Art »inneren Keller« oder gar um einen Sack in diesem Keller handle, in den wir alles Unliebsame, auch alles, was uns verboten wurde, hineinpacken. Und die *Zensur* oder das *Über-Ich* paßt auf, daß es nicht wieder herauskommt.

Wir können aber machen, was wir wollen: Es gibt in uns keinen solchen Keller und auch keinen solchen Sack. Es gibt als Aufbewahrungsmöglichkeiten im Organismus neben den Zellen nur die Erinnerungsspeicher im Gehirn und, wie wir nun wissen, den Körper selbst, noch genauer: die Verspannungen. Und während geistige Inhalte im Gedächtnis gespeichert werden, sind die Verspannungen das, was wir als unser *Emotionsgedächtnis* oder unsere *psychische Vergangenheit* bezeichnen können. Während energetisch ausgelebte, das heißt in Bewegung umgesetzte Emotionen tatsächlich danach vorbei sind und allenfalls noch als Erinnerung an die Erlebnissituation weiterbestehen, bleiben in den Verspannungen die emotionalen Bewegungsimpulse, die Gefühle selbst, gewissermaßen eingefroren. Sie bewahren insofern, zeitlich gesehen, genau jene in der Vergangenheit liegenden Konflikte und insbesondere die Entwicklungsstufe des Menschen, die von jenem Konflikt gekennzeichnet ist, durchs ganze weitere Leben hindurch auf. Und diese *Fixierungen* existieren so lange, wie die Verspannungen bestehen bleiben; sie lösen sich erst auf, wenn diese aufgelöst werden.

Ich hatte nun bereits darauf hingewiesen, daß es unser Ich ist, das die willkürliche Muskulatur kontrolliert und folglich für die Aufrechterhaltung der Verspannungen sorgt. Allerdings eben nicht ein unserem Selbst entsprechender autonomer Ich-Anteil, sondern ein Ich-Anteil, der jene Fremdinstanzen repräsentiert, die im Konflikt obsiegten und die Unterdrückung des Gefühlsimpulses erzwangen. Da aber in jeder Verspannung zugleich unser ursprüngliches Selbstgefühl in unterbundener Form vorhanden ist, kann man sagen: Unser gesamtes Körperbild in seinem individuellen Muster von Verspannungen und Bewegungsfreiheit ist die körperliche Erscheinungsform unserer gesamten Persönlichkeit; also nicht nur Spiegel, sondern tatsächlich *eingefleischte Verkörperung* unseres Selbst in all seinen gelebten und unterdrückten Teilen sowie der uns aufgezwungenen Fremdanteile.

Ein Mensch lernt nun aber im Laufe seines Heranwachsens ständig neue Verhaltens- und Bewegungsweisen dazu. Weil die vorhandenen Verspannungen jedoch bestimmte Ausdrucks-, Bewegungs- und Verhaltensweisen unmöglich machen, muß sich alles, was neu hinzukommt, diesem vorgegebenen Muster anpassen. Wir können das durchaus im Sinne einer Rahmenstruktur verstehen, die durch die Verspannungen festgelegt wird und in die alle neuen Bewegungsweisen eingepaßt werden müssen. Aber auch hinter neuen Bewegungsweisen und Verhaltensformen stecken ja Gefühlsbewegungen, Willensimpulse und Kommunikationsversuche mit der Umwelt, also psychische und geistige Akte. Und wie die Bewegungsimpulse dem bestehenden Verspannungsmuster, so werden sie der mit diesem gegebenen Ich-Struktur angepaßt.

Auf diese Weise baut sich die heranwachsende Persönlichkeit in die von den frühesten Verspannungen vorgeprägte Körper- und Ich-Struktur hinein. Gleichzeitig werden diese dadurch weiter verfestigt und gewissermaßen ausbetoniert. Der Erwachsene schließlich ist die identische, ja, man kann sagen, die gesteigerte und *ausgewachsene Verkörperung seiner grundlegenden Verhaltens- und Verspannungsmuster*. Und mit und in ihnen gleichzeitig aller Prägungen, Fixierungen und Fremdeinflüsse, die sich in den Verspannungen körperlich manifestieren. Sein gesamtes »erwachsenes« Ich ist also ein komplexes Gebilde aus heteronomen Ich-Anteilen und dazugehörigen Über-Ich-Instanzen, verdrängten Selbstimpulsen sowie aus autonomen Ich-Anteilen, die auf frei durchgekommenen Selbstimpulsen basieren. Unter zeitlichem Aspekt gesehen könnte man sagen: aus durchaus gegenwärtigen, flexiblen und auch kreativ mit der Realität interagierenden autonomen Bestandteilen, die in der Konstanz des Selbst gefestigt sind, sowie aus unterschiedlichen Vergangenheitsstufen, auf welchen es durch die heteronomen Ich-Anteile und die Verspannungen fixiert ist.

Als dieses komplexe Gebilde lebt nun der Mensch, denkt, fühlt, handelt also im Rahmen dieser seiner Persönlichkeitsstruktur. Und überall dort, wo eine gegebene Situation von ihm aus seinem heteronomen Ich heraus beantwortet und gelebt wird, antwortet und lebt damit in Wirklichkeit nicht er, sondern seine Prägeinstanz, und das heißt auch: Er antwortet aus seiner frustrierten Vergangenheit heraus. Gleichzeitig wird ebendiese Frustration wieder angesprochen und klingt tief in seinem Innern wieder an. Ja mehr noch: Da jedes heteronome Ich-Bestandteil eine Frustrierung des Selbst darstellt, gilt dies auch für jedes spätere Handeln, Denken, Verhalten, das aus diesem selbstfrustrierenden Ich entspringt. Man kann also durchaus sagen, daß sich der Mensch auf diese Weise unbewußt alles, was ihn frustriert, selbst zuzieht; insbesondere, daß die neurotischen Konflikte genau daraus entstehen, daß der Mensch aus seinem heteronomen Ich heraus etwas will und tut, was er aus der wahren Wirklichkeit seines Selbst heraus nicht will oder sogar ablehnt. Und natürlich auch umgekehrt. Die *Spannung* dieses neurotischen Konfliktes ist es aber, unter der sich der Mensch hilflos windet, unter der er leidet, und die gleichermaßen wiederum zu weiteren Unterdrückungsversuchen und Verspannungen führt.

Nun nennt man die Art und Weise, wie ein Mensch sich aus seinem Innern heraus darlebt, das heißt die Summe seiner inneren Haltungen, seinen *Charakter*. Und zwar in doppelter Bedeutung. Man sagt, ein Mensch *hat* diesen oder jenen Charakter und meint damit seine Einstellungen, Verhaltensweisen, Eigenheiten. Man sagt aber auch, er *ist* ein Charakter und beschreibt damit die Identität des Menschen mit seinen inneren Ansichten, die Ganzheitlichkeit seines Weltbildes, seines Selbstausdrucks, insgesamt die *Authentizität* (= Echtheit), mit der er mit sich selbst übereinstimmt und in all seinen Persönlichkeitsaspekten eine Einheit ist.

Weil aber seine inneren Haltungen mit seiner körperlichen Haltung und seinem körperlichen Erscheinungs- und Bewegungsmuster identisch sind, konnten Reich und Lowen in ausführlichen Studien und Einzeluntersuchungen dieser Zusammenhänge schließlich *Muskelpanzerung* und *Charakterpanzerung,* wie sie es nannten, miteinander identifizieren. Das heißt: Wenn das körperliche Haltungs- und Bewegungsmuster auf Grund der Verspannungen uneinheitlich, unausgeglichen, desintegriert und nicht in jeder Hinsicht ausdrucks- und wahrnehmungsfähig ist, gilt eben dieses auch für den Charakter. Die hieraus gewonnene zentrale Grunderkenntnis der Bioenergetik lautet also: Der Charakter eines Menschen, also sein Welt- und Selbstbild, seine Ansichten und Meinungen, seine inneren Einstellungen und Haltungen sowie sein äußeres Verhalten sind von seinen Muskelverspannungen her geprägt, und diese werden, umgekehrt aus seinem Charakter heraus beständig weiter verfestigt.

Die charakerlichen, d. h. psychischen Eigenheiten und Probleme eines Menschen lassen sich daher sowohl an seiner Körperhaltung und seinen Körperbewegungen ablesen als auch *von hier aus bearbeiten*.

Natürlich ist ein solcherart in seiner Panzerung gefangener Mensch entsprechend dem *Umfang* und der *Lage* der Panzerungen unfrei! Und zwar nicht nur in der Wahl seiner Möglichkeiten innerhalb gedanklicher, gefühlsmäßiger oder bewegungsmäßiger Aktionen oder Reaktionen, sondern auf eine ganz grundsätzliche Art und Weise *in jeglichen Selbst- und Fremdwahrnehmungen*. Dies beruht darauf, daß das Wahrnehmungsvermögen mit unserer Sensibilität für Reize zusammenhängt, daß diese im Bereich der Verspannungen aber aus den schon erwähnten Gründen des energetischen Defizites, der Unterversorgung mit Sauerstoff und der geringen Durchblutung wenig oder überhaupt nicht mehr gegeben ist. Konkret bedeutet das, daß solche desensibilisierten und auf ganz tiefen Ebenen unlustbesetzten Körperbereiche die ganze Palette von Unlust, Erregungsunfähigkeit, Abstumpfung, Gleichgültigkeit und Ablehnung, die mit ihnen und natürlich auch allen dahinterstehenden geistig-psychischen Lebensfeldern verbunden ist, auf alle diese Lebensbereiche übertragen, wann immer der Mensch mit ihnen konfrontiert wird. Und zwar sowohl, was seine generellen Einstellungen zu diesen Dingen anbelangt, als auch in seinen zwischenmenschlichen Bezügen. Wenn es sich dabei dann um wesentliche Bereiche des partnerschaftlichen Zusammenlebens handelt, etwa die Sexualität, so sind entsprechende Beziehungsprobleme kaum zu vermeiden, ja im Grunde vorprogrammiert. Und ebenso die Weitergabe dieser Problemstrukturen an die Kinder!

Als Wahrnehmungs- und Kommunikationsstörungen wirken sich Verspannungen, Desensibilisierung und Ausblendung noch in anderer Hinsicht aus. Erinnern wir uns daran, daß diese Vorgänge, wenn nicht immer direkt von Angst ausgelöst, so doch im Zuge des Leid-Schmerz-Unlust-Komplexes stets irgendwie mit Angst verbunden sind. Und sowohl über sie als auch über andere Koppelungen, die wir im Rahmen der Beschreibung der physiologischen Prozesse dargelegt haben, insgesamt zu einer Atemreduzierung und einer Einschränkung der Herztätigkeit führen. Daß sich also aus den Verspannungen nicht nur bestimmte Haltungs-, Bewegungs- und Verhaltensmuster bilden, sondern auch *Atem- und Sprachmuster.*

Dies liegt nicht zuletzt daran, daß Gefühlsunterdrückungen mit Unterdrückungen der verbalen, lautlichen Gefühlsäußerungen: mit Zurückhaltung des Protestes, des Schluchzens, des Schreiens etc. praktisch verschwistert sind und sich demzufolge immer auch als Verspannungen im Mund-Hals-Kehlkopf-Bereich niederschlagen. Zusammen mit der Atemreduzierung und der charakterlichen Orientierung hinsichtlich bestimmter Lebensbereiche ergibt sich daraus sowohl *thematisch*, also hinsichtlich dessen, *worüber* und *wie* gesprochen wird, *inhaltlich*, also bezüglich der *Wortwahl* und der gesamten *Ausdrucksweise*, und *klanglich*, also in *Tonfall, Lautstärke, Melodik* der Stimme ein ganz bestimmtes charakteristisches Sprach- und Sprech-, d. h. *Kommunikationsmuster.*

Gestik und Mimik, aber besonders Stimme und Sprache sind nun einmal unsere wichtigsten Kommunikationsinstrumente. Und wenn wir uns an den Satz erinnern: Wie man in den Wald hineinruft, so schallt es heraus, oder an das berühmte Wort: Der Ton macht die Musik, so können wir ahnen, welch weitgespannte Wirkungen Gefühlsunterdrückungen und Verspannungen real auf unser Leben haben.

Auch Kommunikation ist ja immer etwas Zweiseitiges, etwas, das aus Aktion und Reaktion, aus Sendung und Empfang besteht und wo in der Regel das eine das andere beeinflußt. Insofern ist in jedem kommunikativen Akt, insbesondere natürlich innerhalb der verbalen Kommunikation, das, was ich als Antwort zurückbekomme, ja insgesamt die Art, wie *mit mir* gesprochen und natürlich auch umgegangen wird, die direkte Folge dessen, was *ich* aussende; also tatsächlich zu mindestens 50 Prozent von mir selbst provoziert (pro-vocare, lat.: hervorrufen).

Wenn wir das konsequent zu Ende denken, enthüllt sich

uns mit einem Male im ganzen Umfang das, was man die *Tragik des Lebens* nennen könnte. Denn in jedem Fall, in dem das, was ich »aussende«, auf einem heteronomen Anteil meines Charakters beruht, wird auch die Resonanz darauf, die Antwort, die ich erhalte, davon geprägt sein. Und das ist fast immer problematisch, konfliktträchtig oder gar schmerzlich, steht doch alles, was aus meinem heteronomen Ich entspringt, und somit alles, was ich aus ihm heraus will oder mir erwerbe, im Gegensatz zu meinem eigentlichen Selbst, zu meiner eigenen Natur, zu meinem eigenen Wesen. Je mehr ich heteronom geprägt und je mehr ich verspannt bin, desto mehr gilt also: Das, was ich bekomme, will ich nicht, und das, was ich brauche, bekomme ich nicht! Und zwar trifft das nicht nur auf sprachliche Antworten, Rückmeldungen oder An-sprachen zu, sondern auf alles, was mir aus der Welt und aus dem Leben entgegenkommt.

V. Körpersprache

Zwar hat der aufgezeigte Verdrängungs- und Unterdrückungsmechanismus ursprünglich seine durchaus sinnvolle Funktion, Schmerz zu vermeiden und vor allem die schiere Existenz des Organismus, die für ein menschliches Kind, anders als bei vielen Tieren, wegen seiner grundlegenden Unfähigkeit zur Selbstversorgung durch jedes Zerwürfnis mit den Eltern unterschwellig bedroht ist, auch um den Preis einer Abspaltung eigener Wesensinteressen zu gewährleisten. Dennoch ist nicht zu verkennen, daß das, was innerhalb einer abhängigen Kindheitssituation durchaus sinnvoll ist, für das Leben eines unabhängigen Erwachsenen nicht mehr sinnvoll, sondern, wie wir sahen, sogar schädlich ist. Denn dieser wird dadurch auf einer Lebensstufe und im Rahmen von Verhaltensweisen fixiert, die für ihn nicht mehr angemessen sind und die ihm nunmehr genau das bescheren, wovor sie ihn ursprünglich schützen sollten: Schmerzen und Lebensprobleme!

Es ist daher notwendig, diesen unheilvollen Kreislauf von Fixierungen, Ängsten, Verspannungen und weiter verstärkten Fixierungen zu durchbrechen und wieder den Weg zu unserer wesensmäßigen Ganzheit, und das heißt: zur Erlösung unseres Selbst aus den Blockaden, zu finden. Das größte Problem dabei ist jedoch, daß gerade unser Ich, also unsere zentrale Funktions- und Steuerungsschicht, vom Bazillus der Fremdprägung infiziert ist und daß wir uns nicht zuletzt deshalb, aber auch wegen unserer reduzierten Wahrnehmungsfähigkeit und der Selbststabilisierung der Charakterpanzerung, sehr schwer tun, aus diesem Ich heraus dessen eigene Fehlfunktionen zu erkennen und zu verändern. Und je stärker heteronom strukturiert ein Ich ist, je verspannter, kranker und geschädigter ein Mensch ist, desto verzerrter ist seine Selbstwahrnehmung und um so weniger wird er dies zu erkennen vermögen. *Und so wird genau derjenige, der es eigentlich am nötigsten hätte, an sich zu arbeiten, es am wenigsten von sich glauben und einsehen.* Dagegen ist jeder Versuch, an sich zu arbeiten und die Struktur seiner Persönlichkeit in den Rahmen freier Selbstbestimmung zu überführen, *als Zeichen pychischer und geistiger Gesundheit zu bewerten.* Man kann es den natürlichen Versuch der heil gebliebenen Persönlichkeitsanteile nennen, die Autonomie auch für die anderen Aspekte der Person zurückzugewinnen.

Um einen Feind verjagen zu können, muß man ihn jedoch zuerst einmal aufspüren und nach den Möglichkeiten fragen, wie wir den Schleier, der über unserer Selbstwahrnehmung liegt, lüften können.

Hier kommt uns die alte Weisheit entgegen, daß jedes Ding zwei Seiten hat – auch die Panzerung unseres Körpers und Charakters resp. die Prägung unserer Kommunikationsmuster durch diese Panzerung. Denn während auf der einen Seite Körperausdruck, Gesamtverhalten und Sprache uns beständig innerhalb unserer vorgegebenen Ich-Struktur festhalten, verraten sie uns auf der anderen Seite zugleich genau das, was sie zu verbergen trachten.

Wenn wir nämlich den Gedanken der Ganzheit von Körper, Geistpsyche und Selbst sowie die Funktionsweisen der Verspannungen in bezug auf unseren Körper, unser Ich und unser Selbst wirklich begriffen haben, dann enthüllt uns das Wort *Haltung* einen tiefen Doppelsinn, der uns weiterhilft. Und zwar in zweierlei Weise: Einerseits deuten diejenigen Bewegungen und Haltungen, die wir vermeiden –, weil wir sie nicht oder nur unter Schmerzen machen können –, den Umfang dessen an, was wir unterdrückt und abgeblockt haben. Verweisen also darauf, wo unsere Schmerz- und Problempunkte sitzen und damit auf unser verdrängtes Selbst. Andererseits zeigen jene Haltungen und Bewegungen, die dem Körper von seinen Verspannungen her als Bewegungs- und Haltungsspielraum gelassen wurden, an, in welche Richtung unser Ich-Streben geht.

Schließlich gibt es noch das große Spektrum der *symbolischen Handlungen*. In ihnen zeigt unser Selbst, wenn dessen direkter und unmittelbarer Ausdruck durch Verspannungen abgeblockt ist, auf dem Umweg über freie Bewegungen die Blockaden an, bzw. was es eigentlich meint und möchte. Insofern sind gerade diese symbolischen Gesten und Bewegungen äußerst verräterisch, andererseits aber dem Ich, das damit ungewollt *enttarnt* wird, peinlich, ja sogar widerwärtig. Deshalb werden sie, falls sie einmal ins Blickfeld unserer Aufmerksamkeit gerückt werden, zumeist schnell wegrationalisiert und wegerklärt. Wir sprechen dann gern von Zufall, von Gewohnheit, von Zwängen, für die wir nichts können (es juckt etc.), statt sie als wichtige *Botschaften* unseres verdrängten Selbst an- und ernst zu nehmen.

Weil uns Körperhaltungen, Bewegungen, Gestik und Mimik, oft unter Umgehung der Ich-Kontrolle, derart viel über das Innere eines Menschen verraten, der Mensch diese Dinge aber auch teilweise – soweit sie ins Spektrum seines Bewußtseins fallen – zur nicht-verbalen Kommunikation nutzt, hat sich für diesen ganzen Bereich der Begriff *Körpersprache* eingebürgert. Dieser Ausdruck ist zwar durchaus angebracht und hilfreich, der damit bezeichnete Bereich umfaßt jedoch nur einen relativ kleinen Ausschnitt dessen, was man insgesamt unter Körpersprache verstehen kann. Ein anderer Bereich, umfänglicher noch als dieser, und vor allem in seinen Botschaften über uns selbst manchmal noch deutlicher und verläßlicher, ist jener, auf den dieser Begriff Körpersprache ganz eigentlich und direkt angewendet werden kann. Gemeint ist alles, was sich im Verlaufe der Sprachentwicklung als *tatsächliche sprachliche Ausdrucksweisen* über unsere leib-seelischen Zustände in unserer Sprache und unserem Wortschatz niedergeschlagen hat.

Wir kennen viele Redewendungen, die solche Hinweise enthalten. Ob uns in einer bedrohlichen Situation plötzlich »der Atem stockt« oder uns etwas »die Kehle zusammenschnürt«, ob wir »die Zähne zusammenbeißen« oder etwas Unangenehmes »hinunterschlucken« müssen, ob einem etwas »an die Nieren« oder »auf die Nerven geht« ob wir uns über etwas »den Kopf zerbrechen« oder uns eine Sache sehr »zu Herzen nehmen« oder ob wir schlicht etwas oder jemanden »zum Kotzen finden«: immer ist etwas Psychisches gemeint, das sich sprachlich ganz körper- und organbezogen ausdrückt. Um diese Redewendungen jedoch ernst nehmen zu können, müßten wir auch wirklich davon überzeugt sein, daß sie etwas *Wahres* aussagen. Die Frage ist also: Tun sie das, und wenn, wieso?

Ohne hier weitläufig die Entstehung von Sprache abhandeln zu wollen, muß man doch wissen, daß es sich dabei um eine recht konkrete Angelegenheit handelt; daß also ursprünglich zumeist solche Phänomene versprachlicht wurden, die es auch real und tatsächlich gibt. Dies gilt insbesondere für die sogenannte Volkssprache, also das, was recht eigentlich als *Muttersprache* von einer Generation zur nächsten weitergegeben und von den Menschen als ihre eigene Sprache gelernt und lebendig gehalten wird. Erst relativ spät entwickelten sich daneben auch mehr oder weniger eigenständige und abstrakte *Fachsprachen,* insbesondere Ritualsprachen, Behörden- und Gelehrtensprachen, die dann als »bessere« Sprachen nicht nur hierarchische Strukturen widerspiegelten, sondern auch, vor allem über die Schrift, nach und nach die Sprache des Volkes überlagerten, verdrängten und mit ihren Ausdrucksweisen durchsetzten.

Im Laufe der Zeit und zunehmend seit der immer stärkeren Orientierung des gesamten Lebens am wissenschaftlich-abstrakten Denken, sind damit auch abstraktere Weisen des Sprechens, und, weil Denken ja ein sprachlicher Vorgang ist, auch des Denkens, in die normale Alltagssprache eingedrungen und haben teilweise den Sinn für Sprache auf jenen früheren und viel tieferen Ebenen sehr geschwächt. Und insbesondere auch das persönliche Sprachverständnis oder *Sprachgespür* (Sprachgefühl). Das ändert aber freilich nichts an der Tatsache, daß in der Sprache selbst und damit auch in unserem unbewußten Sprachgebrauch all das noch vorhanden ist, was die Menschen über die Jahrtausende ihrer Geschichte und Sprachentwicklung hinweg an Beobachtungen über Fakten und Zusammenhänge der Realität in die Sprache eingebracht haben und was sich insbesondere in der *konkreten Bildhaftigkeit der Sprache noch erhalten hat.*

Dies gilt nicht nur für Zusammenhänge zwischen Mensch und Natur, wie sie etwa in einem Ausdruck wie »Lebensabend« stecken, sondern selbstverständlich auch für das, was die Menschen an Verknüpfungen zwischen innerlichen und äußeren Vorgängen am Menschen selbst, also zwischen Psyche und Körper, beobachtet, »ins Wort gefaßt«, und damit »zur Sprache gebracht« haben. Und so finden wir eben in unserer Sprache eine ganze Fülle von Ausdrucksweisen, die direkt oder indirekt, auf dem Wege des Vergleichs, der Metapher, des Symbols auf solche Zusammenhänge hinweisen.

Wenn wir diese Ausdrücke und die darin steckenden Beobachtungen und Erfahrungswerte unzähliger Generationen ernst nehmen, so erschließt sich uns hier ein unendlich reicher Schatz an Hinweisen auch auf subtilste Verbindungen zwischen Leib und Seele. Dadurch kann uns nicht nur Sprache selbst in ihrer wunderbaren Tiefe und Aussaft in einem ganz neuen Licht erscheinen, sondern es rückt uns dieses Licht auch Aspekte unserer selbst ins Blickfeld, von denen wir »normalerweise« weder wissen, daß sie überhaupt existieren, noch, daß sie untereinander derart multidimensional verwoben sind. Und schon gar nicht, daß sie eine solche *lebendige Wahrheit* besitzen.

Voraussetzung dafür, daß uns die Sprache in diese Dimensionen der Selbsterkenntnis hineinführt, ist allerdings, daß wir die Einheit und Ganzheit unseres Leibseins und damit die innerhalb dieser Ganzheit waltenden Wechselwirkungen zu akzeptieren bereit sind. Und daß wir das, was unsere Sprache »ausspricht«, nicht nur wahrnehmen, sondern auch *für wahr, als Wahrheit* nehmen; als die Summe der Erfahrungen menschlicher Geschichte und als die Summe von Erfahrungen vor allem aus jenen Zeiten, in denen die Zusammenhänge zwischen Körper und Wesen, Mensch und Natur, Innen und Außen noch deutlicher wahrgenommen wurden als heute.

Um zu verstehen, wieso direkte oder übertragene sprachliche Äußerungen in einem derart tiefen Kontakt mit der Persönlichkeit stehen, muß man aber auch einen kurzen Blick auf gewisse Aspekte der *individuellen Sprachaneignung* werfen. Also darauf, wie in der Kindheit Spracherwerb, Welterwerb, körperliche Wachstumsprozesse und Entwicklung der Persönlichkeit miteinander zusammenhängen.

Wir Menschen kommen ja weder mit Sprache noch mit einer fertig ausgebildeten Persönlichkeit zur Welt. Und auch unsere körperliche Reife zum Zeitpunkt der Geburt entspricht, wie an früherer Stelle schon dargelegt, keineswegs der in der Natur für Primaten geltenden Norm. Wenn wir nun, Portmann folgend, das Ende des Erstjahres als den eigentlichen Zeitpunkt der menschlichen Geburtsreife betrachten, so entdecken wir hier, also um den 12. Lebensmonat herum, das erstaunliche Zusammentreffen von Beginn der individuellen Persönlichkeitsausformung, Beginn der selbständigen Fortbewegung auf zwei Beinen *und* Beginn der Sprachaneignung. Auch das für Primaten charakteristische proportionale Längen- und Massenwachstum des Körpers setzt erst jetzt ein. Bis zu diesem Zeitpunkt gilt für den Menschen noch ein typisches intrauterines, fötales Wachstumsmuster. Auch der Körper nimmt also sein Wachstum im Rahmen seiner typisch menschlichen Proportionen erst mit dem Ende des ersten Lebensjahres auf, also *parallel* zur Entwicklung der vorhergenannten Bereiche.

Aus diesen Beobachtungen bietet sich der Schluß an, daß im zeitlichen Zusammentreffen dieser Faktoren die biologisch-natürliche Basis dafür geschaffen wurde, daß genau jene Merkmale, die die Einzigartigkeit des Menschen im Feld der biologischen Arten ausmachen, *sich miteinander und in gegenseitiger Stützung entfalten können*. Daß also *alle* elementaren Wesensmerkmale des Menschen sich *von Beginn* an gemeinsam in sich gegenseitig durchdringender und bedingender Ganzheitlichkeit zur Entwicklung aufmachen. Oder, wie Portmann es formuliert: daß genau durch diese zeitliche Koinzidenz »eigenartige Abweichungen unseres Entwicklungsganges von der Norm der Säugetiere einen Sinn erhalten, ...der Tatsachen in einen inneren Zusammenhang bringt, die bisher in ihrer Vereinzelung einen mehr zufälligen Charakter trugen«.[16] Und damit den letzten naturwissenschaftlichen Beweis sowohl für die These der Leibganzheit und Wesenseinheit als auch für alle daraus resultierenden Schlußfolgerungen bezüglich der Wechselwirkungen zwischen Körper, Geist, Psyche, Selbst, Sprache etc. liefert.

Nun lernen wir aber sprechen, indem wir *Sprache lernen,* d. h., indem wir lernen, uns in bestehenden sprachlichen Sinnzusammenhängen und Ausdrucksweisen zu bewegen und uns ihrer sinnvoll zu bedienen. Unsere Sprache besteht aber nicht nur aus beliebigen Worten, sondern zu einem relativ großen Teil aus Synonymen und Homonymen, also Wörtern, die entweder dasselbe meinen, aber unterschiedlich lauten, oder solchen, die zwar ein und dieselbe Lautgestalt, aber unterschiedliche Inhalte haben (wie reden und sprechen; Schloß); aus Wortfamilien, also Wörtern, die ein und dieselbe lautliche Wurzel haben (sitzen/setzen: Besitz, Gesetz, durchsetzen, Umsatz, Satz, Besatzung etc.), vor allem aber aus bildhaften Begriffen, insbesondere metaphorischen Wendungen. Also aus Redeweisen, die etwas ganz anderes meinen, als was sie wörtlich mitteilen (jemandem einen Bären aufbinden, nicht alle Tassen im Schrank haben u. a.), und solchen, und das sind die Körpermetaphern, die zwar bildhaft und übertragen sind, aber dennoch genau das meinen, was sie ausdrücken.

Da Kinder beim Erlernen der Sprache diese Dinge erst ganz langsam unterscheiden lernen, also insbesondere Homonyme nicht als solche erkennen und Metaphern durchaus wörtlich nehmen – ein Prozeß, der normalerweise noch bis zum 16., 17. Lebensjahr hin dauern kann –, und da, wie wir sahen, Spracherwerb, Welterwerb, Persönlichkeitsaufbau und körperliche Wachstumsvorgänge – und das heißt jetzt auch: Prägungs- und Blockierungsvorgänge – unauflöslich miteinander Hand in Hand gehen, stellen sich zwischen diesen Bereichen sowohl für das sprachliche Verständnis als auch das Denken und das Ich- und Körperbewußtsein Wechselwirkungen ein, die für die Gesamtpersönlichkeit von größter Tragweite sind.

Insbesondere *frühe Bedeutungsmuster,* also frühkindliche Einprägungen sprachlicher Zusammenhänge und Anklänge, werden, verstärkt noch, wenn mit ihnen starke Erlebnisqualitäten, wie Frustration, verbunden sind, unbewußt abgespeichert und ins weitere Leben übertragen. Dies zwar nicht in dem Sinne, daß später nicht etwa alle Bedeutungen eines Homonyms erkannt und richtig gehandhabt würden. Aber doch insofern, als das grundlegende Erstverständnis *seelisch weiter mitschwingt* und so ein mit ihm verbundenes Erleben unter der Oberfläche bewußten Wissens weiter mit sich fortträgt.

Dies hat seine besondere Bedeutung natürlich für all jene Ausdrucksweisen, die sich auf einen psycho-physischen Zusammenhang beziehen, wird doch ihr Doppelsinn, dem Kind nicht deutlich, als solcher regelmäßig einverleibt und bleibt auf der Ebene der tieferen psychischen Funktionen weiter wirksam. Das führt, gerade wenn ein solcher Begriff erlebnismäßig stark aufgeladen wird, dazu, daß psychische Wahrnehmungen oder Abläufe etwa über das Homonym oder die Metapher auf die entsprechende körperliche Ebene hinüberwirken und umgekehrt.

Nehmen wir als Beispiel das Wort *arm/Arm*. Im einen Fall bedeutet es den Gegensatz zu reich, im anderen Fall den Körperteil. Lautlich ist für das Kind, das Sprache ja hörend und nicht lesend lernt, beides identisch. Nun begibt es sich beispielsweise, daß ein Kind, das sich nicht wohl fühlt und/oder irgendeine andere Mangelsituation hat, von der Mutter auf den Arm genommen werden möchte. Da ist es geborgen, sicher und warm, da findet es Nahrung, Trost und Nähe. Es geht also zur Mutter und sagt: »Mami, Arm!« Gleichzeitig fühlt es sich eben nicht gut, sondern »armselig«.

Nun denken wir uns, daß das Kind natürlich früher oder später auch mit der anderen Bedeutung von arm, also einem armen Mann, etwa einem Bettler, konfrontiert wird. Oder daß es von jemandem, der kein Geld hat, hört, der sei arm, aber genauso, daß die Oma »arm dran« ist, weil es ihr gesundheitlich so »schlecht« geht. Das Kind wird schwerlich in der Lage sein, das alles nicht in einen Zusammenhang zu bringen, bei dem auch der Arm, den man aufsucht, wenn man arm dran ist, eine Rolle spielt.

Wenn auch später in der Schule gelernt wird, arm und arm sei zweierlei, und »der Arm« sei nun schon ganz etwas anderes, so wird doch die ursprünglich ganzheitlich empfundene und ersteingespeiste Bedeutungsgleichheit zwischen dem Arm und Kummer, Trostbedürfnis aber auch finanziellem Mangel immer mitschwingen. Das kann dann so weit gehen, daß beim Erwachsenen, wenn sich dieser nun armselig, schwach, elend oder schlecht fühlt, solche Bedeutungszusammenhänge wieder aufleben und der innerliche Schmerz ganz körperlich konkret im Arm verspürt wird. Oder daß etwa finanzielle Problemsituationen und ein damit zusammenhängender innerer Streß ebenso in körperlichen Armbeschwerden symbolisiert werden. Dies geschieht vor allem dann, wenn das Ich, resp. die Über-Ich-Zensur, sich weigert, diese Probleme wirklich zuzugeben, und daher das Selbst, um zu zeigen, wie es ihm wirklich geht, zu solchen Umwegen greifen muß.

Wenn man, nur um in diesem einen Bedeutungsfeld zu bleiben, auch noch Metaphern wie die »Last«, die man auf den »Schultern« zu tragen hat, die »Schulden« und die »Schuld« (schlecht!), das »Vermögen« und das »Unvermögen«, den »Besitz« und vielleicht sogar noch die »Besessenheit« hier mit ins Spiel bringt, und was auch da wieder alles dranhängt, so kann man sich vorstellen, welch weitreichende Verflechtungen hier einerseits herrschen, wie sehr diese sich aber dennoch innerhalb *eines* Problemkreises zusammenfinden und sich alle auf durchaus ähnlicher *psychosomatischer Ebene* ausdrücken können.

Es ist also durchaus nicht ohne Sinn, den Begriff Körpersprache um den hier dargelegten Bereich zu erweitern und hierin einen probaten Weg der Selbsterkenntnis und Problemanalyse zu sehen. Und nicht von ungefähr gebraucht unsere Sprache ja auch einen dieser Körperausdrücke, wenn wir die Frage nach dem Wohlergehen eines Menschen insgesamt stellen: »Wie geht's?«

Zu beachten und ausführlich zu untersuchen wäre allerdings die unterschiedliche Auswirkung regional verschiedener Ausdrücke, und vor allem die Unterschiede, die sich hier sowohl zwischen verschiedenen Generationen als auch besonders zwischen verschiedenen Sprachen ergeben. Hier ist nicht nur auf die jeweilige individuelle Sondersituation zu achten, sondern auch zu überlegen, ob die internationale Psychologie nicht hier doch sehr spezifische Unterschiede auch hinsichtlich der psychischen Struktur und der Verhaltensweisen von Menschen unterschiedlicher Muttersprachen viel stärker beachten müßte.

Eine bis ins einzelne gehende Besprechung aller Körperausdrücke unserer Sprache ist an dieser Stelle natürlich nicht möglich. Wenn man für sich selbst diesen Dingen auf die Spur kommen will, bietet es sich an, körpersprachliche Ausdrücke aus allen Lebensbereichen, die einem im Zusammenhang mit dem Symptom, dessen Ursache man aufspüren will, im Laufe der Zeit in den Sinn kommen, aufzulisten und sich darüber Gedanken zu machen, ob und wo da Zusammenhänge bestehen könnten.

VI. Chakren

Den Dingen und vor allem sich selbst auf den Grund zu gehen, bedeutet, die Oberfläche der Erscheinungen zu durchdringen und immer tiefer in jene Schichten vorzustoßen, die unter oder hinter den sichtbaren Erscheinungen liegen und diese begründen. Für unseren Körper, als der grobstofflichen Erscheinung unserer Leiblichkeit, bedeutet ein solches Eindringen in die Tiefe auch ein Eindringen in seine *feinstofflich-energetischen Strukturen*.

Bereits bei der Darstellung der beständig miteinander interagierenden Elemente Selbst, Geist, Psyche und Körper haben wir gesehen, daß diese Interaktion durch ein blitzartiges Wechselspiel der energetischen Impulse zustande kommt, also dadurch, daß die Energie jeweils stärker in denjenigen Funktionsbereich oszilliert, der situationsbedingt aktiviert wird.

Wenn wir nun eine körperliche Aktivität mit einem Gedanken vergleichen, so läßt sich nicht übersehen, daß die dabei zum Ausdruck kommende Energie einem anderen Frequenzbereich angehört, von anderer Dichtigkeit oder *Materialisation* ist. Und auch bei einem Vergleich von beiden mit Gefühlen, sowie beim Vergleich von Gefühlen untereinander fällt ebendieses auf. Und zwar bestehen die Unterschiede hier nicht nur in der Stärke, die innerhalb ein und desselben Gefühls durchaus schwanken kann, bei Wut zum Beispiel zwischen latentem Groll und einem Tobsuchtsanfall, sondern auch zwischen den einzelnen Gefühlen als solchen. Die Energie besitzt also gewissermaßen jeweils eine andere »Färbung«, die von uns dann als *anderes Gefühl* wahrgenommen wird. Wir brauchen da nur an Trauer und Freude zu denken, die beide mit dem Herzen zusammenhängen und auch physiologisch einander durchaus ähneln (etwa in der Mimik, in den hervorgebrachten Lauten, in den Tränen, die dabei fließen können), die sich aber dennoch ganz verschieden »anfühlen«. Schließlich scheint es, wenn wir den körperlichen »Sitz« von Gefühlen betrachten, auch unterschiedliche Wirkorte der Energie im Leibgefüge zu geben, die ebenfalls mit ganz spezifischen Gefühlen zusammenhängen. Denn während Freude oder Liebe in der Herzgegend wahrgenommen werden, orten wir zum Beispiel Angst etwas tiefer, unterhalb des Brustbeins, oder sitzt die Wut tatsächlich im Bauch.

Natürlich ist der Mensch kein in sich geschlossenes Energiesystem im Universum, sondern steht in permanentem Energieaustausch mit der Umwelt. Wie Lowen bin ich der Überzeugung, »daß die Energie unseres Körpers mit der Energie ringsum in der Welt und im Kosmos verbunden ist und daß sich beide ständig gegenseitig beeinflussen«.[17] Das aber bedeutet, daß gewisse *Umformungen* der Energie stattfinden müssen, sobald sie in unseren Körper ein-, bzw. wieder aus ihm austritt. Und, wenn wir an die oben beschriebenen Erscheinungen denken, daß es auch im Leib sowohl eine Art *Energieleitsystem* geben muß, innerhalb dessen sie fließt, als auch bestimmte lokalisierbare Zentren, in denen sie jeweils sowohl in ihre »Nutzungsform«, zum Beispiel in eine körperliche Aktivität oder einen Gedanken oder ein Gefühl, aber auch in genau das Gefühl, als das sie erscheinen soll, transformiert wird.

Es sind also folgende Fragen zu beantworten: 1. Wie und wodurch findet grundsätzlich der Energieaustausch zwischen Mensch und Umwelt statt? 2. Auf welchen Bahnen zirkuliert die Energie im Körper und wie tritt sie in Interaktion mit den physiologisch-anatomischen Systemen, wie Nerven, Muskeln etc.? 3. Wie und wo wird die Energie jeweils umtransformiert?

Zur ersten Frage wissen wir eigentlich schon viel: Wenn wir Energie nämlich nicht als etwas völlig Abstraktes und Ungreifbares denken, sondern als das nehmen, was sie ist, also eine reale physikalische Größe, die in unterschiedlichen, ineinander überführbaren Erscheinungsformen auftritt, und wenn wir daran denken, daß die körperlichen Vorgänge, etwa die Verbrennung oder Muskeltätigkeit, Energiegewinnungs- und Energieumsetzungsprozesse sind, dann erhalten wir bereits wichtige Hinweise auf grundlegende energetische Zusammenhänge zwischen Mensch und Umwelt. Wir sehen nämlich dann, daß es sich sowohl bei der Atmung und der Nahrungsaufnahme oder bei einem Sonnenbad um nichts anderes handelt, als um *Energieaufnahme* aus der Umwelt, bei jeder Form der Ausscheidung, insbesondere aber jeder körperlichen Aktivität um *Energieabgabe*.

Als einer der wichtigsten Aspekte – nicht ganz so deutlich greifbarer – energetischer Wechselbezüge zwischen Mensch und Umwelt hat wohl der *Wärmeaustausch* zu gelten. Da die Wärme im Körper selbst erzeugt wird, handelt es sich hier vornehmlich um einen Energie*abstrahlvorgang*. Die abgestrahlte Wärme ist meßbar und im Infrarotbereich auch ganz klar sichtbar; außerdem geht es dabei keineswegs um kleine Wärmemengen, sondern es wird so viel abgegeben, daß Menschen zum Beispiel Räume in kürzester Zeit damit ganz schön aufheizen können.

Man kann sagen, daß der Mensch eine Art *Wärmehülle* um seinen ganzen Leib herum besitzt, die auch in weiterem Abstand durchaus noch wahrnehmbar ist, wobei allerdings nicht alle Körperstellen gleichmäßig viel Wärme ausstrahlen. Feinfühlige Menschen spüren diese Energieausstrahlung sogar noch auf relativ große Distanz, und dafür besonders Begabte können sie wohl auch als sogenannte *Aura* sehen.

Wie wir wissen, wird die Wärmeproduktion des Körpers in besonderem Maße durch die Herztätigkeit beeinflußt. Von dieser hängt ab, wieviel Blut der Körperoberfläche zugeführt wird, wie durchblutet und damit wie warm die Hautoberfläche ist und wieviel Wärme demzufolge abgegeben wird. Abgesehen von der Atmung und der muskulären Gelöstheit, die natürlich hierbei ihre Rollen ebenfalls spielen, hängt es also wesentlich von der Stärke der Herzaktivität ab, wie warm ein Mensch in der Umwelt wirkt und als wie warm er demzufolge auch von anderen Menschen erlebt wird.

So gesehen meinen wir dann tatsächlich bereits ein in hohem Maße energetisches, organisches und psychisches Phänomen, wenn wir von der *Ausstrahlung* eines Menschen sprechen. Und wir beziehen uns unbewußt auf alle diese Dinge gleichermaßen, wenn wir sagen, einer sei ein *warmherziger Mensch.* Doch gibt es auch das Gegenteil, also Menschen, die wir als kalt erleben. Sie sind es tatsächlich. Vor allem, weil durch Verspannungen, eingeschränkte Atmung und Herztätigkeit der Zustrom warmen Blutes zu ihrer Körperoberfläche und damit ihre Wärmeabstrahlung reduziert ist.

Wenn wir dieses Phänomen noch ein klein wenig genauer betrachten, fällt uns noch etwas auf. Wir wissen, daß Wärme eine ausdehnende, Kälte dagegen eine zusammenziehende Wirkung hat. Und wir wissen, daß wir uns bei Wärme wohl, bei Kälte unwohl fühlen, von dem einen also angezogen und vom anderen eher abgestoßen werden. Beides hat nun hinsichtlich der Wärmeausstrahlung eines Menschen ganz besondere Wirkungen. Denn jener Mensch, der Wärme und Energie *ab*gibt, weil er sie hat und nicht in sich selbst blokkiert, wirkt auf uns *an*ziehend und bekommt demzufolge auch von der Umwelt Wärme – und das heißt: positive Dinge – zurück: Freundlichkeit, Vertrauen, Zuwendung. Jener Mensch dagegen, der sich *energetisch verschließt,* kann in die Situation kommen, daß seine Körperoberfläche wegen ihrer Kälte auf die Umgebung zwar nehmend oder einziehend wirkt, daß er aber genau dadurch die Menschen abstößt. Und während der eine immer mehr von dem bekommt, was er sowieso schon hat, stößt der andere energetisch genau das von sich, was er eigentlich möchte und braucht.

159

Damit sind wir auf dem Wege über die Wärme und Ausstrahlung eines Menschen bei Sympathie und Antipathie, ja vielleicht sogar Liebe und Angst angelangt und vor allem auch bei jener Erscheinung, die nicht nur Menschen in helfenden Berufen gut kennen, sondern die wohl jeder schon wahrgenommen hat: beim Phänomen des *energetischen Gefälles*. Dies macht sich vor allem zwischen Menschen, die Wärme ausstrahlen und insgesamt offener sind, und jenen, die blockiert sind und deswegen Wärme zu sich hinziehen, oft in einer Art Energieabsaugung bemerkbar. Und während der eine in einer solchen Situation gewissermaßen Energie auftankt, indem er sie dem anderen regelrecht abzapft, wird sich dieser nach solch einer Begegnung oft leer, müde und ausgelaugt fühlen. Hier können regelmäßig Techniken zur schnellen Wiederaufladung mit Energie (siehe Übungsteil) helfen, langfristig natürlich der Erwerb einer größeren Energiedurchlässigkeit bzw. nur beständiges an transpersonale Energiequellen (= das eigene Selbst).

Ein weiterer Bereich, mit dem wir in energetischem Austausch mit der Umwelt stehen, ist die *Gedankenenergie*. Es ist ja bekannt, daß man Gehirnströme in ihrer Frequenz und Stärke messen kann, und auch, daß diese Gehirnwellen nicht nur innerhalb unseres Schädels schwingen, sondern natürlich auch über diesen hinaus in die Umgebung strahlen. Zwar sind hier noch genauere Forschungen nötig, dennoch gilt es als erwiesen, daß die Ausstrahlung der Gehirnwellen *Gedankenmuster transportiert,* und daß auf dieser Ebene nicht nur ein wechselseitiger Austausch zwischen Menschen, sondern auch zwischen Mensch und Tier, ja sogar Mensch und Pflanze (wenn auch hier nicht im Sinne dessen, was wir landläufig unter »Gedanken« verstehen) stattfinden kann.[18]

Ohne hier Begriffe wie Gedankenlesen oder Gedankenübertragung allzusehr strapazieren zu wollen, ist doch darauf hinzuweisen, daß es diesbezügliche experimentelle Nachweise bereits gibt. Viele von uns haben solche Erfahrungen auch selbst schon gemacht, ohne sie freilich als energetische Phänomene zu begreifen. Da ein solcher »Austausch« häufig gerade zwischen solchen Menschen beobachtet werden kann, die sich nahestehen, also zwischen Müttern und Kindern, engen Freunden oder Liebespartnern, so läßt sich durchaus vorstellen, daß bei ihnen, etwa durch vorhandene ähnliche *Energiemuster,* gedankliche Botschaften relativ leicht gegenseitig aufgefangen und entschlüsselt werden können.

Diese Vorgänge geben auch zu bedenken, ob wir nicht bei dem, *was* wir denken, vorsichtiger, das heißt verantwortungsbewußter werden sollten. Ich meine das nicht nur so, daß wir uns um positives Denken insgesamt bemühen sollten, sondern ganz konkret im Hinblick darauf, in welchen Begriffen wir denken. Falls es so ist, daß mit *jedem* gedachten Wort auch ein energetisches Wellenmuster ausgestrahlt wird, würde es durchaus einen Unterschied machen, ob wir zum Beispiel einen negativen oder einen positiven Begriff, der eventuell denselben Sachverhalt genauso ausdrückt, verwenden.

Nach der Energie, die auf solchen oder anderen Wegen von uns in die Umwelt abgestrahlt wird, gibt es natürlich auch eine Fülle an Energien, die wir aus der Umwelt aufnehmen. Gerade was schädliche Strahlungen betrifft, die ja allesamt auch Energie sind, hat sich hier in den letzten Jahren das Bewußtsein Gott sei Dank geschärft. Es ist jedoch nicht so, daß wir nur die besonders schädlichen Extremformen etwa der Kernstrahlung zu beachten hätten. Vielmehr sind wir täglich einer Fülle anderer energetischer Strahleneinflüsse ausgesetzt, die uns sicherlich stärker schaden, als wir gemeinhin glauben. Ich meine Radio-, Funk- und vor allem Fernsehwellen, die ja nicht auf gesonderten Bahnen durch die Luft und um uns herum fliegen, sondern die uns permanent durchdringen und von deren Einfluß auf unser Energiesystem man nicht unbedingt Gutes vermuten kann.

Ähnliches gilt für alle Schallwellen, also Töne, Geräusche, besonders Lärm. Auch sie sind Formen von Energie, die uns beeinflussen, und zwar ganz besonders stark, weil wir Menschen wegen unserer wesensmäßigen Sprachlichkeit für die Aufnahme von Lauten und Tonschwingungen von Natur aus aufs höchste sensibilisiert sind! Wie immens stark solche Einflüsse sind, läßt sich ermessen, wenn wir uns die Wirkung vergegenwärtigen, die Schallwellen grundsätzlich haben, wenn sie auf irgendwelche Objekte auftreffen. Ich denke hier nicht nur an Ultraschall und Echolot, sondern zum Beispiel an die deutlich im Bauch spürbaren Bässe lauter Musik, die durch und durch schneidenden Töne mancher Sägen, das Heulen von Sirenen, an den Knall von Düsenjägern oder daran, daß Töne sogar Gläser zum Platzen oder, wie man getestet hat, Mauern zum Einsturz bringen können. So können wir uns also leicht ausmalen, was der täglich uns durchflutende Lärm- und Geräuschstrom mit unserer feinstofflichen Energiestruktur macht.

Ohne daß wir uns noch um weitere Beispiele bemühen müssen, läßt sich feststellen, daß die Auffassung, unsere Körper wären durch scharfe materielle Grenzen gegen unsere Umgebung abgesetzt, nicht zu halten ist. Wir müssen vielmehr einsehen, daß wir vernetzt und verstrickt sind in eine Fülle einander überlagernder und durchdringender Kraftfelder oder Energieströme, mit denen wir teilweise in sehr engem, teilweise in lockerem, aber immer in *wirkendem* Austausch stehen. Ja, so gesehen ist die Ansicht gar nicht so abwegig, wir Menschen selbst seien nichts anderes als ein komplexes Energiefeld, das sich nur in einer relativ dünnen »Schicht« materiell als Körper manifestiert; daß es innerhalb des Energiekomplexes »Mensch« eine Fülle energetischer Abstufungen bis hin in höchst feine und subtile Energieformen gibt und daß wir als solches Energiefeld ständig andere Energiefelder durchdringen bzw. von ihnen durchdrungen werden.

Für unsere Problemstellung heißt dies also zu untersuchen, wie sich diese energetischen Prozesse innerhalb unserer Leibganzheit abspielen, und vor allem, auf welche Weise und an welchen Übergangsstellen sich die Energie in die Materie transformiert. Dabei hat unsere abendländische Erkenntnis, die sich vor allem seit der sogenannten *Cartesianischen Wende* bevorzugt dem Studium der materiellen Erscheinungen der Welt zuwandte, nur dort Antworten gefunden, wo es sich um Umwandlungsprozesse einer materiellen Erscheinungsform von Energie in eine andere handelt, also wie sich etwa die in der Nahrung oder der Luft gespeicherte Energie in körperliche Prozesse und Körpergewebe umwandelt. Neben diesen chemo-physikalischen Erkenntnissen wurden auch solche chemo-elektrischer Natur erforscht, wie die Funktionsweise der Innervation, die Gehirnprozesse sowie eine ganze Reihe weiterer Erscheinungen im molekularen und submolekularen Bereich. Zu diesen Vorgängen kann der Interessierte in einer Menge teilweise recht gut und verständlich geschriebener medizinischer Sachbücher Informationen finden. Für die Fragen, die uns bewegen, also vor allem, wie Gefühle und Gedanken auf der einen Seite mit der körperlichen Wahrnehmung, auf der anderen Seite mit so etwas wie »Bewußtsein« verbunden sind, ja, für die Frage, was Bewußtsein, Selbst oder Psyche *energetisch* überhaupt sind und wie sie miteinander interagieren, hat das westliche Denken – aus den bereits beschriebenen Gründen – bisher praktisch keine Antworten geben können.

Ganz anders ist es im asiatischen Raum, wo man sich, aus den dort vorherrschenden geistigen Grundansätzen heraus, seit Jahrhunderten intensiv gerade mit solchen mehr geistig-energetischen Aspekten des Daseins befaßt hat. Vor allem die chinesisch-japanische Medizin mit ihren mittlerweile auch im Westen Fuß fassenden Techniken der Akupunktur und Akupressur (Shiatsu) gibt uns hier erste Hinweise. Sie geht nämlich davon aus, daß auf ganz bestimmten Bahnen in unserem Körper, den *Meridianen,* Energie (Ch'i) kreist und daß Krankheiten durch Blockierungen des Energieflusses an bestimmten Stellen zustande kommen, wodurch es auf der einen Seite der blockierten Stelle zu einem Energiedefizit, auf der anderen zu einer Stauung der Energie kommt. Durch Behandlung ganz bestimmter Punkte am Körper (Tsubos), entweder mit Hilfe von Nadeln (Akupunktur) oder Finger- bzw. Ellbogendruck (Shiatsu), können diese Energieblockaden wieder aufgelöst werden. Das stellt den harmonischen Fluß der Energie wieder her und beseitigt die Krankheit. In der Anästhesie arbeitet man mit Hilfe der Akupunktur dementsprechend »anders herum«, mit der Unterbrechung von Energiebahnen. Da diese seit Jahrhunderten angewendeten Methoden sehr gut funktionieren, läßt sich annehmen, daß sie auf zutreffenden theoretischen Grundannahmen basieren.

Besonders interessante Anschauungen über energetische Phänomene stammen aus dem indisch-tibetanischen Kulturraum. Sie basieren ursprünglich auf der Annahme des allgeistigen Einheitsprinzips atman/brahman und fanden ihre systematische Ausformulierung zuerst in den Yoga-Sutren des Patañjali zwischen dem 2. vorchristlichen und dem 4. nachchristlichen Jahrhundert. Da das ursprüngliche Yoga insgesamt jener Lebensweg ist, der den Menschen zur Verwirklichung der All-Einheit führen soll, lag es nahe, die einzelnen *Übergangsstufen* zwischen der materiellen Erscheinung und dem in allem waltenden geistig-göttlichen Prinzip genau zu erforschen, bzw. die Erfahrungen, die die einzelnen Yogis auf diesem spirituellen Pfad machten, in ein geradezu wissenschaftliches System, eben das *System des Yoga*, einzubringen. Durch den Buddhismus, der sich ebenfalls einzelner elementarer Yoga-Praktiken bedient, fanden diese grundlegenden Erkenntnisse auch ihre Verbreitung in anderen Teilen Asiens.

Zu den wesentlichsten Grundelementen dieser Philosophie gehört die Annahme einer überall waltenden, alles durchziehenden, ja alles bildenden Lebensenergie, des *prana,* sowie die Ansicht, daß es im menschlichen Körper sieben energetische Zentren, die sogenannten Chakras (oder Chakren) gebe, die sowohl für den Energiefluß innerhalb des Leibes als auch für die Transformation des feinstofflichen *prana* in grobstofflichere und materielle Zustände verantwortlich sind. Diese sieben energetischen Zentren sollen in der Leibmitte des Menschen angesiedelt sein und, parallel zur Wirbelsäule aufeinander folgend, eine Art *energetische Wirbelsäule* bilden. Da sie nicht nur untereinander energetisch verbunden sind, sondern zur einen Seite hin auch Verbindung zum feinstofflichen Bereich des *prana* haben, zur anderen Seite gewissermaßen einer Konkretisierung des *prana* ins Wirkliche, das heißt seiner Überführung ins Materielle, dienen, können die Chakren tatsächlich als *mehrdimensionale Energietransformatoren* angesehen werden.

Bedeutungsvoll ist die Ansicht, daß die Chakren, entsprechend ihrer Lage im Leib, bestimmten Körperzonen zugeordnet sind, darüber hinaus aber auch bestimmte Gefühle, Haltungen, Verhaltensweisen, Bewußtseinszustände, ja Seinsweisen insgesamt charakterisieren und energetisch speisen, die ihrerseits ebenfalls mit den jeweiligen Körperzonen in Zusammenhang stehen. Entsprechend ihrer aufeinanderfolgenden Stufung repräsentieren diese Bereiche auch aufeinander aufruhende, immer höhere *Bewußtseinsstufen*. Das bedeutet: Je höher ein Chakra im Leib liegt, desto subtiler ist seine Energie, desto höher die von dieser Energie hervorgerufene Bewußtseinsstufe und von desto anderer Qualität sind die von der jeweiligen Energie bestimmten Verhaltens- und Seinsweisen des Menschen.

Nun sind jedem Chakra nicht nur bestimmte Körperzonen, Gefühle, Verhaltensweisen, Bewußtseinsstufen und auch Energiefrequenzen zugeordnet, sondern man hat in neuerer Zeit auch versucht, sie, gemäß ihrer Lage im Körper, auch mit ganz bestimmten Nerven- und Hormonzentren (Körperdrüsen) in Verbindung zu bringen. Darüber hinaus werden schließlich psychische und physische Fehlfunktionen mit Störungen, insbesondere Blockierungen, der Energie im jeweils dazugehörigen Chakra in einen Zusammenhang gebracht.

Da die zugeordneten Lebensfunktionen um so elementarer sind, je tiefer ein Chakra im Körper liegt, ist klar, daß ein Mensch, bei dem die unteren Chakren vollständig blockiert sind, nicht lebensfähig ist. Blockierungen der höheren

Chakren dagegen machen sich darin bemerkbar, daß der Mensch kaum oder gar nicht über die entsprechenden höheren menschlichen Verhaltens- und Bewußtseinsstufen verfügt bzw. sie realisiert, auf elementaren Stufen dagegen durchaus über beträchtliche Energie und Lebenskraft verfügen kann. Dementsprechend bedeutet *Vollkommenheit* nicht, daß nur die höheren oder höchsten Chakren voll funktionsfähig, das heißt offen sind, sondern, daß alle Chakren gleichermaßen geöffnet sind. Ein Mensch mit viel Energie in höheren Chakren und Blockierungen in niederen gilt ebenso als unausgeglichen und einseitig wie einer, bei dem es sich umgekehrt verhält. Blockierungen eines Chakras, welche dann, je nachdem, ob es sich um eine *absteigende* (biologische) oder *aufsteigende* (spirituelle) Energie handelt, zu der energetischen Überladung des jeweils davorliegenden und zum energetischen Defizit im dahinterliegenden Chakra führen, entstehen durch Unterdrückung, das heißt *Nicht-Leben* der jeweils zugehörigen Lebensbereiche, Taten, Gefühle. Qualität und Quantität der jeweiligen Lebenspraxis, wie zum Beispiel Über- oder Unterbetonung, Vernachlässigung oder gar Ablehnung bestimmter Gefühle, Eigenschaften, Lebensrichtungen etc., weisen daher jeweils auf eine energetische Über- oder Unterbetonung des dazugehörigen Chakras hin.

Bei der Zuordnung der Lebensbereiche, Verhaltensweisen, Gefühle zu den Chakren ist schließlich zu bedenken, daß es zwischen ihnen natürlich eine Fülle von Abstufungen und Übergangsformen gibt. Daß also bestimmte Gefühle oder Verhaltensweisen einen anderen *Ton* oder eine andere *Färbung* annehmen können, je nachdem, ob sie von einem höheren oder niedrigeren Nachbarchakra beeinflußt werden. So wird beispielsweise ein vom *Hara* (siehe auch weiter unten) ausgehender Willensimpuls dumpfer, triebhafter, begierdehafter orientiert sein, wenn er stark unter dem Einfluß des darunterliegenden Chakras steht, oder er kann mehr nach außen gerichtet und unter dem Aspekt der triumphalen Selbstdarstellung, des Führungsanspruchs, des Ruhmeswillens stehen, wenn er vom darüberliegenden Chakra beeinflußt wird. *Machtstreben,* das heißt Hara-Impuls, wird es in beiden Fällen sein, doch besteht ein enormer Unterschied etwa zwischen der intriganten und begierdehaften Macht eines Nero oder der glanzvollen Ausfaltung der Machtfülle im Sinne eines Sonnenkönigs Ludwig XIV.

Die Chakren und ihre Funktionen sind im einzelnen folgende: Das unterste oder *Wurzelchakra (Muladhar)* liegt zwischen Damm und Basis der Wirbelsäule. Als Drüsen werden ihm meistens die sexuellen Keimdrüsen zugeordnet, wobei jedoch in der gängigen Literatur keine Einigkeit darüber herrscht, ob ihm auch die Sexualfunktionen zuzuordnen sind. Manche Autoren beziehen diese lieber auf das nächsthöhere Chakra. Da andererseits die als *Kundalini-Energie* bezeichnete Lebensenergie sowohl mit der Sexualenergie identifiziert als auch, von ihrer körperlichen Lage her, ebenfalls am Ende der Wirbelsäule liegend gedacht wird, bin ich der Ansicht, daß der Bereich Sexualität zumindest zu großen Teilen vom Muladhar her bestimmt wird.

Als Funktionsbereiche kann man dem Wurzelchakra alle existentiellen Basisfunktionen zuordnen. Diese reichen von den elementaren biologischen Mechanismen der Fortpflanzung, der Nahrungsversorgung und Ausscheidung über den Schlaf bis hin zur grundsätzlichen Lebensfähigkeit im elementaren Sinn. Die Energie des Wurzelchakras steuert also Lebenswillen und Durchsetzungsvermögen, Fähigkeit zur Selbstversorgung und Aufrechterhaltung, Triebhaftigkeit und auch unreflektierte Besessenheit. Dementsprechend sind ihm auch die Verhaltensweisen und Einstellungen zu all diesen Grundfunktionen und Grundbedingungen des Lebens zugeordnet, also, wie sich ein Mensch zu Besitz und Geld verhält, zu behalten oder loslassen, zu Nahrung und Natur, zum eigenen Geschlecht und zur Geschlechtlichkeit überhaupt, zu allem, was mit der Erde und dem Kreatürlichen in Verbindung steht, also auch die Beziehung zu Sauberkeit, Ordnung, ja Gesetz, Nachkommen, Tradition und Herkunft.

Das nächsthöhere Chakra liegt, von vorn gesehen, etwa 3 cm unterhalb des Bauchnabels und ist bekannt unter der japanischen Bezeichnung *Hara*. Als Drüsen werden ihm die Nebennieren zugeordnet, sein Funktionsbereich kann im weitesten Sinn mit dem Begriff *Macht* umrissen werden. Und zwar sowohl im Sinne von Beherrschung als auch im Sinne von *machen*, also der Umsetzung der biologischen Energie und Aktivität ins Wirkliche. Das Hara kann als der biologische Schwerpunkt des Menschen angesehen werden oder, wie Dürckheim sagt, als die »Erdmitte des Menschen«. Insofern ist es das Chakra des Gleichgewichts, aber auch der aktiven Lebenskraft, der elementaren Schaffenskraft und der Selbstverwirklichung in der Welt.

In diesem Sinne repräsentiert der »Bauch« oder die »Fülle des Hara« in Asien das »Vermögen« nicht unbedingt im Sinne von Geld, sondern im Sinne dessen, was ein Mensch aus seinem Seinszentrum heraus vermag. Und da er Substantielles nur vermag, wenn er in der Fülle seines Selbst, im Zentrum seiner Identität gelassen ruht, ist Macht hier zu verstehen als die Mächtigkeit aus der Fülle des Wesens, der Persönlichkeit, der Ruhe und Heiterkeit des Seins. Sehr schön wird dies symbolisiert durch den Bauch des Buddha, der keineswegs als Zeichen von Feistigkeit im Sinne von Gefräßigkeit zu verstehen ist, sondern als Symbol für die Fülle des Seins, die er verkörpert. Andersherum bezeichnet *Hara-kiri* die Selbsttötung, nicht nur in dem Sinne, daß man sich selbst, sondern auch, daß man das biologische Zentrum des Selbst tötet.

Ein gut oder schlecht entwickeltes Hara ist also Zeichen dafür, wie es um Macht oder Ohnmacht, Willen oder Willensschwäche, schöpferische Seinsgestaltung, persönliche Zufriedenheit und Gelassenheit, auch um Freiheit oder Abhängigkeit eines Menschen bestellt ist. Insbesondere im Zusammenhang mit dem Aspekt *Weiblichkeit* kann man hier die energetischen Verbindungen ziehen zu Fruchtbarkeit und Schöpferkraft im umfänglichsten Sinn, aber auch die zu den Fähigkeiten des Wachsen- und Reifenlassens, also der

Geduld und Beständigkeit sowie zu allen Aspekten der instinktiven Fähigkeiten, Impulse und Reaktionen.

Unterhalb des Brustbeins, verbunden mit der Bauchspeicheldrüse, liegt das *Manipura*. Da es mit dem Solarplexus (Sonnengeflecht) identifiziert wird, wird es zumeist auch so genannt. Ihm sind alle elementaren Gefühle zugeordnet sowie höhere Aspekte der vitalen Aktivität. Könnte man, mythologisch denkend, dem Hara vielleicht die Machtfülle weiblicher Schöpfer- und Fruchbarkeitsgöttinnen – der großen Mutter – zuordnen, so hätte man hier das Feld des klassischen Helden vor sich. Die Aspekte reichen von Lebensgier über Wut und Zorn, Angst und Tollkühnheit bis hin zu Triumph und Siegeswillen. Ob Geltungsverlangen, Eitelkeit, Narzißmus, Selbstdarstellung, Ehrgeiz oder auch Ehrgefühl, Eifersucht, Stolz, Hochmut: angesiedelt ist hier insgesamt alles, was mit den Bereichen der *Ich-Darstellung* und *Ich-Durchsetzung* verbunden ist. Entsprechend der Sonne-Mars-Orientierung dieser Energie sind hier auch alle Arten des Wettbewerbs, ob in sportlich-kämpferischer Hinsicht oder in Hinsicht auf Kleidung, Verhalten, Ästhetik, Gastlichkeit, Großzügigkeit, angesiedelt. Desgleichen Freundschaft und Zivilcourage, Temperament und Fairneß sowie natürlich auch die gegenteiligen Ausformungen, also Feigheit und Hemmung, Kleinlichkeit und Nörgelei, Haß und Selbstzerstörung.

Das *Herzchakra (Anahata)* liegt in der Mitte der Brust. Es ist mit der Thymusdrüse verbunden, und seine Energie regiert alle Bereiche, die mit der *Hinwendung zum Du,* mit Lebendigkeit und Lebenserhaltung, mit Liebe, Wärme, Vereinigung der Gegensätze, der Kommunikation im Sinne von In-Beziehung-Treten, überhaupt der Öffnung zu aller Mitschöpfung zu tun hat. Ob Barmherzigkeit und Freude, Innigkeit und Fürsorge, aber auch Trauer und Mitgefühl: das Herz, als mittleres der sieben Chakren, ist als energetisches Zentrum in jeder Weise als Verbindungsorgan zu sehen. In Entsprechung zum Hara, der Erdmitte des Menschen, kann man das Herzchakra als *Leibmitte* bezeichnen, als den zentralen Transformator sowohl in uns selbst als auch zwischen uns und der Welt. In uns selbst, indem es der quasi vertikalen Linie Kopf–Genitale, Geist–Materie oder auch spirituelle–vitale Chakren als mittleres und vermittelndes eingeordnet ist und die subtilen Energien der höheren Chakren hinuntertransformiert auf mehr materielle, die der irdisch-biologisch orientierten Chakren hinauf auf mehr feinstoffliche und bewußtere Stufen. Zwischen uns und der Welt, indem es auf einer gewissermaßen horizontalen Ebene die Vermittlung vom Selbst zur Körperlichkeit und über diese zur Welt übernimmt, das heißt energetisch gesehen die Transformation der Energie als solcher auf die Ebene der Gegenständlichkeit. Es ist ja nicht zu übersehen, daß es auch auf der *Achse der Tat,* die von Armen und Händen gebildet wird, die Mittelstellung einnimmt und das, was auf der vertikalen Ebene der Persönlichkeit entsteht, in diese horizontale Achse der Wirklichkeit transformiert.

Aus diesem Grunde sind die Aspekte *Geben* und *Nehmen* in einem umfassenden Sinne von der Energie des Herzens her bestimmt. Dabei können wir Geben verstehen als Sich-Öffnen und Sich-Hergeben, als Ver-geben, als Hingabe oder als konkreteres Sorgen, als Geben-Können, als Zuwendung, als Schenken von Wärme, Geborgenheit, Liebe. Oder wir können es in Bezug setzen zur Brust als Organ der Ernährung, des Sich-Verströmens, insgesamt also der Kommunikation und vor allem der *Kommunio,* der Gemeinschaftlichkeit. Und es ist wohl kein Zufall, daß hier auch Atmung, Blut und damit Lebendigkeit in einem ganz tiefen Sinn angesiedelt sind wie auch die Verbundenheit mit Luft, Mund und Sprache.

Das nächsthöhere Chakra befindet sich im Hals, an der Basis der Kehle. Es heißt daher *Kehlchakra (Vishuddha).* Zugeordnet wird ihm die Schilddrüse und als Lebensbereiche alles, was mit *Ausdruck* im höheren Sinne, mit Stimme, aber auch Bestimmung, also mit Freiheit und Ziel zu tun hat. Insofern sind hier die Aspekte der Selbstbestimmung mit jenen der Wirkung zusammengebunden, was bedeutet, daß die Energie des Kehlchakras insgesamt als Energie der Hinwendung zu allen überpersönlichen Bereichen des Daseins wirkt. Ob wir dies nun von der Seite der Sprache her als Mit-teilung, als Verständigung oder als Akt des Verstehens sehen, oder, von Ton und Schwingung her, als Einklang und Harmonie mit einem größeren Ganzen – und zwar vom größeren sozialen Verband, der Gruppe und Familie bis hin zu Menschheit, Natur, Schöpfung, ja Gott. Dadurch bekommt das Kehlchakra auch die Bedeutung eines *Zentrums der Andacht* im Sinne von An-denken, und zwar sowohl Geschichts- und Traditionsbewußtheit, als Nächstenliebe, ja als Religiosität in ihrer ursprünglichen Bedeutung von religio (des sich an etwas Größeres und Umfassenderes rückgebunden Fühlens). Seine Energie wandelt jedes Geben in ein Gebet, jedes Empfangene in eine Botschaft. Daher könnte man auch sagen, daß sich im Kehlchakra die Energie des Selbst, die sich im Herzen vollendet, zur *Energie der Seele* wandelt, und daß spätestens hier Hingabe im Sinne von Selbstentäußerung, ja Selbstlosigkeit in ihrer wahren Dimension aufbricht. Nicht als Mangel an Selbst, durch den jede Pflicht, die wir uns auf die Schultern laden, zum Kreuz und zur Last wird, sondern als überbordende Fülle des Selbst, welche gar nicht mehr anders kann, als sich zu verströmen und sich in den Dienst eines größeren Ganzen zu stellen.

Zwischen den Augenbrauen liegt das *Ajna-Chakra,* auch bekannt als *drittes Auge.* Ihm entspricht die Hypophyse (Hirnanhangdrüse) und als Funktionen alle geistigen Bereiche, von der verstandesmäßigen, denkerischen Tätigkeit bis hin zu Einsicht, Weitsicht und Weisheit. Es ist die *Geistmitte* des Menschen. Im Zustand weitgehender Erweckung bringt seine Energie nicht nur Hellsichtigkeit, inneres Schweigen, Vision mit sich, sondern solch hohe spirituelle Erfahrungen wie Seligkeit, Bewußtheit der All-Einheit, ja das, was sich, weit gefaßt, als *Erleuchtung* bezeichnen läßt.

Das *Sahasrar* schließlich, das oft als *tausendblättriger Lotos* bezeichnet wird und mit der Zirbeldrüse in Verbindung steht, ist das oberste Chakra und befindet sich auf der Höhe des Scheitels. Seine Öffnung führt jenseits irdischer Aspekte in die Sphären des reinen Bewußtseins, der kosmischen Einheit, ja der Verschmelzung mit dem Göttlichen. Es kennzeichnet die höchste mögliche Form menschlicher Seinsverwirklichung, die auf dieser Stufe wahre *Gottesverwirklichung* oder *Erlangung der Buddhaschaft* bedeutet.

In der Zusammenschau der Chakren läßt sich unschwer erkennen, daß hiermit nicht nur ein wunderbares Denkmodell gegeben ist, sondern, unter energetischen Gesichtspunkten, ein plausibles Modell der tatsächlichen Einheit sowohl des Leibes als auch alles Seienden. Und, daß in der dynamischen Struktur dieses Modells auch die Ausfaltung aller Seinselemente von den untersten, elementaren, bis hin zu den höchsten Stufen, aber auch umgekehrt das Eingehen des Höchsten und energetisch Subtilsten ins Elementare mit umgriffen ist. Versinnbildlichen kann dies vielleicht am schönsten ein Springbrunnen mit immer höher steigendem, gestuftem Strahl, wobei auch das Wasser der höchsten Stufe wieder hinunterfällt ins Becken, aus dem es wiederum emporsteigt in unendlichem Kreislauf.

Ebenso verdeutlicht dieses Modell noch einmal die Tatsache, daß ein volles energetisches Funktionieren höherer Stufen nicht möglich sein kann, wenn Blockierungen auf unteren Ebenen vorhanden sind. Auch Fehlfunktionen und Fehlverhalten auf den jeweiligen Stufen lassen sich gut auf dem Hintergrund der energetischen Gesamtstruktur der Persönlichkeit lokalisieren und einordnen. Und dies kann, wie wir gleich sehen werden, unsere bioenergetischen Erkenntnisse in ein neues und noch klareres Licht stellen.

Wenn wir uns noch einmal die Vorgänge um Selbstunterdrückung durch Einspeisung heteronomer Strukturen, Gefühlsunterdrückung, Muskelverspannungen und charakterliche Verhaltensweisen ansehen, so kommen wir, von welcher Seite auch immer wir uns diesen Dingen nähern, schließlich in jedem Fall bei der Tatsache an, daß damit ganz bestimmte Verhaltensweisen und ganz bestimmte Körperfunktionen unterbunden, andere dagegen in einer der Persönlichkeit nicht eigentlich entsprechenden Weise hervorgehoben werden. Das aber bedeutet, daß, je nachdem, welche Verhaltensweisen, Gefühle und Körperbereiche betroffen sind, das jeweilige Chakra in seiner Energie betroffen, d. h. energetisch blockiert wird. Da nun grundsätzlich durch alle Unterdrückungen und Verspannungen generell Atmung und Herztätigkeit mit eingeschränkt werden, heißt das, daß in jedem Fall, auch wenn es sich nicht direkt um eine Unterdrückung von dem Herzen zugeordneten Bereichen handelt, die energetische Ladung auch dieses Körperbezirks *immer* mit reduziert wird, was insgesamt wenn nicht zu einer Abtötung, so doch zu einer mehr oder weniger starken grundsätzlichen Blockierung des Herzchakras und aller dazugehörenden Funktionsbereiche führt!

Da sich dann natürlich die Energie anderweitig entladen muß, ist die erste Folge davon – wie wir auch in der Kindheit individuell häufig beobachten können –, daß die dem Herzchakra benachbarten Zentren, also Kehlchakra und Solarplexus, energetisch zu stark aufgeladen werden. Beide Energien können jedoch in unserer gegenwärtigen zeitgeschichtlichen und gesellschaftlichen Situation auch kaum abgeführt werden. Die *Flucht zu Gott,* wenn wir es einmal so nennen wollen, also der Ausdruck des Seelenschmerzes in Gebet und religiöser Hingabe, wie sie dem Kehlchakra entspräche, findet durch die gegenwärtige Entfremdung zwischen Kirche und Mensch keine ausreichende Umsetzungsmöglichkeit. Der Ausdruck der elementaren Gefühle des Manipura, insbesondere der Wut und Aggressivität, ist dem Kind und Jugendlichen sowohl aus gesellschaftsmoralischen Gründen kaum möglich als auch wegen des fehlenden Spielfeldes innerhalb der Natur, wo diese Empfindungen und Energien vielleicht früher sich noch hatten austoben können. Das bedeutet, sowohl die Abfuhr der Energie dieser Chakren in Bewegung (Treten, Schlagen) als auch in Äußerungen (Beten, Singen, aber auch Schreien und Widersprechen) wird unterbunden. Da der Solarplexus nun aber mit dem Zwerchfell verbunden ist und durch jede Zwerchfellbewegung energetisch stimuliert wird, bedeutet dies nicht zuletzt, daß seine Funktionen nur dadurch eingeschränkt werden können, wenn die Zwerchfellbewegung, d. h. die entsprechende Atmung, durch Verspannungen im Zwerchfell und Bauchbereich blockiert wird. Für das Kehlchakra funktioniert dies über Verspannungen der Muskulatur im Hals- und Kieferbereich.

Das führt schließlich dazu, daß auch Kehlchakra sowie Solarplexus über kurz oder lang abgeblockt werden, was zu einer Verschiebung der Restenergie noch weiter nach außen führt und damit zu einer Überbetonung des für die intellektuellen Aspekte zuständigen Ajna-Chakras, dem allerdings nunmehr die Fundierung und Rückbindung in den Zentren der Menschlichkeit, der Natürlichkeit etc. fehlt, sowie zu einer Überbetonung des Machtzentrums Hara auf der anderen Seite, das seinerseits von den höheren Bereichen, also Liebe, Mitgefühl, aber auch Vernunft, abgeschnitten ist.

Zwar sind Machtausübung und Durchsetzung auch eines skrupellosen Hara in vielen Fällen heute durchaus möglich: als Ausübung tatsächlicher Macht etwa im Bereich der Arbeitswelt und der Politik oder in subtileren Formen in Partnerschaften, in der Familie, gegenüber Frauen und Kindern. Dennoch ist nicht zu bestreiten, daß auch diese Energien bei den meisten Menschen innerhalb unserer heutigen sozialen und gesellschaftlichen Situationen nicht gelebt werden können und daher ebenfalls unterdrückt werden müssen. Das aber führt muskulär zu Verspannungen in Bauch, Becken und unterer Rückenmuskulatur und energetisch zu einer nochmaligen Weiterverschiebung der Energie nach unterhalb, ins Wurzelchakra. Und dessen so zustande kommende Überladung ist ja tatsächlich ein Signum der Gegenwart, mit weitreichenden Folgen wie die überstarke Fixierung weiter Teile der Gesellschaft auf den Aspekt der *Gier:* der Besitzgier, der Genußgier, der Sexualgier.

Die durch die Blockierung von Herzchakra, Kehlchakra und Solarplexus im Menschen entstehende *tote Mitte* führt also zum Auseinanderfallen der Energie in zwei weit auseinanderklaffende Extreme. Die energetische Überladung dieser Extreme im Verein mit dem Ausfall der mittleren Lebensbereiche aber bedeutet zweierlei: 1. Daß auf dem Umweg über Ajna-Chakra und Muladhar, also Rationalitas hie und Macht, Gier und Sex dort, alle anderen Lebensbereiche kompensatorisch miterledigt werden müssen. Was natürlich nur auf eine höchst verquälte und verzerrte Weise geschehen kann und statt zur wahren Befriedigung der mit den inneren Chakren verbundenen Seinsbereiche zu nichts anderem führt als zu den überall zu beobachtenden Auswüchsen und Verkehrtheiten unserer Welt. Also zur Überbetonung von Wissenschaftshörigkeit, zur Scheinspiritualität oder zum kruden Materialismus und Sexismus unserer Zeit. Und es bedeutet vor allem 2., daß allen diesen Bereichen ihre Rückbindung sowohl an die Aspekte der Menschlichkeit fehlt, als auch ihre Anbindung an die Elemente der Gegenpole. Insbesondere wirkt sich das dort verderblich aus, wo den Aspekten der Macht die Steuerung durch Mitgefühl, Gemeinschaftssinn und Vernunft fehlt, der Wissenschaft und Rationalitas dagegen der Rückbezug ebenfalls zur Menschlichkeit, aber auch zum Gefühl, zum Lebensfördernden, überhaupt zur Rücksicht auf die grundlegenden existentiellen Bedürfnisse von Mensch und Natur.

Für die Auswirkungen dieser Vorgänge auf das individuelle Persönlichkeitsbild dürfen wir nicht übersehen, daß es sich bei der hier geschilderten Energieverschiebung keineswegs um eine einmalige Angelegenheit handelt, die zu einem zwar verkehrten, aber letztlich doch weitgehend stabilen Resultat führt. Vielmehr geht aus den Gesetzen der energetischen Vorgänge klar hervor, daß Energie durch Aktivität weiter vermehrt wird, Erhöhung der energetischen Ladung aber wiederum die Entladungsaktivität steigert. Das bedeutet vor allem, daß durch die beständige Energiezufuhr in die Kopfregion unsere Gehirntätigkeit unaufhörlich angeheizt und stimuliert wird. Dadurch läßt es sich immer weniger vermeiden, Gedanken und Überlegungen *zu produzieren*, sich auch noch über die kleinsten Kleinigkeiten beständig Gedanken und Sorgen zu machen oder sich in endlosen inneren Monologen oder Gesprächen zu verstrikken. Gerade weil wir den Kopf durch Ausschaltung der anderen Bereiche energetisch so hoch aufladen, bleibt ihm gar nichts anderes übrig, als ständig auf Hochtouren zu laufen. Und dabei läuft er eben nicht nur manchmal heiß, das heißt, er gerät in einen schmerzenden Überreizungszustand, sondern es ergibt sich automatisch, daß nahezu kein Lebensbereich mehr un-bedacht bleiben kann und nicht in den Vorgang des *Überlegens* und damit der *Überlegenheit* des Kopfes mit einbezogen wird. Nicht nur, daß auch dort, wo es vielleicht gar nicht angebracht wäre, etwa in intimen Liebessituationen, ständig ablenkende und wirkliches Fühlen verhindernde Gedanken auftauchen. Vielmehr wird auch insgesamt viel zu viel aus-gedacht, ersonnen, spekuliert und dann auch hergestellt. Einfach nur, weil die sich ständig erneuernde Gedankenenergie irgendwo und irgendwie entladen werden *muß*. Und sich hier auch entladen *darf*, weil Denken ja, gemäß dem cartesianischen Modell, als *das* Signum der Geistigkeit und damit der Menschlichkeit schlechthin propagiert wird.

Für das persönliche Leben bedeutet dies, daß es uns zum Beispiel immer schwerer fällt, Dinge auf uns zukommen zu lassen, weil unsere Gedanken regelmäßig eine Fülle von Vor-stellungen und Vor-urteilen produzieren, die jedes nur denkbare zukünftige Geschehen tausendfach abfragen, bedenken, innerlich erörtern. Damit wird aber nicht nur der Gegenwart, dem Gefühl und der Erfahrung jede Chance geraubt, sondern auch für die Zukunft und alle Eventualitäten eine Fülle höchst überflüssiger Ängste heraufbeschworen. Und über deren Abwendung resp. die Versicherung vor ihnen kann dann wiederum neu nachgedacht werden!

Da aber gerade diese inneren Stimmen fast ausschließlich die heteronomen Anteile unserer Persönlichkeit repräsentieren, erhalten diese derart eine immer größere energetische und schließlich auch moralische Gewichtigkeit, die es uns immer weniger ermöglicht, ihren Kommentaren, Anforderungen und Zurechtweisungen zu entgehen. Durch die Zufuhr der Energie und die *Macht der Gewohnheit* werden wir auf diese Weise stärker und stärker in dem derart von uns selbst produzierten Kreislauf von Gedanken, Ängsten, Überprüfungen, Schuldzuweisungen, Rechtfertigungen, Gewissensbissen und Besserungsgelöbnissen festgehalten. Und auf Dauer können wir innerhalb all dieser riesig aufgeblasenen Popanze weder unsere eigene Identität, noch unser eigenes Wollen wiederfinden. Und schon gar nicht die Hoffnung oder das Vertrauen – ja noch nicht einmal einen *Gedanken* daran –, daß es eine andere Art von Selbstgefühl und Lebensmöglichkeit überhaupt geben könnte.

Noch weiter verschärft wird die Problematik durch die Konsequenzen, die sich aus der energetischen Überladung der Sexualregion ergeben. Dadurch wird uns nämlich energetisch eine Triebhaftigkeit vorgegaukelt, die wir zumeist gar nicht besitzen, das heißt, die nicht unserem wirklichen sexuellen Triebpotential entspricht, sondern durch die energetische Blockierung der anderen Chakren entsteht. Weil aber trotz allem äußeren Anschein sexuelle Triebhaftigkeit und insbesondere deren Ausleben immer noch tabuisiert oder zumindest schwierig sind und daher entweder von den Über-Ich-Instanzen verweigert oder mit Schuldgefühlen bestraft werden, fixieren wir uns auf diese Weise in einem Zwiespalt zwischen dem manchmal an die Schmerzgrenze reichenden Bedürfnis nach sexueller Entladung und Versuchen, diese Triebe zu unterdrücken. Wir fühlen uns einerseits schlecht wegen unserer vermeintlich überstarken Triebhaftigkeit, finden andererseits aber auch keine wirkliche Befriedigung in Sexualität und Partnerschaft. Denn eine solche würde ja nur im Zustand einer harmonischen Gesamtenergie, d. h. einer ausgeglichenen Gesamtpersönlichkeit, möglich sein.

Daraus folgt zuletzt notwendigerweise, daß auch die Energiezufuhr in die Genitalien häufig reduziert wird, daß also auch hier Verspannungen angesiedelt werden. Durch diese wird wiederum die Energie in die nicht tabuisierte Kopfregion abgedrängt und diese damit weiter überlastet. Das aber bringt neuerliche Stabilisierung der heteronomen Strukturen, Überbewertung der Ratio und weitere Einfleischung des Cartesianismus mit sich. Es produziert eine fortgesetzt stärkere Ausrichtung des Lebens an diesem Modell und vor allem eine weitere Ablehnung der Körperlichkeit. Und es produziert gegenüber dem eigenen Selbst und dem eigenen Wesen, aus dem ja diese überstarke und quälende Triebhaftigkeit zu kommen scheint, eine tiefe Mißachtung, ja schließlich das tiefe Gefühl eigenen *Unwertes*.

VII. Selbstwert und Geschlechtlichkeit

Es ist seit Freud eine bekannte Tatsache, daß sexuelle Störungen zu den Hauptverursachern zwischenmenschlicher und persönlicher Schwierigkeiten zählen. Und zwar einerseits durch die Konflikte, die im Laufe des Heranwachsens auf den verschiedenen Entwicklungsstufen die Entfaltung sexueller Reife verhindern können, als auch durch jene Probleme, die durch die Unterdrückung der Sexualität aufgrund der Über-Ich-Zensur entstehen. Charakteristisch für die frühesten Prägestadien ist dabei nicht nur, daß in ihrem Verlauf die Sexualität des Menschen als solche in Richtung auf unangemessene und nicht wirklich befriedigende Verhaltensweisen und Vorstellungen hin fixiert wird (Neurosen, Psychosen, Deviationen, Perversionen etc.), sondern daß insgesamt das persönliche Selbstbild des Menschen als Mann oder Frau eine verzerrende Prägung erhält. Denn es ist ja so, daß Menschen niemals als geschlechtslose Wesen existieren und wahrgenommen werden, sondern immer als Mann oder Frau in ihren individuellen und geschlechtsspezifischen Merkmalen gleichzeitig. Insofern ist die Mutter nun einmal die erste Frau, der Vater der erste Mann in unserem Leben. Und deshalb gehen von ihnen nicht nur allgemeine Erziehungseinflüsse und Prägungen auf das Kind aus, son-

dern es werden von den elterlichen Vorbildern gleichermaßen die geschlechtlichen Erstorientierungen des Menschen,
vor allem im Hinblick auf seine eigene Geschlechtszugehörigkeit, aber auch bezüglich seiner Einstellungen zum anderen Geschlecht geprägt. Und zwar entweder in *Nachah-
mung* oder im *Gegenbild.*

Wahrscheinlich müssen wir jedoch die Zusammenhänge
zwischen Geschlechtlichkeit und Selbstbild und damit die
Wechselwirkungen zwischen Sexualität und Selbstwert auf
dem Hintergrund der von uns dargestellten Phänomene
noch tiefer begreifen und vielleicht hier und da auch neu ak-
zentuieren.

Wenn wir das Grundmuster »normaler« Kindheitsfrustra-
tionen, die zu einer Gefühlsunterdrückung und damit zu einer Abblockung unseres Selbst führen, noch einmal genau
betrachten, so stellen wir fest, daß der Konflikt zwischen
Selbst und anderen, der als *Machtkonflikt* ausgetragen wird
und meistens mit der Selbstunterdrückung endet, auch ein
mehrschichtiger *Wertekonflikt* ist. Denn jede Auseinander-
setzung zwischen Kind und Autorität ist ja nicht nur ein
Konflikt zwischen zwei Personen, sondern ein Zusammen-
prall unterschiedlicher Ansichten, Meinungen oder Vorstellungen, wobei in der Regel die einen als richtig, wünschens-
wert, gesellschaftstauglich und gut hingestellt werden, insgesamt also als wahre und wirkliche Werte, die anderen (die
des Kindes) als nicht richtig, kindisch, falsch oder sogar
strafwürdig, insgesamt also als *Unwerte.* Gleichzeitig erfährt
das Kind den eigenen Seinsgrund, das eigene Wesen oder
Naturell, aus dem ja diese seine Willensakte und Vorstellungen entstehen, als offensichtlich falsch gepolt und gleichermaßen unwert, ja als etwas, das einem nichts als Ablehnung,
Kritik, Schmerzen und Liebesverlust einbringt. Mit jedem
verlorenen Konflikt wird also der Glaube an die Kraft, die
Stärke und den Wert des eigenen Selbst immer geringer.
Schließlich stellt sich die resignative Erkenntnis ein, daß das
eigene Wesen offenbar nicht nur ein Quell ständiger Frustrationen ist, sondern überdies auch noch schwach und nicht

durchsetzungsfähig. Und wir lernen gleichermaßen, daß sowohl »Wert« als auch »Stärke« und vor allem »Recht« im Sinne von »gut« und »richtig« dort liegen, wo die Autoritäten es behaupten: auf der Seite dessen, was sie vertreten und verkörpern – der Gesellschaft und der Norm.

Kinder vermögen ja nicht zu begreifen, daß Stärke und Schwäche in diesen Fällen nichts mit richtig und falsch oder wahren Werten und Unwerten zu tun haben, sondern mit Machtverhältnissen, Abhängigkeiten und körperlichen Kräfteunterschieden. Da aber die immer wieder erzwungene Selbstunterdrückung gleichzeitig Kräfte verzehrt, ergibt sich daraus auf Dauer der Zustand der *Schwäche in Konfliktsituationen.* Daraus folgt, daß wir uns auch als Erwachsene subjektiv gegenüber Autoritäten immer noch als schwach empfinden, was ja tatsächlich der Realität des durch die Verspannungen gedämpften Energiepotentials entspricht. Und daß wir dadurch auch als Erwachsene in Konfliktfällen immer wieder in die kindliche Reaktionsweise der Selbstunterdrückung verfallen. Ja letztlich überhaupt nicht aufhören, uns von unserem persönlichen Stärke- und Selbstdurchsetzungspotential her *als Kinder* zu fühlen.

Dies hat mehrerlei Folgen. Einmal sind wir dadurch innerlich auch als Erwachsene regelmäßig darauf fixiert, was andere über uns denken und sagen, wir definieren uns, wie wir es als Kinder gelernt haben, über die Meinungen, die andere von uns haben. Wir sind daher ständig bemüht, in deren Augen gut dazustehen, nichts falsch zu machen, oder glauben, uns beständig rechtfertigen zu müssen. Wir übertragen also die kindliche Situation, in der »die anderen« die Eltern und Lehrer waren, in unser Erwachsenenleben und verhalten uns anderen gegenüber weiterhin so, als ob sie Autoritäten für uns wären, denen wir uns anbequemen oder die wir bekämpfen müßten. Das zutiefst in unserer energetischen Unterdrückungssituation wurzelnde Schwächegefühl erleben wir also uns selbst gegenüber als *Minderwertigkeitsgefühl,* anderen gegenüber als beständiges Bedürfnis zu gefallen, resp. uns rechtfertigen zu müssen, das heißt als *Profi-*

lierungs- oder *Imageproblem* oder als Macht- und Kampfsituation. Wegen des erlernten Minderwertigkeitsgefühles unserem Selbst gegenüber sind wir überdies beständig der stillen Ansicht, das, was aus einem selbst stamme, tauge nichts bzw. habe kein Existenzrecht, was uns wiederum dazu zwingt, uns beständig höherer oder allgemeiner »Ideale« zu bedienen, um unser Tun und Wollen durch sie und über sie als richtig, wertvoll und *objektiv gültig* vor uns und den anderen legitimieren zu können.

Eine andere Folge dieses seltsamen Spieles ist, daß wir uns wegen unserer Selbstschwäche häufig als Unterlegene fühlen, denen andere *etwas antun*. Da wir glauben, uns nicht wehren zu können, ja, da wir zutiefst davon geprägt sind zu glauben, daß wir kein Recht haben, uns in unserem eigenen Wollen durchzusetzen oder dies anderen auch nur zuzumuten, sind wir darauf angewiesen zu wünschen, ja, heimlich oder direkt zu verlangen, der andere solle wiederum auch nicht das tun, was *er* möchte. Dies aber gelingt nur dann, wenn wir ihm unsere Normen, Ideale und Ansichten als die besseren, die richtigeren und wertvolleren einreden können. Gelingt uns dies nicht, stempeln wir ihn zum uneinsichtigen, im Zweifel zum bösen und schlechteren Menschen. Nur, weil *er* nicht so ist, wie *wir* es zu *unserem* Wohlbefinden gerne hätten.

Diese Pervertierung der Grundlagen der zwischenmenschlichen Beziehungen, die in der Pervertierung unserer eigenen Persönlichkeit wurzelt, ist der Grund dafür, warum wir in zunehmendem Maße unter dem Deckmäntelchen ethischer, moralischer oder anderer Ideale, unter die wir uns gegenseitig verpflichten wollen, versuchen, den anderen dazu zu bewegen, etwas zu tun, was uns guttut, bzw. das zu unterlassen, was uns nicht guttut. Wir sind also aus unserer Selbstschwäche heraus gezwungen, sowohl profilneurotische als auch faschistoide Verhaltensweisen aufzubauen, weil wir nicht in der Lage sind, anderen das Recht zuzugestehen, sich im Rahmen unserer Gesetze so zu verhalten, wie sie es gut finden, *nur weil wir es selbst nicht können.*

Als besonders problematisch erweist sich dies natürlich dort, wo wir innerhalb unserer privatesten zwischenmenschlichen Beziehungen, also in unseren Familien oder Partnerschaften, ebendiese Spiele spielen, verschärft noch durch die Probleme, die sich aus unserer Geschlechtlichkeit ergeben.

Ich habe ja bereits darauf hingewiesen, daß Fremdprägungen und Selbstunterdrückung beim Kind nicht nur über Machtkonflikte, also durch Zwang und Druck, hervorgerufen werden, sondern in ebensolchem, wenn nicht stärkerem Maße aus Gründen der Liebe. Ich bin ja, wie schon gesagt, davon überzeugt, daß Kinder ihre Eltern nicht nur brauchen, sondern daß sie sie tatsächlich lieben. Und während in den Situationen der zwangsweisen Unterdrückung die Liebe des Kindes enttäuscht wird, gibt es gleichermaßen Situationen, in denen sie ausgenutzt wird, um das Kind gegen es selbst zu manipulieren.

Ob wir aus Liebe zur Mami, die ja nun so schön gekocht hat, unseren Teller leer essen, ja sogar noch nachnehmen, obwohl es uns vielleicht eigentlich gar nicht geschmeckt hat oder wir schon satt sind, oder ob sie uns sagt: Tu dies, laß das doch *mir zuliebe,* läuft schließlich auf dasselbe hinaus: auf die Unterdrückung unseres Selbst aus Liebe. Zwar geht das eine ursprünglich von uns selbst aus, während das andere von vornherein eine Fremdbeeinflussung darstellt, die sich nur unsere Liebe zunutze macht, um uns zu Dingen zu veranlassen, die uns selbst nicht entsprechen. Dennoch bindet uns beides letztendlich in das *Gefängnis des Wiederholungszwanges.* Im Lauf der Zeit gibt es nämlich für solche Situationen kaum mehr die Möglichkeit einer Veränderung, ohne daß wir vor der Frage stehen: »Ja, liebst du mich denn nicht mehr? Das hast du doch früher auch immer gern getan/gehabt...« Und schon sind wir in einer Zwickmühle gefangen. Sagen wir: »Ja, ich liebe dich nicht mehr«, dann stimmt das vielleicht gar nicht, oder wir brechen ihm/ihr das Herz. Sagen wir, daß wir es eigentlich immer nur getan haben, um ihm/ihr zu gefallen, dann stehen wir meistens vor der Frage:

»Dann war es also in Wirklichkeit nur gelogen? Wie konntest du mir das antun! Und ich habe geglaubt, du liebst mich«, etc. etc.

Das Bedenkliche und im späteren Leben schmerzlich auf den Menschen Zurückschlagende an diesen Vorgängen ist, daß in jeder der genannten Situationen, also im Erleben der Enttäuschung, der Selbstauslieferung oder der Manipulation das eigene Liebesgefühl, *das Herz*, als Schwachpunkt der Persönlichkeit erlebt wird. Daß sich also dem heranwachsenden Menschen die Erfahrung einprägt, Lieben mache hilflos, schwach und wehrlos und liefere einen geradezu ohnmächtig dem Willen der geliebten Person aus.

Problematik und Konsequenzen dieser Erfahrung liegen nun darin, daß dem Heranwachsenden früher oder später ins Bewußtsein dringt, daß er *wegen seiner Liebesgefühle* in solche Zwickmühlen zwischen Unterdrückung der eigenen Willensimpulse oder Verleugnung seiner Liebe gerät. Und wenn auch in manchen Fällen, die hinterher einen Erwachsenen abgeben, der immer noch nicht abgenabelt ist, die Selbstdurchsetzung zugunsten einer immer gewohnheitsmäßigeren Liebedienerei aufgegeben wird, so ist doch der häufigere Fall der, daß wir Ich-Durchsetzung und Willensfreiheit aus existentiellen Gründen für wichtiger halten, und uns aus der gegebenen Zwangslage dadurch befreien, daß wir die Gefühle des Herzens unterbinden.

Natürlich geht dies nicht in einem gänzlich bewußten Akt vor sich. Vielmehr ist davon auszugehen, daß sich das Kind zunehmend in Situationen von großem Leid und tiefer Zerrissenheit befindet, weil dieser Entscheidungskonflikt in jedem Fall für einen Teil seiner Persönlichkeit tödlich endet. Je öfter es sich gegen die eigene Willensdurchsetzung entscheidet, desto öfter ist es gezwungen, sich hier zu unterdrücken und zu verspannen; entscheidet es sich gegen die Gefühle seiner Liebe, gilt dasselbe für diese. Da die ersteren Entscheidungen aber auch zur Reduzierung des Atems und der Herztätigkeit führen, läuft beides letztlich auf das gleiche hinaus. Eine letzte Entscheidung, die zur Unterdrükkung der Herzensgefühle führt, wird es in diesem Sinne wohl kaum geben. Ab irgendeinem Zeitpunkt wird das Kind sich einfach leichter tun, seinen eigenen Willen durchzusetzen, und froh sein, daß es nicht mehr so stark manipulierbar ist. Dabei spielen immer stärker auch die Verschiebungen der sozialen Kontakte und Wertigkeiten eine Rolle, die sich während der Zeit des Heranwachsens ergeben, werden doch nach und nach etwa Anpassungen an Freunde oder Mitschüler von größerer Wichtigkeit, für die immer häufiger auch Widersetzlichkeiten gegen die Eltern in Kauf genommen werden. Daß es im Laufe dieser Prozesse immer gefühlsärmer und verhaltensbeengter wird, wird das Kind kaum bemerken. Das Tragische an all dem ist jedoch, daß diese Unterbindung der Herzensenergie fast immer viel zu spät kommt, weil das Kind ja erst nach und nach diese Problematik überhaupt gewahr wird. Das heißt, daß die heteronomen Prägungen in ihren Hauptzügen bereits längst erfolgt sind, bevor das Kind merkt, was mit ihm geschieht. Wenn es dann schließlich seine Liebe unterbindet, um nun leidlich es selbst zu sein und sich gegen weitere, von außen kommende Veränderungsversuche zu bewahren, dann bewahrt es, ohne es zu wissen, schon gar nicht mehr sein Selbst, sondern bereits seine oft durch und durch heteronom geprägte Ich-Struktur. Damit ist dann in den Grundzügen das traurige Szenario unseres Daseins eingerichtet. Wir blockieren unser Herz, unsere Stimme, unsere Beweglichkeit und unsere Atmung um einer Persönlichkeit willen, die schon längst ihre Autonomie verloren hat, die wir aber für unsere wahre Persönlichkeit halten. Dies führt dann zu der Situation des Erwachsenen, der sich zwar einerseits danach sehnt, um seiner selbst willen geliebt zu werden und eine Liebe zu finden, die ihn in seinem Herzen betrifft, der diese aber nicht finden kann, weil ihn, wegen der Blockierung seines Herzens und der Abwesenheit seiner wahren Persönlichkeit, nie eine Liebe betreffen kann. Und der natürlich aus ebendiesen Gründen eine solche Liebe auch in einem anderen Menschen nicht zu erwecken vermag.

Weil nun aber, wie gesagt, an der familiären Prägesituation nicht nur Eltern und Kinder beteiligt sind, sondern Männer und Frauen, Söhne und Töchter, bedeutet das, daß das in seiner Liebe ausgebeutete oder enttäuschte Kind in Vater und Mutter nicht nur ein neutral-elterliches, sondern in jedem Falle ein geschlechtliches Liebesobjekt und damit einen geschlechtlichen Ausbeuter, Unterdrücker oder Machtgegner erlebt. Und es bedeutet, daß sich das in der Liebe erlebte Gefühl der Schwäche und der eigenen Unterlegenheit beim Kind als Gefühl der Schwäche seiner Person insgesamt, die ja spätestens ab dem 7. Lebensjahr auch als Geschlechtszugehörigkeit, also als Mädchen-oder-Junge-Sein, erfahren wird, niederschlägt.

Andreas, um ein Beispiel zu nennen, fühlt sich nicht nur über die Liebe zu seiner Mutter ausgebeutet oder unterdrückt, sondern er erlebt sich auch als Junge, also in seiner Männlichkeit, die der Frau in Liebe zugeneigt und von der Frau über diese Liebe manipuliert und ausgebeutet wird. Und desgleichen erlebt er Frustrierung und Druck nicht nur von seinem Vater, sondern auch vom Mann gegen sich als Mann. Und da beides in ein und dieselbe Persönlichkeitsstruktur zusammenfällt, münden diese Erfahrungen sowohl in einer individuellen als auch geschlechtsspezifischen Frustration, in einer individuellen und geschlechtsspezifischen Selbstunterdrückung sowie einem sowohl auf die eigene Persönlichkeit und das eigene Selbst als auch auf die eigene Geschlechtlichkeit bezogenen Minderwertigkeitsgefühl.

Während sich jedoch die Schwäche und das Unterlegenheitsgefühl dem gleichen (eigenen) Geschlecht gegenüber in unseren Beziehungen nicht unmittelbar gegenüber dem jeweiligen – ja zumeist andersgeschlechtlichen – Partner auszuwirken pflegt, sondern sich eher in den neurotischen Konkurrenzkämpfen in Sport, Arbeit, Verkehr oder Wissenschaft austobt, kommt die gegenüber dem anderen Geschlecht erlebte Auslieferung innerhalb heterosexueller Beziehungen voll zum Tragen und verhindert regelmäßig die wirklich liebevolle Zuwendung und Hingabe zum und an den Partner, solange in ihm gleichzeitig der Repräsentant des in der Kindheit geliebten, aber kastrierenden Geschlechtes miterlebt wird.

Die *eigengeschlechtliche* Unterlegenheit und Schwäche, die als erlebtes Gefühl ja in jeder kindheitlichen Frustrationssituation mitgegeben ist, wird nun aber mit zunehmendem Erwachen der eigenen Sexualität ebenfalls vertieft und verstärkt.

Zwar würde die trotz allem äußeren Anschein in unserer Gesellschaft noch immer vorherrschende Tabuisierung der Sexualität bereits ausreichen, uns Probleme mit unserer Sexualität zu verschaffen. Denn Schamgrenzen, Prüderie, offenkundige Sexualfeindlichkeit der öffentlichen Moral, kirchliche Prägungen und anderes mehr wirken auch heute noch regelmäßig daran mit, daß die aufkeimende Triebhaftigkeit vom Heranwachsenden immer noch als schlecht, schmutzig, sündig und schuldbeladen (heute sogar als lebensbedrohend) erlebt wird. Da aber, wie wir gezeigt haben, die Blockierung der Zentralenergien, also des Herz- und Kehlchakras sowie des Solarplexus, zu einer übersteigerten Zufuhr von Energie in die Sexualregion führt, erlebt ein so geprägter Jugendlicher seine Sexualität häufig in einer Stärke, die so normalerweise gar nicht auftreten würde. Er erfährt sich damit aber subjektiv als übersteigert triebhaft, wenn nicht gar als abartig. Und damit persönlich als besonders gequält.

Genau wie die Liebe wird also auch die Sexualität als etwas Negatives erlebt. Als etwas, das einem Probleme und Schuldgefühle schafft und dem man irgendwie hilflos ausgeliefert ist. Und da auch sie, wie die Liebe, aus einem selbst aufsteigt, liegt auch hier der Schluß nahe, sie für einen persönlichen negativen Wesenszug zu halten und damit mehr oder weniger das ganze eigene Wesen als minderwertig einzuschätzen. Denn es führt uns auch hier in die leidvolle Zwangssituation, daß etwas in uns aufsteigt und gelebt werden will, was uns aber zugleich große Schwierigkeiten mit der Umwelt bringt. Ja in diesem Fall von ihr als offensichtlich negativ bewertet wird. Und das es zudem in dieser erlebten Stärke und dranghaften Gewalt, wie wir es u. U. in uns spüren, bei niemand anderem zu geben scheint.

Damit ist die zweite einschneidende Lebenssituation gegeben, die zu einer Blockierung der eigenen Gefühle und Bedürfnisse und damit zu einer Weiterverdrängung der Energie in die *erlaubten* Regionen der Machtausübung und der Rationalitas führt, wie auch zu einer neuerlichen Einschätzung dessen, was aus uns selbst und vor allem aus dem Körper kommt, als etwas, das uns nur Schwierigkeiten macht, das uns Schuldgefühlen und Konflikten ausliefert, mit einem: das offensichtlich ziemlich wenig taugt. Da aber, wie dargelegt, die Programmierungen, die inneren Haltungen und Einstellungen sich in unserem körperlichen Erscheinungsbild deutlich manifestieren, ist von hier aus auch ein Ansatz zur Aufarbeitung dieser Probleme und zur Wiedererlangung nicht nur unserer persönlichen Mitte, sondern damit auch eines wahren und tragfähigen Selbstwertgefühls möglich. Und daraus wiederum die Erlangung von Lust und Befriedigung aus meiner eigenen Persönlichkeit, aus meiner Geschlechtlichkeit und innerhalb meiner Partnerschaft. Wiedererlangung meines Selbst geht aber einher mit *Annahme* meiner selbst so, wie ich bin. Und das bedeutet auch: Annahme meiner Geschlechtlichkeit. Und zwar sowohl die Annahme meiner Sexualität als mir in meinem Menschsein zugehörig, als gut und lustvoll, als auch die Annahme meines Seins und Wesens als Mann oder Frau.

Ich bin der Überzeugung, daß nur die Besinnung auf das eigene Selbst, und das meint auch auf die unterschiedlichen Aspekte, Stärken und Schwächen des eigenen Geschlechts, bei aller Anerkennung der Gleichwertigkeit und Gleichberechtigung von Frau und Mann als Menschen, dazu beitragen kann, sowohl den eigenen Seinssinn zu finden und das eigene Leben glücklicher zu gestalten, als auch gesamtgesellschaftlich in diesem Sinne zu wirken und die Zukunft lebenswerter und angstfreier zu gestalten.

Aus dreierlei Gründen halte ich dabei insbesondere die

Frauen für aufgerufen, nach Veränderung zu streben. Einmal, weil sie nach wie vor einen unmittelbareren Zugang zu ihrer eigenen Körperlichkeit, zu ihren wahren Gefühlen und zum Herzen besitzen. Hierfür sind biologische Faktoren, also die Fähigkeit, Kinder zu bekommen oder die monatliche Periode, verantwortlich, aber auch, seltsamerweise, gerade jene historischen Umstände, die den Frauen vielfach aus Gründen reiner Diskriminierung und Machterhaltung den Zugang zu vielen Bereichen der Welt, insbesondere zu rein »verkopften« Tätigkeiten, verwehrt haben. Die *positive* Folge dieser auch heute noch vielfach vorwaltenden Diskriminierung der Frau in Wissenschaft, öffentlichen Ämtern und Berufsleben ist immerhin, daß sie jener energetischen Überladung des Kopfes nicht in dem Maße ausgesetzt waren und sind wie die Männer. Oder anders gesagt: Sie mußten sich nicht so stark aus Gründen der Anpassung an allgemeine und öffentliche Normen vergewaltigen, das heißt nicht in solchem Maße ihre Gefühle unterdrücken und wurden daher in den energetischen Verlagerungsmechanismus und die Abtötung der personalen Mitte nicht derart stark hineinprogrammiert. Weil Frauen am stärksten noch jene Aspekte des Menschseins verkörpern und leben, um deren Wiederbelebung es insgesamt geht, scheinen mir gerade sie dafür prädestiniert zu sein, diese Kräfte und Fähigkeiten noch weiter auszubauen, in den Vordergrund zu stellen und auch die Männer darin zu unterstützen, ja wenn nötig, durch Verweigerung dazu zu drängen, in dieser Richtung stärker an sich zu arbeiten.

Der dritte Grund liegt darin, daß dem leib-seelischen Heilsein der Frau, auch und insbesondere wegen ihrer Fähigkeit, Kinder zu bekommen und damit die Zukunft entscheidend zu prägen, größte Bedeutung zukommt. Frauen als Mütter sind ja auch heute noch die Hauptprägenden für Söhne und Töchter, also die zukünftigen Männer und Frauen, Väter und Mütter. Und zwar nicht nur hinsichtlich spätkindlicher Prägungen, also der wesentlichen Momente der Selbstwerdung, Ich-Findung und Geschlechtsprägungen des Kindes, sondern von Beginn an hinsichtlich der Identitätsfindung des Menschen an, seiner grundlegenden Lebenseinstellungen und vor allem seiner Einstellung zum Körper, aus welcher wiederum seine Einstellung zu allem Natürlichen sowie zum Weiblichen und Männlichen als solchem sich ableitet. Denn es ist ja die Frau, in deren Leib das Kind heranwächst und als deren Leib es sich symbiotisch noch bis weit in die späte Kindheit hinein erlebt. Überdies ist die Mutter diejenige Person, die vornehmlich über das Stillen auch in der ersten Lebenszeit das körperliche Selbstgefühl des Menschen entscheidend prägt. Da die frühkindliche Identität in erster Linie eine Körper-Identität ist, läßt, wie Lowen sagt, »ein unvollkommenes oder unzulängliches Körper-Ich... immer auf eine gestörte Mutter-Kind-Beziehung schließen, denn die Mutter spielt bei der Befriedigung der physischen Bedürfnisse des Kindes die größte Rolle«.[19] Und schließlich halten Frauen auch in gesellschaftlichem Auftrag – als Kindergärtnerin, Erzieherin, Grundschullehrerin usw. – meist die Erziehung der Kinder weit über das »Mutterbindungsalter« hinaus in ihren Händen.

Aus diesen Gründen, zu denen noch hinzukommt, daß die Stärkung des Selbstbewußtseins der Frauen aus Gründen ihrer immer noch gegebenen gesellschaftlichen Unterdrückung, wegen der immer mehr zunehmenden Orgasmusprobleme und der aus dieser ganzen Unterdrückungssituation resultierenden Fülle von Erkrankungen vor allem im Bereich der weiblichen Organe *unbedingt vorrangig* ist, bin ich der Ansicht, *daß für sie die Wiedererlangung und Befreiung des Selbst vor besonderer Wichtigkeit ist.* Ich möchte in diesem Zusammenhang auf einige spezifische Fragen der Wechselbeziehung von Selbstwert- und Geschlechtsproblematik und körperlichen Symptomen bei Frauen kurz näher eingehen.

Ein oft wiederkehrendes Problem bei Frauen in bezug auf ihre eigene Geschlechtlichkeit ist die Ablehnung der Brüste als äußerlich sichtbares Zeichen ihrer Weiblichkeit. Ängste vor diesem ihrem Sosein, Schamgefühle, oft auch Ressentiments gegenüber der eigenen Mutter, Gefühle der Erniedrigung und des Herabgezogenwerdens durch die natürlichen Funktionen der Geschlechtlichkeit führen hier zu Tendenzen des Verstecken- und Verbergenwollens, die, mit einer extremen Rundung des Rückens und einem Vorziehen der Schultern einhergehend, insgesamt zu einer mehr oder weniger stark gebeugten und in sich zusammengesunkenen Körperhaltung führen. Diese produziert aber gleichzeitig genau das, worüber diese Frauen beständig klagen, und was über eine Veränderung der Haltung, das heißt eine Auflösung der sie bedingenden Verspannungen, durchaus abzuändern wäre. Fraglos verhindert diese Haltung nämlich freies Atmen und selbstbewußtes Aufrechtstehen und schafft dadurch Gefühle von Angst und Beengung. Durch die starke Betonung der Rückenrundung in der vorgeneigten *Belastungs- und Trägerhaltung* werden die Gefühle, eine dauernde Last tragen zu müssen, das eigene Sein als Bürde und Kreuz zu empfinden, zum subjektiv realen körperlichen Erleben, auch wenn es vielleicht in Wahrheit gar nicht so ist. Durch die Vorneigung des Kopfes, wobei der Nacken entweder ganz gebeugt oder angstvoll gespannt wird, verstärken sich Tendenzen der Demütigkeit, der Unterwürfigkeit, ja der Selbstversklavung bei gleichzeitiger Unterdrückung von Gefühlen des Aufbegehrens, der Wut und des Hasses. Eine solche Negativbesetzung des Busens, ein solcherart nach außen dargestelltes Erleben des Frauseins als beschämend, erniedrigend, als Last oder ewigen Dienst, wird natürlich gleichzeitig gegenüber den Funktionen der Brust und des Herzens eine zutiefst negative und verneinende Haltung in sich bergen und auch deutlich auf die diesbezüglichen Frustrationen in der eigenen Kindheit hinweisen. Das Herz wird hier nicht als Quelle von Liebe, Wärme, Zuneigung gelebt, die Brust nicht als Spender von Nahrung, Geborgenheit und Zärtlichkeit, sondern beides als Wurzel von Not, Mühsal, Leid und Selbstverleugnung, ja als Symbol ewigen Ausgeliefertseins und Benutztwerdens.

Mehr noch als im Bild des gebeugten Mütterleins oder des

zerreißenden Mutterherzens verkörpert sich hier das mangelnde Selbstwertgefühl der Frau im Bild der Mutter als Putzlappen der Kinder, der Ehefrau als Fußabtreter und Müllabladestation des Mannes, als Sklavin der Familie und Schattengestalt der Gesellschaft. Leben gilt ihnen als Strafe und Bürde, der Tag als Mühe und Kreuz. Selbstaufopferung steht gegen Lebensfreude, Selbstverleugnung an Stelle von Selbstbewußtheit, *Dienen an Stelle von Liebe*. Wird nun dieses Frauenbild – mehr oder weniger bewußt – an Söhne und Töchter weitergegeben, so werden damit im Gewande von Demut, Aufopferung und Hingabe letztlich die Lebensfreude und das Selbstwertgefühl der eigenen Kinder als der in Wahrheit ungeliebten Früchte der eigenen abgelehnten Leiblichkeit und Weiblichkeit vergiftet und zunichte gemacht. Überdies lebt sich in der aus dem eigenen Leiden gewonnenen Befriedigung, ein »besserer« Mensch zu sein, häufig in Wirklichkeit nichts anderes aus als ein subtiler Haß gegen Mann, Welt und Leben, also alles, das einen, vermeintlich, in diese armselige Sklavinnenrolle hineingedrückt hat.

Eine ähnliche Struktur – nur im Gegenpol gelebt – finden wir bei jener Form der Brustverhüllung, die in einer übertriebenen Aufpolsterung des umgebenden körperlichen Fettgewebes besteht. Hier verschwindet der Busen nicht zwischen den nach vorn zusammengezogenen Schultern, die in ihrer Schutz- und Bergetendenz natürlich das hilflose kleine Mädchen, das im Kern dahintersteckt, deutlich kennzeichnen, sondern er wird gleichsam als Rundung zwischen anderen Rundungen einnivelliert und verschwindet bei besonders starker Leibesfülle oft gänzlich zwischen dem Speck des Hals-Nacken-Bereiches, der Oberarme und des Bauches. Auch in dieser Gestalt lebt sich nichts als die Ablehnung des eigenen Wesens, nur energetisch auf andere Weise gepolt. Entweder stellt diese Leiblichkeit die Last des eigenen Körpers zur Schau, die täglich herumgeschleppt werden muß, die müde und kraftlos macht und die dadurch Unfähigkeit, Nachlässigkeit, Lustlosigkeit oder auch Schlampigkeit begründet, oder sie lebt tatsächlich Leibesfülle als Mächtigkeit, die die anderen an die Wand drückt, sie klein hält, ja sie vielleicht sogar tyrannisiert, indem sie sich selbst »dicke macht«.

Im Endeffekt erwachsen alle diese Haltungen und Körperformen aus gleichen Wurzeln, das heißt, sie sind nichts als Verbiegungen der energetischen Persönlichkeitsstruktur aufgrund der Unterdrückung des Herzzentrums und der wahren Gefühle des Solarplexus. Im einen Fall wird dabei die Energie mehr nach oben, zum Kehlchakra hin, verschoben und über eine unechte Form des Altruismus, der Demut und Aufopferung gelebt, im anderen Fall liegen Überladungen des Hara und Muladhar vor, die entweder überzogene Tendenzen der Mächtigkeit und Herrschsucht oder Tendenzen der Einverleibung, der Gier, in passiver Strukturierung auch der Kraftlosigkeit und Lebensuntüchtigkeit hervorrufen.

Der andere große körperliche Problembereich der Frauen ist der Unterleib mit den angrenzenden Bereichen Bauch, Gesäß und Oberschenkel. Da es sich dabei um das Zentrum der weiblichen Geschlechtlichkeit handelt, in welchem die Aspekte Selbstwert, Lust und Mutterschaft in eins fallen, ist hier eine ganze Fülle verschiedener Kombinationen von Verdrängungen und Verspannungen und damit innerer und äußerer Haltungsvarianten möglich, die ich an dieser Stelle selbstverständlich nicht alle im einzelnen besprechen kann. Ich will mich daher auf einen gedrängten Überblick über einige Hauptaspekte beschränken.

An erster Stelle zu nennen ist die chronische Verspanntheit der Oberschenkel, vor allem der inneren Adduktoren, der Schneidermuskeln, der Bänder und Sehnen der Leistengegend sowie der Gesäßmuskulatur. Verspannt sind regelmäßig auch die Bauch- und die tiefen Beckenmuskeln. Alle diese Verspannungen ziehen die verstärkte Tendenz nach sich, die Beine zusammenzupressen und an den Leib zu ziehen. Wie bei den nach vorn gezogenen Schultern wird damit ein innerer Wunsch offenbart, sich zu schützen und vor allem sich zu verschließen, oder, andersherum, die Angst davor, sich zu öffnen, die Angst, sich aufzurichten und zu sich zu stehen. Ja mehr noch. Wenn wir diese Haltung einmal einnehmen, also die Oberschenkel zusammenpressen und an den Leib ziehen, erkennen wir leicht, daß sie unverkennbare Merkmale der Embryonalhaltung zeigt, die den latenten Wunsch nach Rückzug in den bergenden Mutterleib und gleichzeitig eine Ablehnung des Lebens überhaupt ausdrückt.

Wie jede Muskelverspannung eine bestimmte Haltung verhindert und eine andere ermöglicht, so zeigen auch die Verspannungen im Oberschenkel-Leisten-Becken-Bereich auf der Seite der verhinderten Haltung eine Ablehnung des Erwachsenseins, eine Weigerung, aus dem Leben, dem Frausein, der Geschlechtlichkeit Lust zu gewinnen und für diesen Lustgewinn, ja für das Leben insgesamt aktiv und selbstbestimmt etwas zu leisten. Zwar sind in diesem Verspannungsbereich Selbstunterdrückung und Lebensablehnung insgesamt angesprochen. Dennoch richtet sich diese Unterdrückung natürlich primär auf die in der Genitalzone repräsentierten Seinsaspekte der Sexualität, also der Lust, der Hingabe, aber auch der Empfängnisbereitschaft. Deutlich wird dies, wenn wir an die den Frauen gesellschaftlich und moralisch aufgezwungenen Sitz- und Beinhaltungen denken, die diese Verspannungen geradezu produzieren. Dabei verbirgt sich allerdings hinter dem vorgeschobenen Scham- und Sittlichkeitsempfinden, das solche Haltungen den Frauen als »anständig« vorschreibt, nichts als eine grundsätzliche Ablehnung der Frau und der Versuch einer »Zwangsverkrümmung« der Weiblichkeit. Er ähnelt tendenziell der alten chinesischen Unsitte, den Frauen die Füße zu verkrüppeln, um sie auf diese Weise in Fesseln und Unterdrückung zu halten. Insbesondere tritt natürlich hinter diesen Unterwerfungsversuchen die latente Angst vor dem Weiblichen überhaupt zutage, die sich als Angst vor der weiblichen Sexualöffnung im doppelten Sinne: der Körperöffnung und der Öffnung der Frau für die Sexualität, zu erkennen gibt. Tiefste Ängste vor den verschlingenden, machtvollen und letztlich unentrinnbaren Aspekten des Weiblichen als des de facto für das Leben und Menschsein bestimmenden Geschlechtes sprechen hier ebenso mit wie die Grundängste des Menschen vor der Natur mit ihren gebärenden und tötenden Aspekten. Denn die Doppelbedeutung der Geschlechtlichkeit und damit der Geschlechtsöffnung der Frau hinsichtlich Geburt und Tod läßt sich hier auf keinen Fall ausklammern. Damit ist aber eben all jenes mit angesprochen, was den Menschen in seinem Eingebettetsein in die Natur, aber auch in seiner Abhängigkeit von ihr und allen ihren transrationalen Kräften kennzeichnet. Und es ist immerhin nachvollziehbar, daß der christlich-cartesianisch geprägte Mann-Mensch, der sich selbst als *Herr* und Krone der Schöpfung betrachtet, die Erde als Jammertal und bestenfalls als Ausbeutungsmaterial ansieht und seine ganze Hoffnung auf eine Übernatürlichkeit richtet, all das unterdrücken und verleugnen, ja verteufeln muß, was dieses sein Denkgebäude und Bild von sich selbst *von den Tatsachen her* als unwirklich und geradezu lächerlich erscheinen läßt.

Doch gerade um dieser Wirklichkeit willen, aus der heraus einzig und allein ein zukünftiges heileres Weiterbestehen von Mensch und Welt erhofft werden kann, ist eine Wiederbesinnung der Frauen auf ihr Eigentliches und Eigenstes dringend notwendig. Statt des hilflos kompensatorischen Schielens nach gleichrangigen Machtpositionen im Getriebe der antinatürlichen Männerwelt, die mit jener Verspannungen, Ängste und Schmerzen produzierenden *Vermeidungshaltung* die vom weiblichen Schoß verkörperte tiefste Wurzel des menschlichen Lebens überhaupt ablehnt, gilt es, gerade die in der Frau lebendige Verbindung mit dem Leben, mit der Natur und mit allen transrationalen natürlichen Kräften und Fähigkeiten wiederzufinden, und als *auch* menschlich, *auch* schöpferisch und *auch* heilbringend den Kräften der Rationalitas zur Seite zu stellen.

Wenn Schopenhauer recht hat, der die Genitalien als den »Brennpunkt des bejahenden Willens zum Leben«[20] bezeichnet oder an anderer Stelle sagt, die erste und einfachste Bejahung des Willens zum Leben sei die Bejahung des eigenen Leibes[21], so wird in der Tat in jeder Verspannung, energetischen Blockierung und Gefühlsunterdrückung in diesem Bereich letztlich nicht nur ein tiefes Nein zum eigenen Mensch- und Selbstsein, sondern auch ein Nein zum Leben überhaupt deutlich. Und wenn wir bedenken, daß alle Verspannungen in diesem Bereich energetisch vornehmlich das *Wurzelchakra* blockieren, das ja mit unseren grundlegenden Lebensfunktionen gekoppelt ist, sowie muskulär unsere Beinfunktionen mitbetreffen und damit sowohl unseren Stand zu uns und zur Erde als auch unseren Standpunkt gegenüber Wirklichkeit, Welt und Leben, dann können wir ermessen, welche verzerrten, wackligen und im wahrsten Sinne des Wortes unnatürlichen Haltungen wir uns damit aufzwingen. Insofern erwachsen auch aus Verspannungen und Blockaden in dieser Körperregion eine Fülle von Beschwerden, wie sie gerade für unsere heutige Zeit typisch sind. Die Palette reicht von Fuß- und Kniebeschwerden, Arthrose und Arthritis über Ischias bis hin zu allen Schmerzen im Rückenbereich, zu Bandscheibenproblemen, ja durch Gegenverspannungen bis hin zu chronischen Kopfschmerzen, Schulter- und Nackenversteifungen oder schwersten Schädigungen des Knochen-Gelenk-Apparates.

Aus der durch die Blockaden verursachten mangelnden Blut- und Sauerstoffzufuhr in die Unterleibsregion, die sich insbesondere auf die glatte Muskulatur der inneren Organe verheerend auswirkt (weil glatte Muskeln auf Unterversorgung mit Sauerstoff durch unkontrollierte Zellteilung reagieren!), sowie aus der Unterdrückung der in diesem Leibbezirk von Natur aus besonders starken energetischen Ladung resultiert eine ganze Anzahl weiterer Störungen und besonders schlimmer Krankheiten. Wenn wir bedenken, daß in den Keimdrüsen das ungeheure Potential der Energiekeime einer Unzahl neuer Lebewesen steckt, dann können wir uns leicht vorstellen, wie Energieunterdrückung und -fehlleitung in diesem Bereich wirken.

Meiner Ansicht nach entstehen zum Beispiel *Krebserkrankungen* als Reaktion der Gewebszellen der inneren Organe auf die Unterversorgung mit Sauerstoff bei gleichzeitiger energetischer Überladung plus psychischer Ablehnung, das heißt Besetzung der entsprechenden Organe und Lebensfunktionen mit *Angst*. Und es ist m. E. bezeichnend, daß die Krebshäufigkeit gerade in jenen Körperbereichen am größten ist, die etwas mit Geschlechtlichkeit und Fortpflanzung zu tun haben, also Brust, Eierstöcke, Gebärmutter, Prostata und Hoden, oder sich, wie beim Lungen- oder Kehlkopfkrebs, direkt auf die Atmung beziehen. Und auch für *Aids* scheinen mir diese Zusammenhänge verantwortlich zu sein. Dies inbesondere, wenn wir, wie bei der Depressivität, ab einem gewissen Stadium der Energieunterdrückung, also ab einer gewissen Größe der Angst, der Verspannungen und der Gefühlsunterdrückungen, einen Zusammenbruch des muskulären, energetischen und damit des gesamten Persönlichkeitssystems annehmen. Die *radikale Selbstaufgabe*, die mit einem solchen Zusammenbruch verbunden ist und die durchaus mit einer totalen Aufgabe des Lebenswillens zusammenfällt, wirkt ja nach außen hin als Preisgabe sämtlicher Schutz- und Abwehrfunktionen, mithin als tödliche Immunschwäche.

Eine bedeutsame Erkenntnis in diesem Zusammenhang, durch die sich unser Bild abrundet und bestätigt, ergibt sich aus neueren medizinischen Forschungen über die Bedeutung der Sexualhormone und insbesondere der Thymusdrüse – in unserem Sinne also des Herzchakras – für Aufbau und Funktionieren des menschlichen Immunsystems. Man konnte nämlich feststellen, daß die Sexualhormone, wenn sie in ihrer Ausschüttung mit psychischer Angst zusammenfallen, immunschwächend wirken, daß jedoch Freude und Zuversicht die gegenteilige Wirkung haben. Außerdem wurde entdeckt, daß die für die Abwehr von Eindringlingen in den Organismus, das heißt für die Aufrechterhaltung der

Immunität zuständigen T-Lymphozyten im frühkindlichen Lebensstadium in der Thymusdrüse für ihre zukünftigen Aufgaben gewissermaßen »geschult« werden, daß die Funktion dieser Drüse aber wiederum während der Embryonalzeit und während des Erstjahres aufs stärkste mit der Herz- und Atemtätigkeit der Mutter und hierüber wiederum mit deren psychischem Wohlbefinden, mit ihrer Freude und Zuversicht oder ihrer Angst und Ablehnung verbunden ist.

Wir können also vermuten, daß die Ablehnung der Geschlechtlichkeit und des Lebens, die ja statt zu Selbstbewußtsein und Freude zu Verspannungen und Ängsten führt, hier eine beachtliche Rolle spielt, ja, daß die aus der Unterdrückung des Selbst resultierende energetische Blockierung des Herzens und der Leibmitte des Menschen ursächlich verantwortlich ist nicht nur für den kranken Zustand der Gesellschaft, sondern auch für diese schweren Krankheiten des Menschen. Und wenn wir schließlich die in den letzten Jahren immer stärker zunehmenden Erkältungs- und Allergiekrankheiten, die ja auch nichts als Abwehrschwächeerkrankungen sind, mit bedenken, so können wir das Ausmaß der *bioenergetischen Katastrophe* einigermaßen abschätzen.

VIII. Früheste Prägungen

Gefühlsunterdrückungen, Verspannungen und energetische Blockaden resultieren, wie wir nun wissen, immer aus Frustrationen, letztendlich also aus Verletzungen der eigenen Persönlichkeit. Die Stelle, die immer wieder verletzt wird, wird sozusagen abgeschottet und damit gegen weitere Schmerzzufügung unempfindlich. Wenn wir das Bild der *Panzerung,* das Reich und Lowen für diesen Vorgang benutzen, etwas abändern, so können wir vielleicht von *Verkrustungen* sprechen, die sich über den wunden Punkten unserer Persönlichkeit bilden. Damit werden diese zwar der Zufügung weiterer Schmerzen entzogen, gleichzeitig werden sie aber auch empfindungslos und zu nahezu abgestorbenen

Stellen innerhalb des Gesamtorganismus. Die Schwierigkeit einer Aufarbeitung der Blockaden liegt nun genau darin, daß unsere elementare organismische Tendenz, Schmerz zu vermeiden, die seinerzeit für die Abkapselung und Verspannung bestimmter Gefühlszonen sorgte, sich nunmehr aus Angst vor dem Wiederaufleben dieser Schmerzen vielfach dem Versuch einer Aufarbeitung entgegenstellt. Allerdings ist es auch so, daß wir die Situation in zweierlei Hinsicht falsch einschätzen. Zum einen sind die Schwächen, die uns als Kind zur Unterdrückung bestimmter Gefühle veranlaßten, ja de facto keine Schwächen der Persönlichkeit, sondern Wesenszüge, die wir nur wegen unserer schwachen kindlichen Durchsetzungskraft, das heißt wegen unserer realen geringeren Körperkraft als auch wegen der kindlichen Abhängigkeitssituation, frustrieren und zurückweisen lassen mußten. Bei einem Erwachsenen liegen aber diesbezüglich in der Regel ganz andere Voraussetzungen vor, so daß es ihm möglich sein müßte, diese Dinge zu unterscheiden, und kindliche Schwäche nicht mehr mit Persönlichkeitsschwäche zu verwechseln. Die zweite Fehleinschätzung hängt mit dieser ersten eng zusammen, liegt doch jeder erzwungenen Gefühlsunterdrückung die leidvolle Erfahrung zu Grunde, in und mit unserem eigenen Selbst nicht nur nicht angenommen zu werden, sondern genau dieses Selbst durch die aus ihm stammenden und auf den Widerspruch der Umwelt treffenden Wünsche und Bestrebungen als Urgrund unseres Leids erfahren zu haben. Es ist daher kein Wunder, wenn wir ohne Kenntnis der wahren Zusammenhänge keine große Lust dazu verspüren, dieses als leidbringend erfahrene Selbst wiederzubeleben.

Hier gilt es, sich immer wieder bewußt zu machen, daß nicht das Selbst und die aus ihm kommenden Bedürfnisse es sind, die uns die Schmerzen zufügten, sondern der Gegendruck der Umwelt bzw. die Manipulationen und Erpressungen, die mit Hilfe unserer eigenen kindlichen Gefühle gegen uns selbst unternommen wurden. Und es gilt einzusehen, daß ein gewisser *Mut*, mich auch unangenehmen und schmerzlichen Situationen zu stellen, zum Leben eines Menschen und vor allem eines selbständigen und selbstbewußten Erwachsenen dazugehört. Nur indem ich es wage, »meine Haut zu Markte zu tragen«, und lerne, Ablehnungen und Frustrationen um meiner selbst willen zu ertragen, erhalte ich die Persönlichkeitsstärke, die Selbstsicherheit und das Selbstbewußtsein, die mich befähigen, für meine leib-seelische Gesundheit, für meine Ideale und auch für das Wohlergehen meiner Mitmenschen und der Welt einzutreten. Insofern ist der Mut, sich den eigenen wunden Punkten zu stellen und die eigenen Verspannungen und Frustrationen aufzuarbeiten, der erste Schritt hin zur Erlangung dieser neuen und eigenen Stärke.

Einen interessanten Seiteaspekt zu dieser Problematik, der uns überdies, wie wir sehen werden, eine Brücke zu einer noch tieferen Einsicht in die Vorgänge der Entstehung von Persönlichkeitsproblemen schlägt, bietet ein Hinweis der französischen Ärztin Janine Fontaine, die sich seit langem mit der *Medizin des Energiekörpers* befaßt. Ihre Erkenntnis, daß in Narben körperlicher Wunden sowohl *Erinnerungsmuster gespeichert* sind als auch *Energie festgefroren* ist, wodurch verhindert wird, daß die Körperenergie harmonisch fließt, berührt sehr eng das, was wir über die Energieblockierung in muskulären Verspannungszonen aufgrund *psychischer Verwundungen* sagten. Und wie im einen Fall die Auflösung der Muskelverspannungen und die Freisetzung des unterdrückten Gefühles, die regelmäßig mit einer Wiedererinnerung an die die Blockaden verursachenden Frustrierungen verbunden ist, zu einer Loslösung der Energie aus der festgefrorenen Erstarrung führt, so führt auch im anderen Fall die behutsame Arbeit mit den körperlichen Narben zu einer Auflösung des *Narbentraumas* und damit ebenso zu einer Freisetzung von Energie und Heilwerdung der Person.

Gerade weil beide Phänomene so eng miteinander verbunden sind, stellt die Arbeit an kleineren Narben, die ja mit Sicherheit jeder von uns besitzt, eine gute Einübung in die Aufarbeitung auch unserer seelischen Wunden dar. Denn einmal können wir dabei mit kleinen Schritten lernen, die Angst vor der Berührung unserer Wunden zu verlieren, indem wir unsere Narben vorsichtig befühlen, liebevoll streicheln und derart das sichtbare Signum einer Verletzung konkret »er-fassen« und »be-greifen«. Indem wir uns auf die dadurch hervorgerufenen Gefühle und Erinnerungen einlassen, erlösen wir die vielleicht noch immer in der Narbe festgefrorenen Schmerzen und die in ihr festgehaltene Energie, und lernen so, die Angst vor dem Schmerz und die Angst vor der Erinnerung zu überwinden. Und schließlich hilft uns diese Arbeit, Grundmuster unserer Persönlichkeit hinsichtlich physischer und psychischer *Verletzungsanfälligkeiten* zu entdecken und zu bearbeiten. Da unsere ganzheitliche Sicht der Leibeinheit besagt, daß es keinerlei körperliche Ereignisse ohne korrellierende psychische Vorgänge gibt, so gibt es auch keine Verletzung, also keine Narbe, ohne einen Sinnzusammenhang mit unserer Gesamtpersönlichkeit. Und diesem Zusammenhang können wir über die mit der »Narbenarbeit« ausgelösten Erinnerungen gut auf die Spur kommen.

Doch nicht nur die Erinnerung spielt dabei eine Rolle, sondern in erster Linie die Körperstelle, an der sich die Narbe befindet, sind doch alle Körperregionen sowohl real als auch symbolisch mit geistig-psychischen Aspekten unseres Seins verbunden. Insofern ist es keineswegs zufällig, wenn ich mich irgendwo stoße. Es hat vielmehr seine Bedeutung, womit ich »anecke«, worüber ich »stolpere«, ob und wann ich mir »auf die Zunge beiße«, »die Lippen verbrenne«, »mich in den Finger, ins eigene Fleisch schneide«, was mir »unter die Haut geht« und vieles mehr. In jedem Falle signalisieren die *Situation*, in der ich mir eine Verletzung zuziehe und der *Körperteil*, der verletzt wird, etwas über meinen inneren Zustand im Zusammenhang mit einem ganz bestimmten Problem. Dabei haben kleinere Verletzungen oder auch Unfälle häufig *situativen* Charakter, das heißt, sie sind meistens Botschaften bezüglich einer ganz bestimmten aktuellen Situation. Ungewöhnliche Verletzungsanfälligkeit oder Verletzungshäufigkeit an ganz bestimmten Körperstellen, spezifische psychosomatische Problembereiche oder auffällige Verhaltensmuster, etwa neurotischer oder psychotischer Art dagegen stehen in tieferem Bezug zu unserer Vergangenheit und verweisen regelmäßig auf ganz individuelle *Problemfelder* der Persönlichkeit, die häufig schon sehr früh im Leben vorgeprägt werden. Von entscheidender Bedeutung hierbei sind die sogenannten *perinatalen Traumen.*

Stanislav Grof, einer der Großen auf dem Gebiet der neueren Ganzheitsmedizin und transpersonalen Psychologie, hat in einer Fülle von Untersuchungen überzeugend nachgewiesen, daß traumatische Erlebnisse, die wir *während der Geburtssituation* haben, die Basisstrukturen – er nennt sie »*perinatale Matritzen*« – für unser persönliches Sein legen, insbesondere für eine Weiterführung dieser Traumata in direkter oder symbolisch verschlüsselter Form während unseres ganzen weiteren Lebens. Grof unterscheidet dabei zwischen vier unterschiedlichen Situationen, die, je nachdem, wie sie erlebt werden, zu prägenden Grundmustern unserer Existenz werden. Die erste Grundsituation ist die der *pränatalen Existenz.* Sie wird entweder friedvoll und positiv oder durch Störungen im intrauterinen Leben spezifisch negativ erlebt. Als zweites nennt er die Phase der *beginnenden Geburt,* die von Störungen des Gleichgewichts der friedlichen vorgeburtlichen Existenz, Bedrängung des Fötus durch die Uteruskontraktionen und Ausweglosigkeit angesichts der noch geschlossenen Cervix gekennzeichnet ist. Die dritte Grundmatrix besteht in der eigentlichen *Austreibungsphase,* die durch Gefühle des Verschlungenwerdens, des Erstickens und durch den gewaltigen Preßdruck, der auf das Kind einwirkt, für dieses ingesamt zu einem extremen Kampf zwischen Leben und Tod wird. Die vierte Matrix schließlich umfaßt die letzte Geburtsphase mit dem *Austritt* des Kindes aus dem Geburtskanal und den damit verbundenen Gefühlen der Erleichterung oder auch des Erschreckens, sowie möglicherweise vorgenommenen künstlichen Geburtshilfemaßnahmen.

Grof gelingt es höchst einleuchtend, allen vier Matritzen Erlebens- und Verhaltensweisen, die das ganze spätere Leben durchziehen, zuzuordnen. So vor allem verschiedenste Angstzustände, Phobien, Zwangshandlungen, charakterliche Eigenheiten wie Bindungsprobleme, Allmachts- und Erlöserphantasien, die Tendenz, »immer mit dem Kopf durch die Wand zu wollen« (auch häufige Kopfverletzungen), chronische Vermeidungs- oder Fluchthaltungen, Unfähigkeit, Situationen selbst zu Ende zu bringen (das macht erst der Arzt mit der Geburtszange, später »das Schicksal«, eine »günstige Gelegenheit«, »die Umstände« oder »Gott«), oder auch Wünsche, immer wieder in den bergenden Mutterschoß zurück zu wollen. Im unbewußten Wunsch, uns von dem erlebten Trauma zu erlösen, ziehen wir uns während unseres gesamten Lebens genau jene spezifische Ursituation in anders gewandeter Gestalt immer wieder zu, hoffend, indem wir jene entscheidende Prägesituation immer wieder aufs neue artikulieren und aktualisieren, uns einmal in erkennender und befreiender Weise von ihr lösen zu können.

Natürlich ist für jeden, der unter solchen Problemen leidet, das Wissen um diese Zusammenhänge sehr hilfreich, und es sei ihm die Lektüre von Grofs maßgeblicher Arbeit zu diesem Thema sehr empfohlen (s. Lit. Verz.). Gleichzeitig steht jedoch außer Frage, daß es günstiger wäre, gar nicht erst in extremer Weise mit solchen Problemstrukturen beladen zu werden, das heißt zu versuchen, Kindern in Zukunft starke Prägungen solcher Art zu ersparen. Die Voraussetzung dafür ist allerdings die Bereitschaft der zukünftigen Mütter, alles zu unterlassen, was etwa von ihrer Seite aus zur Entstehung solcher Traumen beitragen könnte. Und das ist sehr viel! Und zwar nicht nur, weil erwiesenermaßen ihre muskuläre Gelöstheit und innere Einstellung den Geburtsvorgang als solchen entscheidend erleichtern kann, sondern weil insgesamt ihr psychischer und physischer Zustand wäh-

202

rend Schwangerschaft und Geburt und im extrauterinen Erstjahr sich in *maßgeblicher Weise* auf das Kind überträgt.

Lassen wir einmal die transpersonalen Aspekte beiseite, also alles das, was eventuell über Vererbung, vergangene Leben oder im Jungschen Sinne über kollektive Prägungen von Anfang an mit in unser Leben hineinspielt, und blicken wir einen Moment lang auch nicht auf alle jenes, was in der Kindheit und Jugend an Erziehungsprägungen und Umwelt-einflüssen auf die Entwicklung der Persönlichkeit einwirkt, sondern betrachten wir nur einige der wesentlichen Haupt-aspekte, die sich in der Zeit von der Zeugung bis zum Ende des Erstjahres, also dann, wenn unser wachsendes Selbst zutiefst beeinflußbar ist, neben den genannten perinatalen Vorgängen noch als prägend erweisen.

Der Zeitraum der Schwangerschaft ist zwar hinsichtlich der hier möglichen Schädigungen der Leibesfrucht schon recht eingehend untersucht worden. Man konnte dabei feststellen, daß alle Belastungen der Mutter während dieser Zeit mehr oder weniger stark auf das Kind in ihrem Leib durchschlagen. Und zwar auf chemisch-physiologische, auf physikalische und auf psychische Weise. Neben den allgemein bekannten Tatsachen über schädigende Einwirkungen auf das Kind, zum Beispiel durch Medikamente, Nikotin, Alkohol oder auch Streß, sowie natürlich durch schwerwiegende äußere Einwirkungen auf den Mutterleib, wie Stöße oder Stürze, scheinen mir jedoch andere, ebenso wichtige, wenn nicht wichtigere Aspekte, bisher viel zu wenig beachtet zu werden. Und zwar gilt dies wiederum in erster Linie für alle Arten von *energetischer Beeinflussung,* sowie von Prägungen, die sich über die bioenergetischen Zusammenhänge, also Verspannungen, Ängste, Atemreduktion etc. ergeben. Zwar berücksichtigt man durchaus die Schädlichkeit etwa von Röntgenstrahlen, die sogenannten »harmlosen« alltäglichen Strahlen wie Rundfunk- oder Fernsehwellen, die selbstverständlich voll auf den vor allem energetisch hochsensiblen kindlichen Organismus treffen, wurden jedoch bisher in ihren Auswirkungen weder überhaupt ernst genommen noch wissenschaftlich untersucht. Das gleiche gilt für Schallwellen, also jede Art von Geräuschen, insbesondere von Lärm. Zwar weiß man, daß Kinder im Mutterleib bereits ab dem vierten Monat hören können. Dennoch wird viel zu wenig der Tatsache Beachtung geschenkt, daß unabhängig von den akustischen Wahrnehmungen alles, was an Schwingungen, Vibrationen, Schallwellen oder auch anderen Strahlen der Mutter »in den Bauch geht«, natürlich auch das Kind darin trifft, es sensibilisiert und unter Umständen in negative Richtung programmiert.

Es wäre dringend zu untersuchen, inwieweit in den letzten Jahrzehnten verstärkt auftretende Erscheinungen wie kindliche Nervosität, Appetitlosigkeit, Übererregbarkeit, Schlaflosigkeit, Allergien, ganz zu schweigen von schwerwiegenden Mangelerscheinungen, Mißbildungen oder auch erst später im Leben aufscheinende körperliche und psychische Dispositionen hier nicht vorgeprägt werden. Die positive Beeinflussung der Leibesfrucht und damit der körperlichen und seelischen Stabilität des Menschen durch Beschäftigung der Mutter mit positiven und schönen Dingen während der Schwangerschaft ist jedenfalls seit Urzeiten bekannt. Leider wird dieses Wissen heute von werdenden Müttern viel zu wenig berücksichtigt.

Bedeutungsvoll sind auch alle Einflüsse, die auf chemophysiologische Weise direkt über die symbiotische Einheit Mutter-Kind an die Leibesfrucht weitergegeben werden. Dabei ist in allererster Linie der negative Einfluß zu nennen, den mangelhaftes Atmen der Mutter auf den kindlichen Organismus ausübt, da natürlich auch dieser dadurch einer Sauerstoffunterversorgung ausgesetzt ist. In jedem Fall aber, in dem die Mutter unter Muskelverspannungen und damit unter Atemblockaden leidet, ist dies gegeben! Beim Kind kann solches zu ernsten Folgen im Hinblick auf die Wärme-Kälte-Reaktion, auf Streßsymptome und Kreislaufprobleme führen. Doch nicht nur das. Da die Sauerstoffunterversorgung beim Menschen, wie bereits hinreichend gezeigt wurde, in direktem Zusammenhang zu *allen* wesentlichen Lebensaspekten steht, also sowohl zur Angst- und Selbstwertproblematik, aber auch zu den Bereichen Lust, Geschlechtlichkeit, Lebensbejahung, Körperbau, insgesamt also zu *Gesundheit und Charakter,* können hier bereits beim Kind spätere Probleme vorprogrammiert werden.

Auch Angst als solche ist, wie gezeigt, kein rein geistiges, sondern ein manifest körperliches Phänomen. Da sie über hormonelle Vorgänge, von denen der kindliche Organismus mit Sicherheit betroffen wird, eine permanente Auslösung des Flucht- oder Wutimpulses sowie der Atemreduzierung zur Folge hat, wird dies mit Gewißheit auch für das Kind gelten. Dieses hat aber keine Möglichkeit zu einer eigenständigen Abreaktion der ausgelösten Impulse, vielmehr ist es diesen Beeinflussungen hilflos ausgeliefert und wird dadurch in seiner organischen und gesamtpersönlichen Disposition bezüglich solcher Impulse *entscheidend strukturiert.*

Erwiesenermaßen führen Angst und Wut zu einer Veränderung des Säuregehaltes in den Körperflüssigkeiten des Menschen, weg vom basischen und hin zum alkalischen, das heißt sauren Wert, ein Vorgang, der, wie wir zeigten, auch für muskuläre Verspannungen gilt. Man sagt also nicht aus Zufall, man sei »sauer«, wenn man wütend ist. Über diese physiologische Reaktion hat auch jede länger dauernde Angst-Wut-Streß-Situation der Mutter, insbesondere, wenn sie in ein chronisches Verspannungsmuster in ihrer Leiblichkeit einzementiert ist, stärkste intrazellulare und damit bis in die tiefsten organischen und Persönlichkeitsschichten des Kindes hineinwirkende Folgen. Das heißt, das Kind wird mit großer Wahrscheinlichkeit die gesamte Problemstruktur der Mutter bereits zu diesem frühen Zeitpunkt eingepflanzt bekommen.

Die Kenntnis dieser Tatsachen bedeutet, daß es allein dem Kind zuliebe gut wäre, schon relativ früh, *vor* einer Schwangerschaft, etwa mit Hilfe bioenergetischer Arbeit die schwersten Symptome dieser Art abzubauen, damit möglichst wenig aus dem eigenen Problemfeld auf das Kind übertragen wird. Da natürlich auch die partnerschaftliche

Kommunikation, also alles, was sich zwischen den Partnern abspielt, aus deren psycho-physischer Struktur heraus bestimmt wird, und gleichzeitig das, was sich zwischen ihnen während einer Schwangerschaft ereignet, auf das werdende Kind einwirkt, sollte vielleicht jedes verantwortungsbewußte Paar eine Aufarbeitung der persönlichen psychischen Probleme als *Ehevorbereitung* erwägen. Es scheint mir in jedem Falle günstiger, wenn *vor* einer endgültigen Bindung die tieferen unbewußten Motivationen, Widerstände, Ängste und Schwierigkeiten aufgedeckt und beseitigt werden, als wenn diese während der Ehezeit sich nach und nach wie schleichendes Gift zwischen die Partner schieben und zu gegenseitiger Frustrierung, zur Belastung für die Kinder und vielleicht zu einem späteren, für alle Beteiligten viel ungünstigeren Zeitpunkt, zu einer Trennung führen.

Da sich vielfach auch bei bestem Willen während einer Schwangerschaft oder in der Zeit danach Streßsituationen, Streitigkeiten oder anderes, was auf das Kind belastend wirken könnte, nicht vermeiden lassen, empfehle ich, solche Ereignisse und Vorgänge zu notieren. Dadurch kann man später genau nachvollziehen, welche eventuell schädigenden Situationen gegeben waren, und es läßt sich auf diese Weise insbesondere vermeiden, mit verkehrten Reaktionen auf frühkindliche Verhaltensweisen zunächst geringfügige Störungen zu Strukturen zu verfestigen. Im Grunde sind Aufzeichnungen, etwa in der Art eines Tagebuches, für die ganze Kindheit empfehlenswert. Denn dadurch verfügt später der Erwachsene über eine Dokumentation seines Gewordenseins vor allem für die Zeit, die er nicht vollbewußt erlebt, und an die er sich später in Einzelheiten vielleicht gar nicht mehr erinnert. Will er sich aber, aus welchen Gründen auch immer, einmal genauer mit seiner Vergangenheit beschäftigen, dann hat er dadurch eine wertvolle Hilfe an der Hand.

Werfen wir nun noch einen Blick auf die Zeit des Erstjahrs. Für dieses gilt im Prinzip alles, was auch über die Zeit der Schwangerschaft gesagt wurde. Besonders hinweisen möchte ich jedoch noch einmal auf die immense Lärm- und Schallempfindlichkeit, ja insgesamt die hochsensible Reaktion des Säuglings auf Schwingungen aller Art, also auch und besonders *emotionale* und *atmosphärische* Schwingungen, das heißt *Stimmungen* der Menschen, die mit ihm in Berührung kommen. Sein feinfühliger Organismus und vor allem die noch reichlich ungeschützte, weil noch nicht von einer Ich-Schicht abgedeckte energetische Struktur seines Selbst nimmt auch allerfeinste Schwingungen und Energien in einem Maße auf, das uns als Erwachsenen kaum vorstellbar ist. Besonders gilt dies für die Stimmungen der Mutter, mit der das Kind in der ersten Lebenszeit noch stark symbiotisch verbunden ist. Menschen und Situationen, auf die das Baby mit Unlust reagiert, sollten auf jeden Fall gemieden werden, auch wenn es sich um engste Familienangehörige handelt! Hier hat das Wohlbefinden des Kindes absoluten Vorrang vor jeder Neugier und jedem noch so gut gemeinten Interesse anderer. Wie wichtig für das Wohl eines Babys und die zukünftige geistige, psychische und körperliche Entwicklung des Menschen warme, weiche und liebevolle Stimmen sind, mit denen es angesprochen wird, sowie die Tatsache, daß man viel mit ihm spricht, wurde schon oft nachgewiesen. Dabei kommt es gar nicht auf das gesagte als vielmehr auf Gefühlsbetontheit, Melodie und Sanftheit der Stimme an, eben auf ihre Schwingungen. In der Praxis wird jedoch leider oft viel zu wenig darauf geachtet, wieviel unlustvolle, ja schmerzhafte Reizungen Babys durch Töne und Stimmen erleiden. Besonders negativ wirken laute, spitze und harte Töne, und natürlich solche, in denen Angst, Wut, Ärger und Erregung mitschwingen. Das Kind spürt das alles und fühlt sich dadurch sofort bedroht.

Auch bei der Namensgebung sollten wir diesen Aspekt stärker berücksichtigen. Der Name, mit dem man das Kind anspricht, ist ja auch eine Lautschwingung, die dem Kind jedesmal »in den Leib fährt«. Und hier macht es durchaus einen großen Unterschied, ob das ständig spitze und harte Laute sind, oder weiche und wohlklingende. Überdies wird hier, auf dem Wege über die unbewußte Identifizierung des Namensträgers mit dieser *seines* Namens- und das heißt für das Kind: Persönlichkeitsschwingung, wiederum Selbstablehnung oder Selbstannahme sowie Ablehnung gegen die, die einem solch einen Namen, das heißt so eine unlustbesetzte Schwingung, angetan haben, mit beeinflußt.

Auch im späteren Lebensalter der Kinder sollte m. E. gerade auf Schalleinwirkungen besonders geachtet werden. Dies gilt vor allem dort, wo Töne zur Erzeugung von Emotionen eingesetzt werden, also insbesondere bei der Musikuntermalung von Fernsehsendungen. Es ist leicht nachzuprüfen, wie sehr Spannung, Erregung und Dramatik mit Hilfe von Musik und Lautstärke erzeugt werden. Sie brauchen nur einmal den Ton eines spannenden Fernsehfilms abzuschalten, um den Effekt selbst erleben zu können, und um zu spüren, wieviel an psychischer und auch körperlicher Spannung auf diese Weise im Menschen erzeugt wird. Die Abfuhr dieser Erregungsüberladung dagegen ist in der Regel nicht möglich, zumal wenn kurz darauf schlafen gegangen wird und am nächsten Tag wieder Schule ist; sie wird also entweder unterdrückt oder anderweitig – in Träumen oder chronischer Übererregbarkeit – kompensatorisch abgebaut werden müssen.

Einen weiteren stark prägenden Einfluß im Frühstadium des Lebens hat das Stillen. Ich kann nicht eindringlich genug darum bitten, Kinder möglichst lange zu stillen. Und zwar einmal wegen der Bedeutung des Stillens hinsichtlich seiner Immunisierungsfunktion, die sowohl durch die Zusammensetzung der Milch selbst als auch durch den Kontakt der Herzchakren von Mutter und Kind und die dadurch gegebene Anregung der kindlichen Thymusdrüse gegeben ist. Und zum anderen natürlich wegen alldem, was das Kind an Gefühlen der Wärme, Zärtlichkeit, Geborgenheit und vor allem des Geliebt-, Akzeptiert- und Für-wertvoll-Genommenwerdens für sein ganzes Leben mitbekommt – oder was ihm durch die Verweigerung des Stillens hier entgeht und an gegenteiligen Grundgefühlen eingepflanzt wird.

Erwähnung verdient in diesem Zusammenhang noch einmal die Veränderung des Ph-Wertes durch Streß, Wut und Ärger in Richtung *sauer*. Denn das gilt auch für die Muttermilch! Die Redewendung, »da wird einem die Milch sauer«, hat tatsächlich ihre Berechtigung. Und daß ein Gestilltwerden mit *saurer* Milch zu einer späteren Abneigung gegen Nahrung führt, die wiederum mit einer Abneigung gegen die Mutter und damit einer entsprechenden Einstellung gegenüber allem Weiblichen zusammenfällt, ist ebenfalls erwiesen.

Auf die besondere Rolle der oralen Befriedigung, die ein Kind durch das Stillen erfährt und die durch keinen Schnuller und keine Flasche ersetzt werden kann, sowie auf die Folgen oraler Deprivation (Mangel) brauche ich wohl kaum näher einzugehen. Die Zusammenhänge bis hin zum Alkoholismus und zu jeder Form überzogener materieller Lebensorientierung, wie auch zu Neid, Geiz, Freßgier etc. sind ja seit langem bekannt. Zu wenig Bedeutung wird allerdings bisher der Saugbewegung als solcher für die späteren Möglichkeiten des Selbstausdrucks, der Selbstartikulierung sowie ihr Einfluß auf Atmung und Gefühlsunterdrückung beigemessen. Wenn wir uns jedoch an die starken Bezüge erinnern, die zwischen Gefühls- und Selbstunterdrückung sowie Verspannungen im Mund-Kehlbereich sowie zwischen Herz, Atmung und Sprache bestehen, dann erkennen wir unschwer, wie wichtig auch aus diesem Grunde möglichst lange Stillzeiten sind.

Zur Frage, was man tun kann, um evtl. aufgetretene schädigende Beeinflussungen zu bessern oder zu beseitigen, ist generell folgendes zu sagen:

1. Liebe, Wärme, Nähe, Ansprache und Zuwendung sind die besten Bedingungen, unter denen ein Kind gedeiht. Schon dadurch werden sich viele Dinge von allein wieder einrenken. Natürlich sollte man bei schwerwiegenden Störungen einen Arzt oder Therapeuten aufsuchen. In jedem Fall ist es aber schlecht, das Problem mit Angst oder Gefühlen übergroßer Besorgnis zu besetzen, weil sich diese mit Si-

cherheit auf das Kind übertragen und damit eher noch verfestigend wirken.

2. Jede Aktion und Reaktion, besonders des Babys und Kleinkindes, entspringt einem echten und wahren Bedürfnis. Das Kind hat in allem, was es tut, immer recht, und sollte dementsprechend ernst genommen und behandelt werden. Besonders Empfindlichkeiten jeder Art, also Abneigungen oder Kundgebungen von Unwohlbefinden, sollten nicht ignoriert, unterdrückt oder wegerzogen werden, denn sie zeigen, daß es dem Kind mit dem, wogegen es empfindlich reagiert, tatsächlich nicht gutgeht. Sie könnten auf frühe Prägungen hinweisen und sollten mit besonderer Liebe und Einfühlsamkeit beachtet und respektiert werden. In diesem Sinne kann man ein Baby gar nicht »verwöhnen«. Einfühlendes und liebevolles Verstehen sowie *große Achtung* vor diesem neuen Selbst halte ich grundsätzlich für unabdingbare Maßstäbe jedes Verhaltens Kindern gegenüber.

Für das spätere Alter gilt, daß Kinder mit *echten* Gefühlen sehr gut umgehen können und die *wirklichen* Bedürfnisse anderer durchaus respektieren. Sie können und sollen ruhig auch Grenzen gesetzt bekommen, aber nie in ihrer Persönlichkeit verletzt, lächerlich gemacht oder mißachtet werden. Sie müssen immer das Gefühl haben, geliebt und wertgeschätzt zu sein. Besonders stark leiden Kinder, wenn sie das Gefühl haben, von den Eltern an andere verraten zu werden, d. h., wenn die Eltern andere Menschen und deren Meinungen und Forderungen wichtiger nehmen als das eigene Kind. Und auch das enorm stark ausgeprägte Gerechtigkeitsempfinden von Kindern und vor allem auch Jugendlichen sollte m. E. viel mehr beachtet werden. Insgesamt sollten wir versuchen, nie mit allgemeinen Argumenten zu kommen, sondern immer mit dem eigenen Gefühl und Bedürfnis hinter dem stehen, was wir von einem Kind verlangen. Können wir das nicht vorweisen, hat das Kind in seinem Gefühl und Bedürfnis recht. Ganz generell glaube ich, sollte für die Erziehung wie für jedes menschliche Miteinander gelten: *lieben und lassen.*

IX. Lebensrhythmen

Unsere Überlegungen wären nicht vollständig, würden wir nur jene Aspekte betrachten, die sich um die Pole Geburt, frühe Prägungen, Weichenstellungen in der Vergangenheit ranken, und damit so tun, als genüge es, die dort entstandenen Probleme zu lösen, um in Glück und Zufriedenheit leben zu können. Weder der Mensch selbst, noch das Leben, noch die Energie noch irgendeine andere natürliche Erscheinung besitzt nämlich nur eine Vergangenheit und Herkunft, sondern immer und stets auch jenen anderen Pol, zu dem die lebendige Entwicklung hinläuft, als eine Zukunft, ein Ziel, im Sinne des allzeit währenden Gestaltwandels des Lebendigen gesprochen: ein Ende, einen Tod.

Innerhalb des weiten Feldes der Natur bis hin zu höheren Tieren scheint dies jedoch nicht sonderlich problematisch zu sein, gibt es doch dort allgemein kein *bewußtes Wissen* um dieses Ende und damit auch, über einen instinktmäßigen Lebenserhaltungsdrang hinaus, keine Angst vor ihm. Und gleichermaßen gibt es damit keine Frage nach dem Sinn des Lebens.

Angst vor dem Tod und Fragen nach dem Lebenssinn sind Eigentümlichkeiten des Menschseins. Und man kann durchaus vermuten, daß eine Fülle dessen, was der Mensch als seine arttypischen Leistungen betrachtet, also das meiste von dem, was wir *Zivilisation* nennen, im letzten Grunde aus der Angst des Menschen vor dem Tod entstanden ist, oder, anders gesagt, aus seinem Wunsch, diesem möglichst zu entgehen. Was natürlich nicht gelingen kann. Unterschwellig hat dieses Bestreben jedoch dazu geführt, daß die Frage nach dem Sinn, die ja ursprünglich auch eine Frage nach dem Ziel ist, sich gewandelt hat in die Frage nach der sinnvollsten *Art,* das Leben zuzubringen, und daß wir uns angewöhnt haben, schließlich das für das sinnvollste zu halten, was am besten zu einer Verlängerung des Lebens, also zu einem Hinausschieben des Todes, beiträgt.

Statt den Sinn (das Ziel) unseres Lebens also im Tod und

in einer möglichst seinsgerechten Entfaltung *zu ihm hin* zu sehen, bevorzugen wir meist unbewußt jede Entwicklung von ihm weg. Daß wir uns damit aber immer weiter von den Gesetzen des Lebens und damit auch unseres eigenen Seins, von den Gesetzen der Natur und damit von der Chance, den *tatsächlichen Sinn* zu finden, entfernen, wird uns nicht bewußt. Und dennoch verhält es sich so, und sind alle von uns aufgezeigten negativen und zerstörerischen Verhaltensweisen *letztlich nichts als die Konsequenzen dieses sinnlosen Versuches*.

Wir sollten uns noch einmal folgendes vergegenwärtigen: das Kennzeichen von Lebendigkeit überhaupt ist Entwicklung und Veränderung. Jeder Versuch, diese zu verhindern muß scheitern, es sei denn, das Lebendige selbst wird bereits zum Unlebendigen, zum Erstarrten und Toten umfunktioniert. Das Bestreben, das Leben zu bewahren, bedeutet also nichts anderes als den Versuch, die Entwicklung in ihrem Gang aufhalten, sie auf einer ihrer Stufen festfrieren und die Gesetze des Lebendigen ausheben zu wollen. Der *Unsinn* eines solchen Beginnens zeigt sich darin, daß wir uns ebensogut weigern könnten, groß zu werden, um ewig auf der kindlichen Krabbelstufe zu verbleiben, wie wir als Erwachsene versuchen, dem Altern und Sterben zu entgehen. Damit können wir zwar mit all unserer Energie einen Schein aufrecht erhalten, werden aber nicht vermeiden, daß der biologische Ablauf uns überrollt. Da *er* sich nicht an unserem Wunschspiel beteiligt, wird er uns mit Problemen konfrontieren, die wir nicht bewältigen können, wenn unsere innere Weigerung die Annahme der jeweils neuen Entwicklungsstufe verhindert.

Wenn wir also das menschliche Sein nüchtern als das nehmen, was es ist, so müssen wir akzeptieren: Es ist Veränderung, und es ist eine Entwicklung zum Tod. Die Schönheit und auch der Sinn dieses nur so und nicht anders möglichen Seins läßt sich demnach nur erleben, wenn wir uns seinem wandelnden Fluß hingeben, nicht aber, wenn wir an irgendeiner Stelle stagnieren oder gar gegen ihn zu schwimmen versuchen. Weder werden wir die nachfolgenden Stufen in ihrem Sinnerfülltsein dann jemals wirklich erleben, noch wird es uns gelingen, den Sinn jener *Gestaltwandlung* zu erfassen, die am sicheren Ende unseres Lebens steht und die wir Tod nennen.

Im Gegenteil: Die Angst vor dem Ende wird uns bereits die davor liegende Lebenszeit vergiften, und sie wird verhindern, daß wir diese Zeit in ihrer ganzen Fülle leben können. Und je näher uns das Alter jenem Ende bringt, desto verkrampfter und weniger lebendig werden wir sein. Und statt in Weisheit, Sinnerfülltheit und Glück enden wir allenfalls in Angst, Verkalkung und Umnachtung. Jene wenigen dagegen, denen es gelingt, sich innerlich gewissermaßen ganz auf die Seite des Todes zu stellen, indem sie ihn als notwendig, ja vielleicht sogar als *gut* annehmen, und insbesondere jene, die ihn sogar als ihren »*besten Freund*« und »*Ratgeber*« benutzen, indem sie jede Entscheidung und Tat in ihrer Gewichtigkeit von ihm her bemessen, das heißt sich fragen: wie würde ich handeln, was würde ich sagen, wenn dies meine letzte Tat, mein letztes Wort wäre, haben nicht nur keine Angst vor ihm, machen sich keine Sorgen um die Zukunft, sondern sind in der Lage, jeden Moment ihres Lebens in seiner Fülle, seiner Schönheit und seiner ganzen Bedeutungstiefe auszuschöpfen. Und genau dadurch enthüllt sich ihnen plötzlich ein ganz neuer und tiefer Sinn des Lebens, von dem her sich auch das Sterben als etwas ganz anderes darstellt: nicht mehr als ein Schrecken und ein Ende, sondern als sinn-, ja hoffnungsvolle Verwandlungsstufe hinein in ein noch wunderbareres Sein.

Natürlich will ich hier keine umfängliche »Philosophie des Todes« betreiben. Dennoch scheinen mir einige Aspekte erwähnenswert, die dieses Problem näher beleuchten. Zum einen halte ich für bedeutungsvoll, daß auch dieser Daseinsaspekt erst durch das Christentum aus seiner natürlichen Funktion herausgerissen und problematisiert wurde. Auch wenn man die christliche Heilsbotschaft nicht faktisch, sondern nur symbolisch nimmt, so bleibt doch ihr Kern, daß

Christus durch seine Auferstehung den Tod überwunden habe. Seine Legitimation als Sohn Gottes und insgesamt die Erlösungslehre des Christentums finden ja hierin ihr zentrales Argument. Die Frage ist aber zu stellen, ob denn nun die Tatsache einer solchen Unsterblichkeit überhaupt von irgendeinem *Wert* ist, oder ob nicht vielmehr gerade dadurch die tiefe Leugnung von Natur, Würde und *Leben* des Menschen, wie sie seither zunehmend besteht, erst begründet wurde. Und selbst wenn die christliche Heilsbotschaft anders zu verstehen wäre: mit Himmel und Jenseits als zu erstrebendem Ziel, wird die Erde nunmal zum Jammertal umfunktioniert und Schönheit und Wert unseres irdischen Daseins als solches auf die Ebene einer *Vor*-Stufe und damit letztlich eines *Un*-Wertes geführt.

Nicht nur die buddhistische Ansicht, daß das einzig Beständige innerhalb aller Existenz der *ewige Wandel* sei, oder die hinduistische Auffassung, alles, das heißt auch unser irdisches Dasein und unser Leib, sei *gleichermaßen* göttlich, scheint mir hier zu größerer Gelassenheit, tieferer Sinnfindung und heilerem Menschsein zu führen. Auch innerhalb der abendländischen Philosophie haben sich immer wieder Denker zu einer anderen Einstellung dem Tod gegenüber bekannt.

Von Augustinus bis Kierkegaard und Heidegger gehen hier die Stimmen jener, die die besondere Bedeutung des Todes nicht zuletzt darin sehen, daß erst *durch ihn* und *in ihm* der Sinn des menschlichen Seins seine Erfüllung finde, weil der Mensch dadurch ganz auf sich selbst, seine Kreatürlichkeit, aber auch *seine tatsächliche Freiheit* zurückgewiesen werde. Indem wir den Tod als unser ganz Eigenes und durch nichts und niemanden Verhinderbares begreifen, ermöglicht uns dies erst eine vollkommen selbstbestimmte persönliche Freiheit und Lebensgestaltung. Keine Anpassung an irgendeine Norm, kein Mich-Verbiegen wegen irgendwelcher Ansprüche, die andere an mich stellen, kein noch so intensives Schielen nach dem, was andere für gut und richtig halten, verhindert, *daß ich sterbe* und daß ich mich im Angesicht *meines* Todes fragen muß, ob ich denn tatsächlich *mein* Leben gelebt, *meine* Möglichkeiten ausgeschöpft, *meine* Gaben und Fähigkeiten verwirklicht habe. Diese Einsicht aber, tief gefühlt, ermöglicht *die Freiheit vom* ›*man*‹![22] Denn nicht mehr, was »man« tun und lassen muß, ist dann der Maßstab meines Lebens, sondern der Wunsch und das Bemühen, mein eigenes, mir gegebenes Sein in seiner ganzen Fülle, in seiner Tiefe und in allen seinen Möglichkeiten auszuloten und *zu erschöpfen.*

Die existentielle Einbeziehung des Todes als »*Motor*« *der Sinngebung* und der Ausfaltung meiner Möglichkeiten zu mir selbst wird jedoch mißverstanden, wenn wir hemmungslose Ich-Durchsetzung, Besitzgier und Verachtung des Mitmenschen als sinnvolle Möglichkeit aus ihm schlußfolgern. Hieße dies doch nicht, meinem Leben als solchem einen Sinn geben, sondern wiederum, den Sinn in Dingen außer mir zu suchen. Und insbesondere wiederum den Versuch zu machen, bestehende Zustände aufrechtzuerhalten, ja durch Maximierung noch weiter zu versichern. Den Sinn des Gesagten verstehen, bedeutet vielmehr, einsehen, daß die Anhäufung materieller Güter über das Maß meiner Bedürfnisse hinaus sinnlose Zeit- und Kraftverschwendung und eine tiefe Verfehlung gegenüber dem Lebensrecht anderer und auch der nachfolgenden Generation ist.

Ein anderer Gedanke schließlich mag das Bild runden. Wenn wir die Tatsache des *Werdens zum Tode* einmal als gegeben annehmen, dann läßt sich hinsichtlich unseres Erscheinens in der Welt und unseres Verschwindens aus ihr ein Entwicklungs- oder Spannungsbogen ausmachen, den das menschliche Leben beschreibt. Seine Peripetie, sein Wendepunkt, befindet sich wohl dort, wo wir sowohl unsere Entfaltung zum Selbst, die biologische Funktion der Weitergabe des Lebens als auch die Leistung unseres Beitrages zu einer allgemein humaneren Seinsgestaltung vollzogen haben. Auf dem Wege dorthin finden wir biologische Reifung von der Keimzelle zum Erwachsenen sowie Ausfaltung der energetischen Struktur des Selbst zum autonomen Ich und zu seiner vollen Bewußtheit. Nach dem Wendepunkt oder der *Mitte des Lebens* findet sich biologische Alterung sowie die Möglichkeit einer Auflösung des Selbst in Richtung auf soziale und transzendentale Bereiche. Es ist ja erstaunlich, daß gerade jene Hirnbereiche, die für geistige Funktionen wie Idealismus oder Nächstenliebe zuständig sind, nicht, wie viele andere Bezirke des Gehirns, zum Alter hin von Zellschwund erfaßt und schwächer werden, sondern sich unverändert erhalten, ja wegen des Schwunds anderer Funktionsbereiche oft sogar eine energetisch höhere Ladung erhalten! Wenn wir uns nun des Chakrenmodells entsinnen, das eine energetische Höherstufung von den genital-existentiellen Bereichen des Wurzelchakras bis hinauf zum transzendental orientierten Scheitelchakra beschreibt, so lassen sich diese beiden Dinge durchaus zusammendenken.

In beiden Fällen ist dabei nicht nur das Herz als die Mitte angelegt – insofern wir die Weitergabe des Lebens als einen Akt der Liebe betrachten sowie eine vollständige Verwirklichung unseres Selbst in eine neue lebendige Gestalt –, sondern es ergibt sich darüber hinaus noch ein anderer interessanter Aspekt. Der Umstand eines Ansteigens und wieder Abfallens der *biologischen Lebenskurve* scheint ja dem Gedanken einer fortschreitenden Entwicklung vom existentiell-energetischen Pol zum transzendentalen, als auch einer Ausfaltung des Selbst vom energetischen Keim bis hin zu einem mit *Seele* umschriebenen Zustand zu widersprechen. Dies freilich nur so lange, bis wir entdecken, daß sich beides im Modell einer *dynamischen Spiralstruktur* vereinen läßt. In einer solchen wäre die *Kreisform:* Geburt, Mitte des Lebens, Tod, durchaus logisch und verknüpfbar sowohl mit dem Gedanken einer Entwicklung von einem vorgeburtlich-energetischen über einen irdisch-materiellen zu einem postletal-energetischen Zustand, als auch mit der Theorie der Höherentwicklung oder Transformation der Energie durch den materiellen Zustand »Leben« und »Selbstwerdung« hindurch zu einem noch bewußteren energetischen Aggregatzustand (Seele oder sogar Gottesverwirklichung).

216

Mit Hilfe dieses Modells wäre mehrerlei zu lösen. Einmal entspricht es in seiner spiraligen Struktur durchaus der DNS, also dem Grundbaustein des organischen Lebens. Weiterhin läßt die dieser spiraligen Struktur innewohnende Dynamik, oder besser: ihr notwendiges *Herausschwingen* aus einem *davorliegenden* Spiralbogen sowie ihr notwendiges *Hineinschwingen* in einen nächsten, unsere Geburt und vor allem den Tod plötzlich in einem ganz anderen Zusammenhang erscheinen, in dem auch alle transpersonalen Phänomene sowohl rückwärts als auch vorwärts ihren Platz hätten. Das heißt, menschliche Erfahrungen, ob sie nun als Wiedergeburtserlebnisse, als Manifestationen eines kollektiven Unbewußten oder etwa als mystische Jenseitserfahrungen auftauchen, wären durchaus nicht mehr ins Reich der Spekulation zu verweisen, sondern sind dann als innerhalb des realen Werdegangs des menschlichen Seins angesiedelt zu betrachten.

Für die Spanne unserer Lebenszeit als solche ergeben sich aus diesem Modell folgende Überlegungen: Einmal vermag sich diese Entwicklung nur zu vollziehen, wenn unser gesamtes menschliches Sein, d. h. *alle* Spektren unserer Leibganzheit, an diesem Prozeß teilnehmen; nicht aber, wenn irgend eines davon blockiert und auf einer bestimmten Stufe festgehalten wird. Vielmehr wird eine solche Blockierung den Menschen sowohl in sich zerreißen, als auch ihn aus seinem dynamischen Werdegang herausreißen und ihm damit seine Zukunft rauben. Daß solches dann wiederum zu einer Angst vor der Zukunft wird, die ja dann tatsächlich nicht mehr in ihrer organischen Verbindung mit Gegenwart und Vergangenheit steht, sondern als klaffender Abgrund des Nichts erscheinen muß – obgleich es sich in Wirklichkeit nur um einen Abriß der Entwicklung handelt –, ist klar. Und es ist auch klar, daß dann tatsächlich nichts mehr anderes zählen kann, als Versuche einer Bewahrung des je gegenwärtigen Lebenszustandes.

Konkret begründen diese Versuche allerdings sowohl die heteronomen Strukturierungen des Individuums auf der einen Seite, da sie inhaltlich ja systemstabilisierend sind, und ihren Sinn einzig darin haben, auch dem Jüngeren die vermeintliche Möglichkeit einer Bewahrung und Versicherung des materiellen Daseins um jeden Preis zu gewährleisten, als auch all die seltsamen Alterserscheinungen auf der anderen Seite, die wir heute erleben. Und natürlich insgesamt alle die von uns aufgezeigten problematischen Erscheinungen hinsichtlich des individuellen und gesellschaftlichen Zustands.

Indem wir Menschen unser ganzes Leben lang von der Angst vor dem Tod beherrscht werden, die sich als Angst vor dem Selbst, Angst vor der Natur, Angst vor der Liebe, Angst vor dem Weiblichen, Angst vor dem Loslassen und Öffnen, Angst vor Gefühlen tarnt, übersehen wir, daß uns der Tod auf diese Weise schon während unseres Lebens gänzlich im Griff hat. Allerdings nicht jener Tod, der als Gestaltwandlung und Sinnerfüllung am Ende eines menschlich gelebten Lebens stünde, sondern ein Tod, der tatsächlich beängstigender, grausamer und vernichtender (weil verneinender) nicht sein kann; ein Tod der Kälte und Erstarrung, der Zerstörung, ja der *Zernichtung* alles Lebendigen.

Lebendigkeit und Natürlichkeit wirklich begreifen heißt, sehen, daß im menschlichen Dasein, wie in allem anderen Natürlichen auch, die Phänomene der Weiterentwicklung ebenso existieren wie das Phänomen des Eingespanntseins zwischen zwei Pole. Ja, daß einzig ihr Zusammenspiel in dynamisch-spiraliger Struktur es ist, das die Erscheinungen innerhalb des beständigen Fließens der Energie hervorbringt. Und ob wir es nun mit den Chinesen halten und ihrem: »Am Anfang war das Tao. Das Tao brachte Yin und Yang hervor, und aus diesen beiden entstanden die zehntausend Dinge der Schöpfung«; oder ob wir schlicht westlich-naturwissenschaftlich die beständige Wandlung Energie-Materie-Energie oder die Erkenntnisse der modernen Chrono-Biologie über die zeitlich-rhythmische Strukturierung aller biologischen Lebensvorgänge betrachten: Immer und überall werden wir darauf stoßen, daß Wandlung und rhythmisches Pulsieren zwischen zwei Polen miteinander die Grundlagen der Existenz bilden. Dies erkennen bedeutet aber auch zu begreifen, daß ein Festhalten und Beharrenwollen, woran und auf welcher Stufe auch immer, widernatürlich ist. Und es bedeutet zu erleben, daß wirkliche Ruhe und Gelassenheit nur dort gefunden werden können, wo wir gern, ja freudvoll in dieser ewig pulsierenden Bewegung mitschwingen.

Widerstand und Beharrung, im bioenergetischen Sinn: Gewohnheit, Verspannung und Unterdrückung, sind also Tendenzen, die sowohl Energie nutzlos vergeuden als auch dadurch, daß sie gegen den natürlichen und harmonischen Fluß der Dinge gerichtet sind, nur Unheil, Verwirrung, Krankheit, Zerstörung und Unglück hervorrufen können.

Doch nicht nur unser Eingespanntsein zwischen Geburt und Tod, Zeit und Raum, Vergangenheit und Zukunft zeigt uns diesen ewigen Fluß des Lebens und der Energie, sondern viele andere Erscheinungen mehr sind hier zu nennen und zu beachten, wenn wir uns um ein Leben in harmonischem Einklang mit den Gesetzen des Daseins bemühen wollen.

Genannt hatten wir bereits an früherer Stelle etliche solcher Polaritäten, und wir konnten feststellen, daß die Aufrechterhaltung des *Gleichgewichts* zwischen ihnen unerläßliche Voraussetzung für unser Wohlbefinden ist. Es waren dies insbesondere das Ein und Aus des Atems, Systole und Diastole von Herz- und Pulsschlag, Anspannung und Entspannung der Muskeln, Ruhe und Bewegung, Kälte und Wärme, Auf- und Abbau von Erregung oder die Aufnahme und Abgabe von Energie überhaupt.

Mit diesen gewissermaßen »individuellen« Rhythmen sind wir nun eingebettet in größere Zusammenhänge. Mit dem Ruhe- und Bewegungsprinzip in den Rhythmus von Schlafen und Wachen und über diesen wieder in den Wechsel von Nacht und Tag. Mit unserem Kälte-Wärme-Haushalt und unserer Ernährung in den Wechsel der Jahreszeiten. Mit unserem Dasein als solchem schließlich in den Wechsel von Energie zu Materie, von Welle zu Teilchen.

Nun haben wir uns leider im Zuge unserer zivilisatorischen »Höher«-Entwicklung abgewöhnt, solche Rhythmen als wirkliche, und das heißt ja auch: als *wirkende* und *wirkungsvolle* Bedingungen unseres Daseins ernst zu nehmen. Wir machen die Nacht zum Tage, schlafen und arbeiten nicht nach den Gesetzen von Spannung und Entspannung, sondern nach den blinden Strukturen der Arbeitswelt und Vergnügungssucht, negieren die Bedeutung von Nässe und Kälte für unseren Organismus, sondern fahren auch winters in die Hitze usw. Das aber hängt wiederum damit zusammen, daß unser Leben in seinen Strukturen, also in der Art, wie wir es leben, fast ausschließlich nach *männlichen* Richtlinien und Bedürfnissen eingerichtet ist. Diese männliche Orientierung ist aber nicht so unmittelbar wie die *weibliche* in die natürlichen Zusammenhänge eingebettet und daher geneigt, diese Einbettung überhaupt leichter zu ignorieren. Frauen sind ja durch ihre betonte organismische Ausrichtung auf die natürliche Funktion des Gebärens in viel prägnanterer Weise mit den Rhythmen der Natur verbunden. Am deutlichsten zeigt sich dies im normalerweise 28 Tage währenden Menstruationszyklus, der nachgewiesenermaßen mit den Phasen des Mondes zusammenhängt. Frauen früherer Zeiten kannten diesen Zusammenhang genau. Und auch heute sind diese Kenntnisse bei manchen Naturvölkern noch lebendig. Sie wissen, daß die Periode zur Zeit des Vollmondes einsetzt und können dieses Wissen auch zu einer natürlichen Art der Empfängnisverhütung nutzen. Eine starke Abhängigkeit von Mond und Geburtshäufigkeit ist auch auf den Wöchnerinnenabteilungen aller Krankenhäuser bekannt, wo erfahrene Schwestern und Hebammen bei zunehmendem Mond genau wissen, daß ihnen nun Hochbetrieb ins Haus steht.

Die Erklärung dieses Phänomens finden wir, wenn wir an Ebbe und Flut denken, die ja auch mit den Kräften des Mondes zusammenhängen, speziell mit seiner Anziehungskraft auf Wasser. Diese Anziehung übt ihre Wirkung auf jede Flüssigkeit, also auch auf Blut, Gewebe- und Zellflüssigkeit, und damit auf unseren Organismus insgesamt aus. Auch für unsere bioenergetische Arbeit läßt sich diese *lösende Kraft des Mondes* nutzen, wenn wir versuchen, sie mit den Mondphasen abzustimmen. Das bedeutet zum Beispiel, daß zum Vollmond hin besonders intensiv an Verspannungen gearbeitet werden sollte, weil diese Zeit für Ausdehnung, Wärme und Lösung von Gefühlen besonders günstig ist, während die Zeit des abnehmenden Mondes eher dem Ruhen- und Wirkenlassen sowie einer mehr »trainierenden« Arbeit dienlich ist.

Leider werden all solche Zusammenhänge bisher von den abendländischen Wissenschaften viel zu wenig beachtet. So ausgezeichnete Ansätze in dieser Richtung, wie z. B. der in Findhorn oder bei anderen alternativen Experimenten praktizierte Anbau von Nahrungsmitteln unter Mondbezug, bilden immer noch meist belächelte Ausnahmen. Viel weiter vorgedrungen ist auch in dieser Hinsicht das asiatische Energiedenken, das um polare Energiestrukturen und ihre Zusammenhänge in allen Lebensbereichen schon seit Jahrhunderten weiß, und dieses Wissen, beispielsweise in der Heilkunde, mit beachtlichen Resultaten praktisch nutzt. Man geht dabei im wesentlichen von der Erkenntnis der dualen Energiestruktur aus, die mit der Plus-Minus-Poligkeit oder der Welle-Teilchen-Struktur der Energie korreliert. Diese Polarität wird durch die Vorstellung des *Yin* und *Yang* symbolisiert, wobei Yin alles ist, was empfangend, passiv, weiblich, weich, flüssig, bewegt etc. ist, während Yang das ist, was dem positiven Energiepol entspricht, also was aktiv ist, männlich, fest, trocken, in Ruhe etc. Bedeutungsvoll ist jedoch, daß entsprechend der Vorstellungen der notwendigen Ergänzung der Pole zur Ganzheit keinerlei Wertungen etwa im Sinne von gut oder schlecht an diesen Polen festgemacht werden. Vielmehr wird das Entscheidende darin gesehen, daß *beide* Kräfte miteinander stets in einem harmonischen Gleichgewicht stehen müssen, um Gesundheit, Wohlergehen, Glück, also *Stimmigkeit* im umfassenden Sinne zu gewährleisten.

Der Interessierte sei hier auf die Fülle der entsprechenden Literatur verwiesen[23] –, eines ist jedenfalls klar: Der rhythmische Wechsel zwischen Polen, der aus der energetischen Grundstruktur allen Seins resultiert, ist eine Lebensgesetzmäßigkeit, deren Be- oder Mißachtung die größten, wenn auch dem Ungeschulten nicht immer deutlich sichtbaren Folgen für ein harmonisches und freudvolles oder ein disharmonisches und leidbeladenes Leben hat.

X. Ausgleichung und Freiheit

Man kann die Gesetzmäßigkeit, die der polaren Struktur des Daseins innewohnt, ohne weiteres auch als *realdialektisches Prinzip* im Sinne Hegels bezeichnen (Wandlung des Seins von der These zur Antithese und weiter zur Synthese). Noch einsichtiger und vor allem für unser Tun und Lassen, Wünschen und Wollen noch bedeutungsvoller wird dieses Gesetz jedoch, wenn wir es als das nehmen, was es vor allem ist: ein *Gesetz der Ausgleichung*.

Wenden wir es in dieser Bedeutung zum Beispiel auf die Pole *Streß* und *innere Ruhe* an, so läßt sich ein folgenschweres Mißverständnis aufklären. Normalerweise glauben wir ja, daß der Streß verschwindet, wenn wir unseren Körper zur Ruhe bringen. Da aber Streß letztlich nichts anderes ist als innere Spannung, die aus nicht abgeführter Angst, Wut und Frustration, mithin aus muskulärer Verspannung und Bewegungshemmung entsteht, kann sein Abbau eben auch nur durch die Lösung der Verspannungen, also die Beweglichmachung der Muskulatur, erreicht werden. Es ist also ein Unding, über Techniken der »Ruhigstellung« wie Yoga oder autogenes Training, den Abbau von Streß und innerer Unruhe erreichen zu wollen. Zwar ist der Wert dieser Übungen für die Erlangung situativer, oberflächlicher Beruhigung unbestritten. Auch kann Yoga, wenn es als umfassende *Lebensform* gelebt wird, durchaus tief beruhigende und beglückende Wirkungen haben. Dennoch ist wirkliche innere Ruhe und Ausgeglichenheit auf Dauer nur dann zu erlangen, wenn die muskulären Verspannungen und die psychischen Blockaden, die sich in diesen manifestieren, aufgelöst sind, was nur durch Wiederbeweglichmachen der entsprechenden Körperpartien, also durch *intensive Atmungs-, Bewegungs-* und *Stimmarbeit* funktioniert. Wenn wir intensiv in die Bewegung hineingehen, folgen Lösung und Ruhe automatisch. Gehen wir dagegen in Ruhestellungen, ohne wirkliche muskuläre und psychische Gelöstheit zu besitzen, bedeutet das allenfalls ein etwas tieferes Ausruhen, im Zweifelsfall aber einen Anstieg der zur Entladung drängenden Energie, das heißt ein weiteres Schüren des Feuers innerlicher Unrast!

Auch auf das Verhältnis von Geben und Nehmen wirft das Gesetz der Ausgleichung ein erhellendes Licht. Denn ebenso, wie wir nur dann irgendwo hinkommen, wenn wir unser Haus verlassen, wie wir uns nur dann entwickeln, wenn wir aus der gegenwärtigen auf die nächste Stufe fortschreiten, wie wir nur dort lernen, wo wir unser Nichtwissen eingestehen, d. h. Fehler machen, so ist es auch mit allem anderen: Ruhe erhalten wir nur als Folge von Bewegung, Lösung nur als Folge vorheriger Anspannung, Luft nur, wenn wir vorher ausatmen, oder Liebe nur, wenn wir lieben. Insgesamt also *bekommen* wir nur, *indem wir geben.*

Es ist ja das Seltsame, daß nur derjenige nehmen muß, der bedürftig ist, also *nicht hat,* und nur der geben kann, der *hat.* Und daß sich gleichzeitig der Nehmer wegen seiner Leere und Bedürftigkeit schlecht und minderwertig fühlt, der Gebende dagegen gut, weil er um seinen Besitz und seine Fülle weiß, aus denen heraus er anderen mit-teilt. Und während vom Nehmer wieder zurückgefordert wird, und er sich, auch wenn dies nicht geschieht, doch als der Schuldner, ja, vielleicht sogar als Schuldiger fühlt, wird derjenige, der anderen gibt, auch von diesen wiederum erhalten. Wir sahen das ja bereits bei der Betrachtung der energetischen Ausstrahlung. In diesem Sinne drückt der alte Spruch: Wer hat, dem wird gegeben werden, wer jedoch nicht hat, dem

wird genommen, eine zwar paradox klingende, aber nichts-
destoweniger zutreffende Wahrheit aus. Wir können es uns
auch am Beispiel einer Gruppe von, sagen wir, fünf Menschen, vorstellen: Wenn jeder von ihnen den anderen gibt,
bekommt jeder von *vieren*. Tatsächlich ist es nur unser tief in
uns verwurzeltes Minderwertigkeitsgefühl, unsere ewige
Angst, zu kurz zu kommen – im letzten: unser ewiges Kind-
Spielen –, das uns vorgaukelt, wir *bräuchten* immerzu etwas,
und das uns in unsere Grundhaltung des Nehmens, Brau-
chens, Haben- und Kriegenmüssens hineindrängt. Doch wir
können noch so viel nehmen, wollen, fordern oder brauchen: unsere Leere und unsere Angst lassen sich damit *nie*
zustopfen und beseitigen, sondern sie werden, wie auch dieses tiefe Gefühl der eigenen Bedürftigkeit, das so sehr an jenes: »Mami, Arm!« erinnert, nur immer weiter gesteigert.
Wir werden auf diese Weise nur abhängig von dem, was wir
zu brauchen glauben, liefern uns immer mehr jenen aus, von
denen wir bekommen, und verstricken uns so mehr und
mehr in den Kreislauf von Abhängigkeiten, Schuldgefühlen
und immer größerer Unfähigkeit, für uns selbst und die Erkenntnis und Befriedigung unserer *wahren* Bedürfnisse zu
sorgen. Zuletzt kommt es dann manchmal so weit, daß wir
die Wut, die wir deswegen auf uns selbst bekommen, auf
jene projizieren, von denen wir uns abhängig gemacht haben und ihnen vorwerfen, daß sie uns kleinhalten bzw., daß
sie nicht ebenso klein und abhängig sind wie wir.

Wenn wir verstehen, daß Ruhe, Abnahme von Angst und
Steigerung des Selbstwertgefühls nur über heftiges Ausagieren der Gefühls- und Bewegungsimpulse zu gewinnen sind,
also durch *Äußerung,* durch ein Aus und Hinaus, ein Von-
uns-Fort-Geben dessen, *was in uns steckt,* dann können wir
lernen, daß dieses Prinzip auch für alle anderen Bereiche
des Lebens gilt, daß also jegliches Geben fördernder, heilsa-
mer, und, in diesem Sinne, *seliger* ist als Nehmen. Dies vor
allem, wenn wir es wieder energetisch betrachten, also uns
immer wieder klar machen, daß wir um so mehr Energie erhalten, je mehr wir ausgeben, das heißt aktiv umsetzen.

Der wesentlichste Gesichtspunkt schließlich, der sich aus dem Gesetz der Ausgleichung ergibt, ist, daß wir uns, je nachdem wie wir dieses Gesetz befolgen, unser Schicksal, die Inder sagen: unser *Karma,* in weitesten Teilen, vielleicht sogar in allen, selbst gestalten.

Denn dieses Gesetz, nach dem die Pole einander *immer* abwechseln, ist unausweichlich. Und so, wie nicht Wellenberg ohne Wellental sein kann, nicht Fluß ohne Ufer, nicht Tag ohne Nacht, nicht Licht ohne Schatten, so gilt eben auch energetisch, daß ein Pol unausweichlich dem anderen folgt. Aktive Energie auf passive, eingehende auf ausgehende, aufsteigende auf absteigende usw. Und so folgt jedem, das wir jemals bekamen, etwas, das wir geben müssen. Und wenn wir es nicht freiwillig tun, wird es uns genommen. Aber desgleichen folgt allem, das wir jemals gaben, etwas, das wir dafür bekommen, und sei es nach noch so langer Zeit. So folgt auch jeder *Tat* ihre *Wirkung,* jeder *Ursache* ihre *Folge.* Nicht unbedingt so, daß wir immer den zeitlich-ursächlichen Zusammenhang bemerken, aber dennoch unausweichlich, dann, wenn es im Zeitplan der Geschehnisse gegeben ist. Da hat ja alles seinen eigenen Rhythmus, seine eigene Dauer, seine eigenen, uns nur selten einsichtigen Verflechtungen. Aber *daß* es früher oder später geschieht, *ist unumstößlich.*

Und deshalb ist es *weise,* diese Tatsache zu beachten. Lieber zu geben, als zu nehmen; hoffnungsvoll zu sein, wenn wir ganz unten sind, im Wissen darum, daß es dann nurmehr aufwärts gehen kann, ja uns sogar noch fallen zu lassen, statt den Sturz aufhalten zu wollen, und uns in beständig leidvoller Schwebe zu halten.

Ebenso ist es weise, alle Situationen, soweit es in meinen Möglichkeiten steht, *selbst zu beenden.* Die Suppe »selbst auszulöffeln«, die ich mir eingebrockt habe, die Kastanien »selbst aus dem Feuer zu holen«, alte Schulden, ob materieller oder ideeller Art, möglichst bald zu begleichen. Versprechen, die ich gab, einzulösen. Hoffnungen, die ich weckte, zu erfüllen. Mit einem Wort: jede Sache *rund* und *ganz* zu machen. Und zwar ganz konkret: indem ich mit meinem Partner noch einmal jenen Ort aufsuche, an dem ein Streit begann, und versuche, ihn *dort* wieder zu beenden. Indem ich noch einmal in die Situation zurückkehre, aus der ich weggelaufen bin. Indem ich endlich das ausführe, wovon ich immer schon träumte. Und wenn sich dies nicht real machen läßt, so sollten wir es wenigstens symbolisch versuchen. Denn nur so bekommen wir unsere Energien, die noch irgendwo *nachhängen,* wieder frei, nur so vor allem stelle ich das Gleichgewicht wieder her. Wenn ich es nicht selbst tue, wird es für mich getan, und dann brauche ich mich nicht über das zu beklagen, was derart in Gestalt des »Zu-Falls« auf mich zurückfällt. Es fällt mir nur deshalb zu und wird mir geschickt, weil es mir *zukommt!* Derart aber erweist sich meine Zukunft immer auch als mein Geschick und Schicksal, durch das ich mich vielleicht blindlings geschlagen fühle, obwohl ich irgendwann einmal oder durch irgend etwas zu dem Schlag selbst ausgeholt habe.

Dasselbe gilt natürlich auch für alle Züge und Kräfte meiner eigenen Persönlichkeit. Auch hier ist es nötig, zum *Ausgleich* der weichen und strengen, bedürftigen und vermögenden, aktiven und passiven, männlichen und weiblichen Seiten meines Wesens zu gelangen. Kein Mensch ist ja nur so oder so. Wer das glaubt, verdrängt nur die anderen Aspekte seiner Natur und ist gezwungen, sie in der Projektion auf andere oder sogar von außen als Schicksal zu leben.

In der *Mitte* zu sein, hat ja viele Bedeutungen. Es heißt: in der Mitte meiner Persönlichkeit zu sein, und allen ihren Aspekten das gleiche Recht zu geben. Es heißt, ausgeglichen zu sein in seinem Konto, und zwar dem Leben, anderen Menschen und auch dem gegenüber, was wir uns selbst schuldig sind. Es heißt: im Gleichgewicht zu sein, zwischen Wollen und Sollen, zwischen Geben und Nehmen, zwischen allen Polen und innerhalb aller Rhythmen des Lebens. Nur in dieser Mitte und nur aus ihr sind wir frei. Es wäre naiv zu glauben, Freiheit bestünde in der Möglichkeit, den Gesetzen des Lebens, in das wir nun einmal als Menschen hier auf

Erden gestellt sind, entgehen zu können. Freiheit kann vielmehr nur bedeuten, daß wir innerhalb dieser Gesetze, also indem wir sie befolgen, Herr unseres eigenen Schicksals sind. Daß wir uns also von ihnen befreien, indem wir sie als die selbstverständlichen Grundlagen unseres Lebens annehmen.

Indem wir im Zuge bioenergetischer Arbeit an uns selbst nach und nach zu Lösungen von muskulären Verspannungen und damit zu neuen Lösungskräften und Lösungswegen für unsere Probleme gelangen, geht damit nicht allein die Veränderung vieler bisheriger Standpunkte, Überzeugungen und Verhaltensweisen einher, sondern wir treten insgesamt in eine völlig neu geartete Seins- und Lebensweise ein. Zwar sieht es auf den ersten Blick vielleicht so aus, als ob sich damit viele Dinge auf den Kopf stellten. In Wirklichkeit ist es jedoch so, daß sie immer mehr auf den Füßen zu stehen kommen, so, wie auch wir selbst uns immer mehr auf unsere eigenen Füße stellen lernen und uns immer mehr darauf verlassen können, daß sie uns auch tragen.

Mit zunehmender Freisetzung der Energie werden wir immer mehr die Angst verlieren, uns mit den Autoritäten, die bisher unser Leben und uns selbst beherrschten, auseinanderzusetzen. Und wir werden zunehmend fähig sein, alles, *was nicht wesenhaft unser Eigen ist,* erst einmal in kritische Distanz zu rücken, und zu prüfen, was wir davon als gut und hilfreich beibehalten, oder was wir als hinderlich, unrealistisch oder gar schädlich in Zukunft weglassen wollen.

Im Gefolge unserer zunehmenden Autonomie werden Selbständigkeit und Selbstbewußtsein wachsen, und auf ihrer Basis wiederum werden wir immer mehr Möglichkeiten finden, zu wirklicher Gelassenheit in freiheitlicher Selbstverantwortung und im Einklang mit den Gesetzen des Menschseins zu gelangen.

Solange ich die Leitung meines Verhaltens und die Begründung meiner Lebensentscheidungen den mir eingeprägten Instanzen und damit im Grunde *anderen Menschen* überlasse, bin ich nicht in der Lage, die tatsächliche Verantwortung für mein Tun und Wollen zu übernehmen. Denn es ist eben dann von der Wurzel her nicht mein Tun und Wollen, sondern ihres, und damit oftmals sogar eines, das meinem eigenen, ursprünglichen Wollen und Wesen entgegengesetzt ist.

Zwar besitze ich als Erwachsener eine Fülle von Vorstellungen über gut und schlecht, richtig und falsch, nützlich und schädlich, realistisch und illusionär, mit einem Wort: eine ganz bestimmte *Werteskala,* nach der ich lebe, und nach der ich wahrscheinlich auch meine Kinder erziehe. In den seltensten Fällen jedoch ist diese Werteskala aus meinem eigenen Innern hervorgegangen, geprüft und bewährt an meiner eigenen, selbstverantworteten Erfahrung. Entsprechend werden Entscheidungen, die ich treffe, Zusagen, die ich gebe, Gefühle, die ich investiere, *im letzten* nicht meine Entscheidungen, Zusagen oder Gefühle sein und mein Selbst widerspiegeln, sondern die Welt meiner Lehrer, Eltern, des Pastors oder der Tante Clothilde. Daß ich aber hinter deren Entscheidungen, Zusagen und Gefühlen nicht mit meinem tiefsten Innern, das ja ursprünglich sogar anders orientiert war, dahinterstehen kann, ist einsichtig. Und ebenso, daß ich nicht meine uneingeschränkte Energie dazu verwenden werde, solche Entscheidungen aufrecht zu erhalten. Das kann ich schon alleine deshalb nicht, weil ein großer Teil meiner Lebensenergie aufgezehrt wird von meinen Verspannungen sowie von den neurotischen Konflikten, die sich daraus ergeben, daß ich einerseits versuche, mich fügsam innerhalb des Gefängnisses der Fremdprägungen zu halten, andererseits aber aus meinem tiefen Innern heraus beständig gegen dieses Gefängnis und meine eigene Fügsamkeit opponiere.

Selbstverantwortung setzt Selbstsein voraus, und das wiederum heißt, im vollen Besitz meiner energetischen *Substanz* zu sein, und diese hinter meine Handlungen, meinen Willen, hinter mein Ja und mein Nein stellen zu können. Schließlich hat Ver*antwortung,* die ich trage und übernehme, auch etwas mit *Antwort* zu tun. Sie ist meine Antwort, die ich auf eine bestimmte Lebenssituation gebe, und in der, und durch die ich *mein Wort gebe,* zu dem ich stehen und dessen Folgen ich tragen können muß. Und deshalb muß dieses Wort, mit dem ich mich *verspreche,* aus meinem ganzen, ungeschmälerten und vollbewußten Sein kommen. Indem *meine Stimme* und *mein Wort* in jeder Verantwortung zum *Versprechen* werden, durch welches ich mich binde, wird sie gleichsam zur *Be-stimmung,* die ich damit über mich verhänge. Und diese, als ein Stück Schicksal und Leben, kann und darf nur eine *Selbst-Bestimmung* sein.

Indem ich den Mut und die Fähigkeit zur Selbständigkeit und Selbstrepräsentanz, also zu Selbstbestimmung und Selbstverantwortung, erwerbe, gewinne ich auch hier eine neue Art von Freiheit. Eine Freiheit des gelassenen Abwägens, der kreativen Entscheidungsvielfalt, eine Freiheit, mich zu beugen oder aufrecht zu bleiben oder zu sagen: ohne mich, gemäß dem, was *ich* ertragen und verantworten kann. Eine Freiheit, zuzuhören oder wegzuhören, zu bleiben oder zu gehen, zu schweigen oder Einspruch zu erheben, zu geben oder zu wünschen Kraft dessen, was *ich* fühle, denke und für richtig halte. Und aus solcher freien Selbstbestimmung heraus wird sich schließlich auch meine *Stimmung* bessern, werde ich gesünder, ganzer und vor allem heiterer. Und kann auch dieser heiteren Ganzheit und Gelassenheit schließlich auch die anderen in ihrem Selbst akzeptieren, das heißt immer mehr lernen, auch ihnen ihre Freiheit und Selbstbestimmung zu lassen. Dann und erst dann ist jene wirkliche Partnerschaft möglich, in der sich freie und selbstverwirklichte Menschen miteinander um die Gestaltung einer besseren Welt bemühen können.

Wir können das Ganze auch anders ausdrücken. Wir hatten *Seele* definiert als die Ausweitung des bewußten Selbst in transzendentale Dimensionen, oder, wie Lowen es formuliert: »Für mich ist die Seele gleichbedeutend mit dem Bewußtsein oder Gefühl des Menschen, zu einer größeren, einer universellen Ordnung zu gehören.«[24] Solange nun der Mensch gefangen ist in den Konflikten zwischen seinen gelebten Über-Ich-Instanzen und den unterdrückten und in den muskulären Verspannungen eingefrorenen Selbst-Strebungen, solange er also sein Selbst noch nicht voll entwickelt hat, vermag er auch keine seelischen Qualitäten zu entfalten. Oder sie sind zumindest in diesem Maße eingeschränkt. Insofern ist die von uns beschriebene Reife- und Lösungsarbeit hin zum Selbst eine notwendige Voraussetzung dafür, daß Seele überhaupt erst werden kann.

Indem wir uns zu unserem Selbst entbinden, ermöglichen wir unsere Entfaltung zur Seele. Falls aber, und ich bin davon überzeugt, daß es so ist, die Entfaltung der Seele die höchste Stufe unserer natürlichen Entwicklung ist, erreichen wir erst in diesem Moment das Ziel und den Sinn unseres Seins. Erst hier und erst dann fügen wir uns in die Ordnung, die uns vorgegeben und als Ziel aufgegeben ist. Ordnung aber ist Harmonie von Gesetz und Ganzheit, mit anderen Worten: Sie ist *gesetzmäßige Gestalt.*

Indem uns die Bioenergetik hilft, zu uns selbst zurückzufinden und wieder in die gesetzmäßige und natürliche Ordnung unserer lebendigen Leibgestalt und unseres ganzheitlichen Wesens einzuschwingen, stellen wir so unsere *Gestalt als Mensch* wieder her. Im Werk und Vollzug dieser Arbeit findet sich jedoch plötzlich und unerwartet noch ein anderes: Indem wir uns selbst aus unseren prägenden Strukturen und Blockierungen befreien, befreien wir uns aus allem daraus entstehenden Leid. Damit aber entbinden wir auch jene, die uns prägten, von ihrer Schuld. Dann gibt es unversehens keinen Verantwortlichen mehr für unser Unglück, keinen Verursacher unserer Blockaden, keinen Manipulator unserer Gefühle und keinen, den wir jemals noch für etwas anklagen könnten, das er uns nicht gegeben oder das er uns genommen oder das er uns angetan hätte. Indem ich derart aber auch *sie* durch die Arbeit an *mir* von aller Schuld befreie, ist auch ihnen vergeben und sind auch sie, ja ist die ganze Vergangenheit aus der Gegenwart heraus ein Stück erlöst.

Teil III

BIOENERGETISCHE PRAXIS

Einführung und Hinweise

Wie bereits im Vorwort erwähnt, stehen die in den folgenden Kapiteln beschriebenen Übungen in einem mehr oder weniger direkten Zusammenhang mit den in den theoretischen Kapiteln besprochenen Themen. Da es sich aber, wie Sie mittlerweile längst erkannt haben, bei der Bioenergetik nicht um eine Art Gymnastikkurs handelt, sondern um eine tiefgreifende Arbeit an sich selbst, genügt es keineswegs, Ihnen die Übungen nur im Hinblick auf deren »technische Durchführung« zu beschreiben, und auch für Sie nicht, sie gewissermaßen nur »mechanisch« nachzuvollziehen. Vielmehr kommt es darauf an, die Übungen immer in ihrem tieferen Sinn und Zweck zu erfassen, das heißt, sie in ihrer jeweiligen Bedeutung gut zu erkennen und sie auf diesem Hintergrund anzuwenden.

Aus diesem Grunde habe ich auch versucht, Sinn und Zweck der Übungen jeweils ausführlich zu beschreiben. Das bringt allerdings das Problem mit sich, daß Sie zu Beginn, das heißt, bis Sie die Übungen besser können, gleichzeitig üben und lesen müssen. Falls Sie sich mit mehreren zu einer kleinen Übungsgruppe zusammentun, kann einer vorlesen und die Übungen anleiten. Gehen Sie dann das ganze Übungskapitel so durch, wie ich es beschreibe. Am Ende jedes Kapitels finden Sie dann jeweils eine Zusammenstellung von Übungen, das heißt, der entsprechenden Nummern, für einen zusammenhängenden Übungsablauf, sowie zwei Alternativvorschläge. Auf diese Weise gewinnen Sie, bei einem Übungsabend pro Woche, insgesamt 30 Übungsprogramme, das bedeutet Arbeitsmöglichkeit für mehr als ein halbes Jahr. Danach könnten Sie wieder von vorn beginnen oder auch beliebig neue Abläufe zusammenstellen. Sie sollten jedoch darauf achten, an den Beginn immer leichtere Lockerungsübungen zu stellen und die Arbeit mit einer meditativen Übung ausklingen zu lassen. Für Gruppen emp-

fehle ich, zwischendurch das eine oder andere Kreisge-
spräch einzuschalten, in dem über die Erfahrungen mit den
Übungen gesprochen werden kann. Als Abschluß ist dann
manchmal auch ein Tanz sehr schön.

Da sich bestimmte Yoga-Übungen ebenfalls sehr gut zur
Bearbeitung spezieller Körperpartien oder auch als Atemübungen eignen, habe ich solche auch mit aufgenommen.
Im Unterschied zu den bioenergetischen Übungen habe ich
sie mit Kleinbuchstaben gekennzeichnet. Allerdings beschreibe ich sie nicht, sondern gebe nur den geläufigen Namen (zum Beispiel Kobra) an. Genauere Hinweise sind jedem guten Yoga-Buch zu entnehmen. Ich empfehle das von
Hittlemann (siehe Literaturverzeichnis). Für die bioenergetischen Standardübungen bietet sich als zusätzliches
Übungsbuch sehr gut Lowens »Bioenergetik für jeden« an.

Allgemein ist zur bioenergetischen Arbeit folgendes zu
sagen:

Grundsätzlich ist bei allen Übungen Ihre Eigenverant-
wortung gefordert. Machen Sie nie Übungen, von denen Sie
das Gefühl haben, Sie sollten sie besser nicht machen. Auch
sollte nicht versucht werden, schwerwiegende psychische
Probleme allein mit Hilfe dieser Übungen in den Griff bekommen zu wollen. Hier ist grundsätzlich das Aufsuchen eines erfahrenen Therapeuten, zumindest die Arbeit in einer
Gruppe unter einem kompetenten Leiter anzuraten. Wenn
Sie unter bestimmten körperlichen Krankheiten leiden, wie
Bandscheibenschäden, Arthritis o. ä., sollten Sie sehr vorsichtig zu Werke gehen, das heißt bei allen Übungen sehr
aufmerksam die Reaktion Ihres Körpers beachten und gegebenenfalls bestimmte Übungen vermeiden oder nur in abge-
schwächter Form machen.

Insgesamt gilt, daß wir lernen müssen, die Übungen nicht
ohne innere Beteiligung einfach so abzuspulen, und daß es
bei ihrer Ausführung auch nicht darauf ankommt, sich besonders zu strapazieren, um vielleicht möglichst rasch extreme Positionen oder Haltungen ausführen zu können. Für
die Gruppenarbeit gilt, daß es nicht gut ist, sich an den ande-

ren zu orientieren und einen Wettbewerb daraus zu machen, wer nun »besser« ist, sich weiter beugen, sich länger halten kann etc. Es geht vielmehr darum, sich *bewußt auf sich selbst, den eigenen Körper und die von den Übungen ausgelösten Gefühle zu konzentrieren.* Also bei sich bleiben, auftauchende Spannungspunkte in der Muskulatur gut empfinden und ruhig und gelassen bearbeiten; den Mund *offen* halten und gut und möglichst hörbar (mit Ton) ausatmen. Vor allem bei den anstrengenderen Streck- und Beugehaltungen *nie die Luft anhalten,,* sondern versuchen, gelöst und locker zu atmen und in die Spannungen *hineinzuatmen.* Sie wissen ja, wie wichtig die Atmung gerade für die Lösung von Verspannungen ist.

Sollte Ihnen wegen der erhöhten und ungewohnten Sauerstoffzufuhr leicht schwindelig werden, brechen Sie die Übung ab und bewegen sich locker und *geschwind* mit x-beliebigen Hampelbewegungen im Raum umher. Die Bewegung baut dann den zusätzlich aufgenommenen Sauerstoff schnell ab, und das Schwindelgefühl legt sich wieder. Wenn Sie an die Aufnahme größerer Sauerstoffmengen erst einmal gewöhnt sind, tritt dieses Phänomen ohnehin nicht mehr auf. Aus Positionen mit dem Kopf nach unten sollten Sie sich sehr vorsichtig wieder aufrichten, damit es nicht zu einer plötzlichen Blutleere im Gehirn kommt. Aber das wissen Sie ja aus dem Alltag.

Ein weiteres. Da es darum geht, ein immer subtileres Gefühl für uns selbst, und das bedeutet auch: für die Reaktionen, *das Wollen* unseres Leibes zu bekommen, gilt es, auch insofern auf den Körper zu *horchen,* was dieser an Bewegungen *haben will.* Das heißt, daß Sie sich nach jeder Übung nicht sofort auf die nächste stürzen, sondern darauf achten sollten, was Ihr Körper denn jetzt eventuell für eine Bewegung machen will, also: *welche Sie jetzt brauchen.* Lassen Sie den Körper dann in diese Bewegung hineinfinden und führen Sie sie wie eine Übung durch. Sie werden schnell merken, daß der Körper vor allem Gegenbewegungen zu vorher gemachten haben will, oder auch Wünsche nach Bewegungen in bestimmten Körperpartien anmeldet, wenn diese vorher zu viel oder zu wenig beansprucht wurden. Hier ist immer der Aspekt der Ausgleichung angesprochen, und wir lernen nach und nach auch, immer besser unseren körperlichen Impulsen und Bedürfnissen zu folgen. Unser Körper weiß – trotz aller Verspannungen – immer noch besser, was ihm guttut, als unser regelmäßig noch sehr heteronom und antikörperlich geprägtes Ich.

Insofern gilt die Maxime: *Überlassen Sie während der ganzen Übungszeit dem Körper das Regiment sowie der inneren Wahrnehmung und Empfindung.* Seien Sie also nur aufmerksam dabei, gehen Sie achtsam und liebevoll mit Ihrem Leib um, Sie sind ja gerade dabei, ihn, und damit sich selbst, in einer ganz neuen Dimension wiederzuentdecken. Ihre Aufgabe, wenn man so sagen kann, ist einzig die Aufmerksamkeit, das bewußte Registrieren, und, wenn möglich, das Annehmen der auftauchenden Gefühle. Außerdem das *Atmen mit Ton* und das immer wieder Los- und Lockerlassen.

Wenn Gefühle auftauchen, lassen Sie sie zu. Wenn es also zieht oder spannt oder weh tut, geben Sie bitte der *Äußerung des Schmerzes* nach, ächzen und stöhnen Sie, schreien Sie »Aua« oder was Sie wollen, nur: Lassen Sie heraus, was Sie fühlen. Wenn Tränen kommen, heulen Sie los, wenn Sie einen Lachanfall kriegen, genießen Sie ihn, schütteln Sie sich aus vor Lachen oder kullern Sie sich auf dem Boden herum. Besonders in der Gruppe ist wichtig, daß wir uns nicht von den Äußerungen und Emotionen der anderen in unseren eigenen Empfindungen bremsen lassen. Es kann geschehen, daß der eine heult, dem anderen aber zum Lachen ist. Da die Übungen *auf jeden anders wirken,* weil jeder anders *ist,* kann und soll man sich hier nicht vergleichen oder Rücksichten nehmen. Insbesondere deshalb nicht, weil Lachen und Weinen sowieso nur zwei unterschiedliche Äußerungsformen ein- und derselben Energie (des Herzchakras) sind. Und natürlich, weil wir ja lernen wollen, mit *unseren* Gefühlen zu leben und sie nicht durch andere abblocken zu lassen.

Auch und vor allem wenn Wut hochkommt, lassen Sie sie zu. Stampfen Sie, boxen Sie, schreien Sie los, nur bremsen Sie sich nicht ab, kontrollieren Sie sich nicht und denken Sie nicht, daß Sie dieses oder jenes nicht dürften. Auch sollten Sie sich bitte Ihrer Gefühle nicht *schämen,* und vor allem keine Angst vor ihnen haben. Ihr *Körper* weiß ganz gut damit umzugehen. Sie brauchen nur seinen Signalen zu folgen und *ihn* machen zu lassen. Wenn es weh tut oder spannt, versuchen Sie ruhig, Ihre Schmerztoleranz etwas zu erweitern, aber nicht über die Maßen. Sie müssen selbst lernen zu beurteilen, was Sie noch aushalten wollen und wo Sie »stopp« sagen.

Wenn die Bewegungen und Gefühle Erinnerungsbilder hochschwemmen, betrachten Sie diese ruhig und mit innerer Gelassenheit. Sie haben dann einen Punkt erreicht, der für eine Verdrängung verantwortlich war. Versuchen Sie, vielleicht später bewußt mit dieser erinnerten Situation zu arbeiten. Überlegen Sie, wann und wo es ähnliche gab oder gibt, wie Sie sich angewöhnt haben, generell mit solchen Situationen umzugehen etc. Ich empfehle jedem, der anfängt, intensiv an sich zu arbeiten, ein *Arbeitsbuch* zu führen. Dahinein schreibt man seine Empfindungen, Erlebnisse, *welche* Übung *was* mit einem gemacht hat, auch auftauchende Träume, Gedanken, Erkenntnisse etc. Im Laufe der Zeit erhält man so ein wertvolles Dokument der eigenen Entwicklung.

Üben Sie höchstens zweimal die Woche mit größtmöglichem Zeitabstand (zum Beispiel Montag und Freitag), achten Sie auf die Mondphasen und machen Sie *täglich* allenfalls einige der leichteren Übungen. Versuchen Sie aber, *regelmäßig* zu arbeiten, das heißt planen Sie den Übungsabend fest ein. Und zwar möglichst eineinhalb Stunden (ohne Theorie!), die Sie in aller Ruhe dieser Arbeit widmen. Wenn Sie einen eigenen Raum dafür zur Verfügung haben, in dem Sie auch Arbeitsmatratzen, vielleicht einen bioenergetischen Hocker und anderes »Material« herumstehen lassen können, ist es natürlich optimal. In der Regel aber kann

man überall da arbeiten, wo man genügend Platz hat, unge-
stört ist und auch selbst nicht das Gefühl hat, jemand mit
Schreien etc. zu stören. Arbeiten Sie auf einer Decke auf
dem Boden; als Bekleidung ist Trainingsanzug gut oder ein
leichtes Trikot oder ganz »ohne«, wie Sie wollen.

Noch etwas ist *sehr wichtig*. Stellen Sie sich vor, Sie wür-
den mit einem Bogen schießen. Die Sehne muß zurückgezo-
gen werden, damit der Pfeil nach vorn abgeschossen werden
kann. Oder: wenn Sie Weitsprung machen wollen, müssen
Sie zurückgehen, um Anlauf zu nehmen. Genauso geht es
Ihrem Leib, also Körper, Geist und Psyche im Verlaufe der
Arbeit an sich. Körperlich wird sich das so auswirken, daß
Sie manchmal vielleicht das Gefühl haben, wieder einen
Schritt zurück getan zu haben; Sie hatten eine bestimmte
Lockerheit erreicht, eine Position ganz leicht einnehmen
und halten können, und mit einem Male fühlen Sie sich wieder steif wie zuvor. Das muß Sie nicht erschrecken. Es geht
wieder weg, und *dann erst* haben Sie wirklich jenen Locke-
rungsgrad erreicht. Der Körper zieht sich gewissermaßen
tatsächlich wie zu einem neuen Sprung zusammen, und Sie
werden es sehr schnell merken, wenn Sie *den* gemacht haben.

Auch mit Geist und Psyche verhält es sich ähnlich. Sie
werden vielleicht zwischendurch an Punkte kommen, wo Sie
plötzlich keine Lust mehr an der Arbeit haben, anderes vor-
schieben, sich Ausreden suchen, um den Übungsabend zu
verschieben – und diese Ausreden auch noch selbst glauben!
Dann ist aber regelmäßig eine Situation erreicht, wo Sie
wirklich einen Schritt weiterkommen. Ihr Ich hat dann nämlich ganz genau registriert, daß es ihm jetzt »an den Kragen
geht«, daß jetzt eine tiefere Erkenntnis, eine tiefsitzende
Frustration oder Verdrängung ans Licht kommen wird. Und
da dieses Ich ja nur existieren kann, wenn die Dinge Ihres
Selbst verdrängt bleiben, *wehrt es sich dagegen*. Verständlich, denn es geht ihm dann ein Stück seiner Macht über Sie
verloren. Und da es diese nicht so ohne weiteres preisgeben
will, versucht es eben, Sie mit allen möglichen Tricks an der

Weiterarbeit zu hindern. Seien Sie also stark. Arbeiten Sie gerade jetzt intensiv weiter. *Es geht um Sie!*

Das ist nicht so sehr in den ersten Wochen der Arbeit wichtig, sondern erst später. Zuerst werden Sie wahrscheinlich schnell Erfolge spüren, später wird die Arbeit manchmal zäh werden. Haben Sie aber keine Sorge, Sie kommen durch. Es liegt nur daran, daß aktuelle Probleme und Verspannungen, solche, die mehr in den Oberflächenschichten liegen, relativ leicht gelöst werden, und Sie sich dann schon ein gutes Stück befreit und voll neuer Energie fühlen. Schwierig wird es erst, wenn es »ans Eingemachte« geht. Da werden dann die wirklichen Widerstände auftauchen. Aber Sie haben dann durch die Lösung der Oberflächenverspannungen bereits genug Energie, diese anzugehen. Und mit jedem weiteren gelösten Punkt erhalten Sie mehr!

Eben weil immer tiefersitzende Problembereiche zum Vorschein kommen, wird nicht nur manchmal der Widerstand größer – was Ihnen aber zeigen kann, daß Sie vor der Lösung eines noch älteren Knotens stehen –, es werden auch die Zeiträume länger, bevor sich wieder »was tut«. Aber auch das ist zu verstehen. Ihr Bewußtsein, Ihr ganzer leibseelischer Organismus *braucht Zeit* und nimmt sie sich auch, die aufgetauchten Dinge zu verarbeiten. Danach gibt es dann meistens eine Phase, in der Sie sich super fühlen, froher sind, ganz neue Kräfte und Initiative in sich spüren. Dann haben Sie eine neue Stufe erreicht. Und dann geht es *scheinbar* plötzlich wieder rückwärts. Das liegt aber eben nur daran, daß sich Ihr Organismus anschickt, einen neuen Brocken anzugehen. Geübte »Bioenergeten« wissen dann: Das ist die Chance. Jetzt nicht alles hinwerfen und verzweifeln, sondern im Gegenteil: jetzt erst recht an sich arbeiten. Vergessen Sie doch auch nicht: Was wir über Jahre, Jahrzehnte, ja vielleicht ein ganzes Leben lang unterdrückt, verdrängt, tief in uns vergraben haben, das kann nicht innerhalb von vier, fünf Wochen heraufgebracht und aufgelöst werden. Haben Sie Geduld mit sich. Allein die Tatsache, daß Sie überhaupt an sich arbeiten, ist schon eine derart fortgeschrittene Entwicklungsstufe und ein Zeichen grundsätzlicher seelischer Gesundheit und innerer Stärke, daß Sie sich ruhig Zeit lassen können.

Und noch eines muß ich hier betonen: Viele Menschen meinen, eine Arbeit an sich selbst müsse dazu führen, daß sie dann nur mehr »gute« Menschen sind und nur mehr »positive« Gefühle haben. Und sie sind schmerzlich enttäuscht, wenn sie feststellen, daß sie plötzlich vielleicht öfter wütend sind als früher oder aufmüpfiger (die anderen sagen dann: aggressiver, frecher, egoistischer!) oder auch trauriger. Aber das ist kein Zeichen dafür, daß es Ihnen jetzt schlechter geht als vor Beginn dieser Arbeit, sondern daß diese Emotionen und die Durchsetzung der eigenen Bedürfnisse jetzt nicht mehr abgeblockt und verdrängt, sondern zugelassen werden. Und das ist tatsächlich ein Zeichen von innerer Entwicklung und seelischer Genesung, weil diese Dinge jetzt nicht mehr in den Körper weggepackt werden und dort Schaden anrichten können. Und vor allem, weil wir nur so nach und nach lernen, auch mit diesen völlig natürlichen, richtigen und im Leben immer mal wieder auftauchenden Gefühlen oder Situationen richtig umzugehen. Und nur so lernen wir nach und nach tatsächlich, in aktuellen Situationen uns in der Regel gelassener, umsichtiger, verständnisvoller zu verhalten als vorher. Insbesondere, weil wir immer mehr Energie und das heißt auch: eine größere Toleranzspanne bekommen und mit der Zeit in der Tat insgesamt gelassener, freundlicher, heiterer, weniger nachtragend, also wirklich positiver eingestellt werden.

Übungen I

Wir beginnen mit einigen bioenergetischen Hauptübungen. Diese werden, wie auch andere Standardübungen (etwa Atemübungen), später innerhalb der einzelnen Übungsabläufe immer wieder zur Anwendung kommen, gehören sie doch zum Gerüst jeder bioenergetischen Arbeit.

Beginnen wollen wir allerdings damit, daß wir prüfen, welche Bewegungen der Körper überhaupt machen kann. Also: Wir dehnen und recken uns, biegen, drehen und beugen alle Körperteile, gehen, hüpfen, kauern, winden, schmiegen, verschränken, trippeln, zappeln, zittern, schreiten, spreizen, buckeln und was uns sonst noch an unterschiedlichen Möglichkeiten einfällt.

1 Dann begeben wir uns in die *Grundstellung*(1). In ihr beginnen alle Übungen, die im Stehen gemacht werden. Und zwar stehen wir mit seitlich locker hängenden Armen, die Füße ca. 40 Zentimeter auseinander und die Knie leicht gelockert (nicht durchgedrückt).

2 Als *Eingangsübung* möglichst vieler Übungsabende empfehle ich das *Abschütteln alter und das Auftanken mit neuer Energie*(2). Dabei steht man in (1) und fängt dann von den Füßen/Beinen aufwärts an, den ganzen Körper in Hampel- und Schüttelbewegungen zu versetzen. Wir schütteln alles, was zu schütteln ist: Beine und Füße, Arme und Hände, Schenkel und Po, Brust, Kopf und Unterkiefer, und zwar alles möglichst gleichzeitig und auf die vielfältigste Weise, also nicht nur in einer einmal gefundenen Art. Wir schütteln schnell, impulsiv und heftig, circa fünf Minuten lang. Die Vorstellung dabei ist: wir lösen alle unsere alten Krusten, wir *schütteln alles von uns ab,* den ganzen Streß des Alltags, unsere Sorgen, was uns quält, die Vergangenheit etc., also was immer wir loswerden möchten. Wir schütteln es ab, treten, werfen, schleudern es von uns.

Das Schütteln kann also langsam übergehen in Tretbewegungen mit den Beinen und Gesten des Wegschleuderns und Wegwerfens mit Armen und Händen. Dieses wird begleitet von *lauten* Äußerungen wie *fort, weg, ab, da* etc. Und immer gut ausatmen, also gewissermaßen auch von innen alles herauspusten.

Schließlich bleiben wir stehen und streifen mit den Händen/Handkanten *schnell,* und jede Streifbewegung mit einem zischenden Ausatmen begleitend, unseren Körper ab, so, als wollten wir Wassertropfen wegstreifen. Wir streifen damit alle alte, schlechte, schäbige Energie und überhaupt alles von uns ab, was »an uns klebt«, und schleudern es aus den Händen heraus vor uns auf den Boden. Da liegt dann schließlich alles, was uns bedrückt und gequält hat, und wenn wir wollen, können wir sogar noch mit den Füßen dagegentreten: da! da!, draufstampfen, es zertrampeln, es kurz und klein treten! Dann schaufeln wir es symbolisch aus der Tür oder dem Fenster, und es ist weg. Nun stellen wir uns wieder aufrecht und mit gelockerten Gliedern in (1), werden uns gut des Kontaktes zwischen unseren Fußsohlen und dem Boden, der uns trägt, bewußt, und stellen uns vor, daß durch die Fußsohlen frische und neue Energie aus der Erde in uns hochsteigt. Sie steigt durch Füße und Waden, die Schenkel, das Becken, den Bauch, die Brust bis in den Kopf; sie verteilt sich in Arme und Hände, und schließlich sind wir von ihr bis zum Scheitel angefüllt. Genießen wir es, sie hochsteigen zu lassen und empfinden wir, daß wir uns immer mehr *aufrichten,* je höher sie steigt. Wenn wir das Gefühl haben, vollgetankt zu sein, entlassen wir den Rest der Energie vorstellungsmäßig durch das Schädeldach nach oben. Dann beenden wir die Übung. Das »Tanken« soll nicht länger als eine halbe Minute dauern, die ganze Übung circa zehn Minuten.

Nach dem Schütteln oder anderen Eingangsübungen schließen sich günstigerweise einige Übergangsübungen, zum Beispiel aus dem Bereich des Yoga, an. Zu empfeh-

len sind für den Anfang insbesondere die *Brustdehnung* (a)
a, b oder der *Triangel* (b).

Schließlich kommen wir zur ersten der bioenergetischen
Standardübungen, die vielleicht *die* bioenergetische Übung
schlechthin ist, dem *Stehen* (Grounding). Dieses dient mit
seinen Varianten (s. u.) dazu, Verspannungen im unteren
Körperbereich (Beine, Becken, Bauch) zu lösen; es lockert
den Atem und vor allem bringt es die Energie, die bei den
meisten von uns allzusehr im Kopf ist, nach unten.

Der feste Stand, der gut gespürte Kontakt mit der Erde –
auch gedacht als »die Natur« oder »die Realität« –, ist es ja
erst, der uns die nötige Festigkeit und Grundlage gibt. Erst
wenn wir hier locker, energetisch gut aufgeladen und gut *ge-
erdet* sind, finden Eigenschaften wie »selbständig« oder
»standhaft« ihre Wahrheit. Erst das mit Hilfe der Stehübungen neu gewonnene Bewußtsein, wirklich »auf eigenen Beinen« zu stehen und nicht wie ein Spielball der Mächte im Leben umhergekickt zu werden, hilft uns, unsere gesamte Persönlichkeit und unser wahres Selbst auf diese Beine als Basis
zu stellen.

Das Gefühl, daß »unsere Beine uns tragen«, spielt die
vielleicht wesentlichste Rolle bei jedem Versuch der Selbst-
befreiung und Selbstannahme. Nicht zuletzt deshalb, weil
wir nur so lernen, uns selbst mit allen unseren Schwächen,
Kanten und Macken als auch die Realität des Lebens, die ja
doch auch ihre schweren Seiten hat, wirklich zu »ertragen«.
Und vor allem, weil durch die Bearbeitung der Beine und
des Beckens, das ja unmittelbar dazugehört, dieser ganze
Körperbereich eine große Energieaufladung erfährt, wodurch nach und nach die unteren Chakren stabilisiert und
insgesamt der energetische Haushalt harmonisiert wird.

Erst und nur dann, wenn uns nicht mehr so leicht etwas
umhaut und von den Beinen holt, wenn wir nicht mehr bei
jeder Kleinigkeit zusammenbrechen, legen wir die Angst ab
vor dem, was eventuell im Leben so auf uns zukommt. Weil
wir es »durchstehen« können. Und es dadurch auch besser

annehmen, es besser »ausstehen«, und das heißt auch: es besser »verstehen« können. Und wenn man etwas ausstehen und aushalten kann, dann ist es auch keine Schande, einmal nachzugeben. Sich einmal fallen zu lassen, wenn die Kräfte versagen, in die Knie zu gehen, ja sogar zusammenzubrechen und hinzustürzen. Wir wissen dann: Wir können wieder aufstehen!

Einen guten Stand zu bekommen heißt aber auch, nicht starr und steif zu stehen wie ein hölzernes Bengele oder ein lebloses Knochengerüst, sondern weich und flexibel zu stehen. Also nicht mit durchgedrückten, sondern mit gelockerten Knien. Denn nur einen biegsamen Baum wirft der Sturm nicht um. Er wird sich mit dem Wind wiegen und sich wieder aufrichten. Ein starrer Baum dagegen wird schnell geknickt, splittert und bricht.

Es kommt auch nicht von ungefähr, daß dort, wo menschliche Marionetten, roboterhafte, blinde und aggressive Befehlsempfänger gebraucht und gezüchtet werden, beim Militär, den Menschen auch von der Haltung her das Gegenteil von Lockerheit und Gelöstheit aufgezwungen wird. Hier ist Stehen ein Strammstehen, mit Brust raus, Bauch rein, mit durchgedrückten Knien und die Pobacken zusammen. Probieren Sie diese Haltung ruhig einmal selbst aus. Sie werden merken: Da kann man kaum atmen, da ist man nicht frei! Und das ist ja auch das Ziel der militärischen Ausbildung: Standhaftigkeit, aber unbedingter Gehorsam. Wir jedoch wollen etwas anderes erreichen. Also: Knie lockern, Bauch loslassen, Pobacken entspannen. Gerade der zusammengekniffene Hintern ist ja eine der wesentlichsten Angstverspannungen. Wir kennen ja alle die Ausdrücke wie »Schiß haben« oder »die Hosen voll haben« als Synonyme für *Angst haben*. Und dem suchen wir schon prophylaktisch durch die entsprechende Zusammenkneifhaltung zu entgehen. Wobei wir dann natürlich dementsprechend »verkniffen« sind und gerade durch diese Körperhaltung die Angst beständig selbst produzieren, der wir entgehen wollen. Also: Lockerlassen und nicht »den Schwanz einziehen«!

3 *Stehen* (3). Also: wir stehen mit leicht gespreizten Beinen in (1). Die Füße sind bewußt mit den Zehen einwärts gerichtet, die Knie gut gebeugt. Die Arme hängen seitlich locker am Körper herab, die Hände sind leicht geöffnet, die Schultern locker, die ganze Haltung ist gelöst und leicht nach vorn gebeugt. Den Po halten wir hinten (so, als ob wir gerade dabei wären, uns aufs Klo zu setzen). Und in dieser Haltung bleiben wir erst einmal stehen und versuchen, ein Gefühl für sie zu bekommen.

Zugegeben: Sie fühlt sich zu Beginn reichlich fremd an. Vielleicht fühlen Sie sich etwas armselig und hilflos mit Ihren hängenden Schultern und unsicher wegen der gebeugten Knie. Aber genau das zeigt uns, daß wir der Angewohnheit verfallen sind, Lockerheit und Gelöstheit mit Schwäche zu verwechseln, und (scheinbare) Stärke und Selbstsicherheit nur mit Hilfe jener militärischen Gehorsam- und Hab-Acht-Stellung zu finden. Überdenken Sie einmal in Ruhe diesen ganzen Komplex. Und probieren Sie, wenn Sie sich nach einigen Wochen an dieses gelockerte Stehen gewöhnt haben, einmal das alte Stehmuster mit den durchgedrückten Knien aus; am besten noch mit angespanntem Gesäß, eingezogenem Bauch, zusammengebissenen Zähnen, verkniffenen Lippen und geballten Fäusten...

Auch die bewußt einwärts gerichteten Zehenspitzen sind so eine Sache. Normalerweise sollten die Füße ja ziemlich geradeaus zeigen. Aber bei den meisten Menschen zeigen die Fußspitzen voneinander weg in unterschiedliche Richtungen. Als ob wir immer in zwei Richtungen gleichzeitig gehen wollten, und uns nicht für eine entscheiden können. Das zerreißt einen aber eher, als daß man wirklich vom Fleck käme, zeigt aber eben auch viel von unserer inneren Zerrissenheit. Also üben Sie, *eine* Richtung, nämlich geradeaus, einzuschlagen. Und damit die Muskeln, die sich ja an jene gespreizte Stellung gewöhnt haben, sich umgewöhnen können, müssen wir eben die Zehenspitzen betont einwärts richten.

Auch X- oder O-Beine rücken auffällig ins Licht, wenn

wir so mit gebeugten Knien dastehen. *Parallel* sollten die Beine sein, alles andere sind Verspannungen, vor allem bei X-Beinen. Die Zusammenhänge entsprechen jenen, die ich später beim »Sitzen« erläutere. Versuchen Sie also bitte, die Beine so zu stellen, daß Sie (sich) kein X oder O (vor)machen. Dann spüren Sie gleich, woran es zu arbeiten gilt. Das Stehen sollte man, wie das Sitzen, jeden Tag üben. Gelegenheiten dazu gibt es ja genug. Als Übung reichen drei bis fünf Minuten. Versuchen Sie dabei auch, mit der *Fußsohle* guten Kontakt mit dem Boden zu schließen. Lassen Sie Ihr ganzes Gewicht gut auf Beinen und Füßen ruhen, ja drücken Sie die Füße ruhig etwas »in den Boden«. Und prüfen Sie, ob Sie in der Mitte des Fußes stehen, besser noch, mit dem Gewicht leicht auf der vorderen Fußhälfte. Nicht auf dem Innen- oder Außenrist. Und schon gar nicht mit dem Gewicht auf den Fersen! Da müssen Sie sich nämlich besonders steif halten, und sind doch ganz leicht aus dem Gleichgewicht zu bringen und umzuwerfen. Testen Sie die richtige Haltung gut aus und üben Sie sie, auch und gerade, wenn es gegen Ihre gewohnte Haltung geht und es an manchen Stellen zieht.

Nach etwa fünf Minuten beginnen Sie, langsam mehr »Gewicht zu machen«, das heißt, Sie gehen stärker in die Knie, so daß immer mehr Körpergewicht auf die Füße drückt. Und machen Sie sich ruhig schwer. Ganz langsam immer weiter und weiter in die Knie gehen, gut dabei atmen, vor allem, je anstrengender die Haltung wird, desto mehr atmen. Der Po geht immer weiter nach hinten raus, Schultern, Arme und Kopf hängen locker nach vorn, der Mund ist offen: Sie atmen viel, ganz viel durch ihn aus! Ächzen und stöhnen Sie ruhig, es wird ja auch langsam recht anstrengend. Schließlich können Sie die Füße immer weiter seitlich auseinanderrutschen lassen, und zwar so, daß Sie letztendlich in »Charlie-Chaplin-Haltung« stehen und in die Hocke kommen. Aber bitte möglichst auf den ganzen Fußsohlen stehen! Ruhen Sie jetzt so aus. Dann nehmen Sie die Arme, wenn Sie sie nicht schon dort haben, zwischen die Beine, und drücken diese, indem sie die Hände gegeneinanderpressen, mit den Oberarmen noch weiter auseinander. Schließlich zeigen Ihre Füße mit den Fersen zueinander, die Zehen

4 180° auseinander. Sie machen jetzt den *Frosch* (4). Und aus dieser Haltung stehen Sie jetzt auf! Lassen Sie dabei alle Luft und Anstrengung ruhig mit einem *Schrei* heraus. Das war's. Jetzt können Sie eine kleine Pause machen, die Beine ausschütteln, sich entspannen und herumgehen.

(Wenn im Übungsplan (3/4) angegeben ist, also Stehen und langsam zum Frosch gehen, die Oberschenkel dehnen und aus dem Frosch aufstehen, dann soll diese Abfolge dreimal hintereinander gemacht werden, und zwar jeweils drei bis fünf Minuten lang. Danach ausruhen.)

5 Damit wir zu Beginn die wesentlichsten Stehpositionen kennenlernen, behandle ich sie hier nacheinander. Später wird dann jeweils nur die eine oder andere Variante geübt, dafür aber intensiver und dreimal.
Stehen II (5): Legen Sie für diese und die folgenden Stehübungen ein weiches Kissen oder eine Matratze vor sich hin. Sie beginnen in (1). Dann gehen Sie gut in die Knie, Arme, Schultern, Kopf hängen locker nach vorn, der Po geht hinten raus, das Gewicht ruht gut auf den *Vorderfüßen*. Beugen Sie sich jetzt so weit vor, daß die leicht gekrümmten Finger *fast* den Boden vor Ihnen berühren. Und jetzt recken Sie den Po *trotz* gebeugter Knie so fest Sie können nach oben Richtung Decke (wie ein »Entenbürzel«). Atmen Sie gut und locker und mit geöffnetem Mund und halten Sie die Position mindestens eine Minute. Wenn es schwierig wird, stöhnen Sie laut. Die Füße stehen *ganz* auf dem Boden. Wenn hier und bei einigen anderen Übungen die Beine zu zittern beginnen, ist dies ein sehr gutes Zeichen. Es zeigt an, daß sich Verspannungen zu lösen beginnen und Leben in die Beine kommt. Lassen Sie sie also zittern. Genießen Sie es. Eventuell können Sie die Knie zwischendurch noch mehr beugen und dann wieder etwas strecken, und, wie gesagt, den Po gut hochdrücken.

Wenn Sie nicht mehr können, richten Sie sich langsam auf und verschnaufen. Dann beugen und dehnen Sie sich rückwärts oder lassen Ihren Körper sonst was machen, was er will. Machen Sie später auch diese Übung dreimal. Beim zweiten und dritten Mal lassen Sie sich, wenn Sie nicht mehr können, erleichtert und vielleicht sogar mit einem gewollten (oder spontanen) Schrei der Erlösung nach vorn auf die Matratze fallen und ruhen sich dort aus.

Stehen III (6): Diese Übung gleicht der vorigen. Nur nehmen Sie hier die Arme in Vorhalt und stehen ganz auf den Zehenspitzen. Die Fersen sind also vom Boden abgehoben. Lassen Sie die Vibrationen in den Beinen gut zu. Wenn Sie nicht mehr können, fallen Sie wieder nach vorn. **6**

Stehen IV (7) ist eine Variante zu Stehen III, abwechselnd auf einem Bein! Wir lernen dabei, nicht zu verkrampfen, und vor allem, nicht mit dem belasteten Fuß auf den Innen- oder Außenrist auszuweichen. Das Gewicht ruht in der Mitte des Vorderfußes. Nehmen Sie dasjenige Bein, auf dem Sie nicht stehen, gut vom Boden weg und strecken es auch möglichst gut nach hinten. Das Standbein ist gut gebeugt, und es ist jetzt sehr wichtig, gut das Gleichgewicht zu halten. Diese Variante ist sehr anstrengend; atmen Sie gut, stöhnen Sie laut und betont bei jedem Ausatmen, dadurch baut sich eine große Spannung auf. Und dann lassen Sie sich mit einem Schrei der Erleichterung nach vorn fallen, und bleiben Sie dann liegen. Lassen Sie einfach alles heraus, was an Spannung und Erleichterung, an Lachen oder Tränen aus Ihnen herauswill. Dies vor allem nach der zweiten oder dritten Wiederholung, die sie nach kurzer Liegepause vornehmen. **7**

Gerade dieses Aufbauen der Anstrengung und sich dann fallen lassen ist sehr wichtig. Wir lösen damit nicht nur viele innere Verkrampfungen auf, sondern lernen dabei auch, daß wir fallen *dürfen,* daß wir loslassen dürfen, wenn wir das unsrige getan haben, aber es dann einfach nicht mehr geht.

248

Wir zwingen uns ja leider viel zu oft, aufrecht zu bleiben, uns auf den Beinen zu halten, versuchen, um jeden Preis durchzuhalten, obwohl unsere Kräfte vielleicht schon längst erschöpft sind. Doch unser Wille, und das bedeutet: unser Ich, treibt uns vorwärts und immer weiter (das gilt ganz besonders für viele Männer!). Nur: Wir tun uns damit überhaupt keinen Gefallen. Wir müssen lernen, uns auch einmal fallenlassen zu können! Um so eher sind wir dann wieder auf den Beinen.

Es geht uns ja gerade darum, sowohl *stärker* als auch *nachgiebiger* zu werden, entsprechend unserem eigenen Maß, und nicht nach dem Maß anderer. Und das bedeutet auch, daß wir unser Maß richtig einzuschätzen lernen, und wenn es voll ist, sagen können: halt, stopp, jetzt reicht es, jetzt brauche ich eine Pause. Beides eben ist wichtig: mehr auszuhalten und die eigenen Grenzen kennen und respektieren lernen. Um so mehr lerne ich auch, die Grenzen anderer zu respektieren, aber auch, ihnen etwas zuzumuten. Und das heißt ja auch: ihnen etwas *zuzutrauen*. Nur das hat ja das rechte Maß, was sowohl der Sache als auch mir selbst gemäß, also angemessen ist. Und das kann nur heißen: meinen Kräften angemessen. Was hinter ihnen zurückbleibt, ist dies ebensowenig wie das, was sie übersteigt. Was sie und mich überfordert. Und nur das, was wirklich angemessen ist, ist vor allem in der Mitte, ist ausgewogen, harmonisch, stimmig, ist realistische Einschätzung der Verhältnisse, ist realistische Selbsteinschätzung.

8 Eine weitere wesentliche bioenergetische Grounding-Übung, die auch als gute Ergänzungsübung zu den schwierigen Stehübungen gelten kann, ist der *Bogen* (8). Er ist eine der wichtigsten sogenannten »Streßhaltungen« und dient zum Lösen von Verspannungen im ganzen Körper und zur Mobilisierung blockierter Energien vor allem im Bauch- und Rückenbereich. Sie stehen wieder in (1). Stemmen Sie beide Fäuste wie bei einer »Schwangerschaftshaltung« hinten seitlich in die Hüften, und lehnen sich über die Fäuste nach hinten. Die Ellenbogen sollen möglichst gut nach innen gedrückt werden. Der Bauch geht vorne raus, die Schultern bilden eine lotrechte Linie mit den Fersen. Nicht weiter zurückbiegen! Auch der Kopf bleibt vorne. Die Knie sind natürlich wieder gut gebeugt, und der ganze Körper bildet einen schönen Bogen. Wichtig ist, daß Bauch und Becken gut vorn sind, das heißt der Bogen hier keinen Knick bekommt. Diese anstrengende Position zuerst ein bis zwei, später drei bis fünf Minuten halten und dabei locker durch den Mund atmen. Wenn Sie geübter sind, machen Sie den Bogen dreimal abwechselnd mit Stehen II und lockern sich hinterher gut mit Hilfe von Übung (73a) u. ä.

Eine extremere Variante ist der *gebeugte Spagat* (9). Dabei **9** sind die Beine so weit wie möglich gegrätscht, aber so, daß Sie noch auf der ganzen Fußsohle stehen und die Fußspitzen nach vorne gerichtet bleiben. Also *nicht* auf den Innenrist ausweichen. Nun beugen Sie die Knie und versuchen, zehnmal das Becken vor- und zurückzuschieben. Wenn Sie den Po zurückführen, soll der Oberkörper gut nach vorn kommen. Auch dabei wieder gut und locker durch den Mund atmen.

Neben dem Stehen und dem später zu besprechenden Knien ist, insbesondere auch für Frauen, das *Sitzen* eine der bioenergetischen Hauptübungen. Das liegt nicht nur an der Symbolik, also etwa am zu steigernden *Durchsetzungsvermögen,* das insgesamt von allen Übungen, die auch das Muladhar stärken, gefördert wird, sondern es hängt wiederum ganz besonders mit den im Abschnitt ›Selbstwert und Geschlechtlichkeit‹ besprochenen Verspannungen und Problemkreisen zusammen.

Und zwar geht es um den Schneidersitz, vor allem aber um den sogenannten *Lotossitz.* Dieser ist, als energetisch beste Sitzhaltung, unser Fernziel. Sie dürfen ruhig einige Jahre brauchen, bis Sie ihn einigermaßen beherrschen und länger in ihm verweilen können. Und wenn Sie es gar nicht schaffen, sondern vielleicht nur den halben Lotossitz, ist es auch nicht schlimm. Es geht nur darum, die entsprechenden Verspannungen in den Oberschenkelmuskeln und vor allem des Schneidermuskels immer und immer wieder zu bearbeiten. Wenn Sie bedenken, daß diese Muskeln früher auch *Moralmuskeln* genannt wurden, können Sie sich denken, warum. Natürlich geht es nicht darum, daß Sie jetzt unmoralisch werden sollen, sondern darum, daß hier die ganze Fülle unserer Selbstablehnung und Lebensverneinung angesprochen ist. Ich habe dazu ja schon ausführlich Stellung genommen. Denken Sie daran, daß hier allgemein die Aspekte Unfreiheit, Zurückhaltung, Verkniffenheit und Verschlossensein bearbeitet werden. Da Frauen heutigentags häufig Hosen tragen, geht es bei der hier wirksamen Erziehungsvorschrift eben schon lange nicht mehr darum, daß man(n) Frauen wo möglich unter die Röcke sehen kann, wenn die Beine nicht geschlossen gehalten werden, sondern darum, Prüderie, Körperfeindlichkeit und vor allem Schwachheits-, Schutzlosigkeits- und Unterlegenheitsgefühle im Unterbewußtsein der Frauen zu verankern. Indem sie rein körperlich zur Unfreiheit erzogen worden, zwingt man(n) sie, nicht nur ihre Weiblichkeit insgesamt zu verstecken und als etwas anzusehen, dessen sie sich zu schämen haben, sondern darüber auch dazu, sich ihrer selbst zu schämen, sich selbst minderwertig zu fühlen. Sich gefälligst geschlossen zu halten und sich Lust, Leben, Freude ebenso zu *verkneifen,* wie die Fähigkeit und Freiheit, sich einfach so hinzusetzen. Und das heißt eben jetzt auch: sich für *ihre* persönlichen und weiblichen Belange ein- und durchzusetzen.

10   Also sitzen. Bitte üben Sie immer und immer wieder den *Schneidersitz* (10). In der Regel werden Ihre Füße zu Beginn die gekrümmte Haltung nicht lange mitmachen wollen; auch werden Ihre Beine nicht flach auf der Erde ruhen, sondern die Knie werden mehr oder weniger hochstehen. Lassen Sie deshalb die Arme locker auf den Knien aufruhen, damit das Gewicht der Arme die Muskulatur der Oberschenkel lang-

sam dehnt und lockert. Und machen Sie bisweilen auch die Gegenbewegung, also das, was diese Verspannungen programmieren: ziehen Sie die Beine so fest wie möglich zusammen und an den Leib (geht gut im Liegen!) und empfinden Sie die hierdurch fixierten Gefühle von Hilflosigkeit, Kleinheit und Schwachheit. Wenn sie *das* ändern wollen, müssen Sie *diese* Verspannungen lösen!

Sehr hilfreich dafür ist auch der *Vogel* (11). Sie sitzen dabei **11** auf dem Boden und ziehen die Beine so weit an den Körper, daß die Fußsohlen sich berühren. Nun umfassen Sie die Zehenspitzen beider Füße mit den Händen, richten den Oberkörper auf, so daß er und die Arme gut gestreckt sind (gut atmen!), und ziehen die Füße so weit es geht an den Körper heran. Dann wieder lockerlassen und nochmals heranziehen und sich aufrichten. Das wiederholen Sie einige Male. Nach dem vierten oder fünften Mal beginnen Sie, in der *gespannten* Position, das heißt, wenn die Fersen ganz nahe am Damm liegen, mit den Knien auf- und ab zu wippen, so, wie ein Vogel mit den Flügeln schlägt. Schlagen Sie ruhig schnell und kräftig; das Ziel ist: den Boden schlagen. Machen Sie die Wippbewegungen fünf-, zehn- fünfzehnmal, je nachdem, wie gut Sie sie können. Und vor allem: Üben Sie sie täglich. Danach gut entspannen.

Anschließen kann sich die *Vorübung zum Lotossitz* (12) Sie **12** sitzen wieder auf dem Boden, strecken das linke Bein gerade aus, winkeln das rechte an, und zwar so, daß die Fußsohle möglichst nah an den Schritt und an die Innenseite des linken Oberschenkels zu liegen kommt. Helfen Sie ruhig mit den Händen mit. Nun heben Sie mit den Händen den rechten Fuß an und legen ihn *auf* den linken Oberschenkel. Die Stellung etwas aushalten und dann die Beine wechseln. Auch das dreimal. Diese Stellung ist auch gut, falls Sie Ihren Füßen einmal eine eingehende Fußmassage zukommen lassen wollen!

Dieselbe Übung können Sie auch so machen, daß das

linke Bein in der Schneidersitzposition liegen bleibt. Das heißt, Sie nehmen das rechte Bein mit der Hand hoch und legen es so über das linke, daß der rechte Fuß auf dem linken Oberschenkel zu liegen kommt. Aber das ist schon schwieri-

13 ger. Es ist der *halbe Lotossitz*. Beim *ganzen Lotossitz* (13) liegen beide Füße jeweils auf den Oberschenkeln des anderen Beines, die Unterschenkel sind also gekreuzt. Die Füße sollen mit den Sohlen zur Decke zeigen und in der Leistenbeuge des anderen Beines liegen. Aber, wie gesagt, wenn Sie das nach einigen Jahren können und die Knie dabei flach auf dem Boden liegen haben, dann sind Sie wirklich schon sehr weit fortgeschritten.

14 Lösen Sie nun die Beine wieder und strecken Sie sie ganz aus. Arme und Hände stützen Sie etwas seitwärts hinter sich auf den Boden. Diese Sitzhaltung kennt jeder. Ich nenne sie den *Liegestuhl* (14). Sie können nun beginnen, die Beine durch leichtes und schnelles Wackeln zu lockern. Dann drücken Sie die Knie fest durch und recken die Fußspitzen in Richtung auf sich selbst. Die Fersen gleichzeitig gut von sich

15 wegdrücken. Diesen *Beinspanner* (15) wiederholen Sie, abwechselnd mit dem Lockern der Beine dreimal. Wenn Sie mögen, machen Sie als Gegenbewegung danach die Kobra

c (c). Sie ähnelt der hochgedrückten Liegestützhaltung, nur daß die Hände mit den Fingern nach einwärts stehen und zwar so, daß sie sich mit den Fingerspitzen berühren.

16 Zum Schluß setzen Sie sich noch einmal in den Schneidersitz, schließen die Augen und lauschen einige Minuten dem Geräusch des ein- und ausgehenden Atems (16).

Vorschläge für Übungsabfolgen:

1. Bewegungsübungen (0), 2, a, b, 3/4, 8, 10, 11, 12, 13, 14, 15, c, 16

2. 28, 18, 19, 20, 5, 9, 21, 73, 22, 71, 97, 44, 11, 100, 101, 102, 103, 46, 49, c, 27

3. 45, 44, 18, 20, 40, 41, 31, 32, 33, 34, 35, 36, (86, 87, 88) oder nach 36: 52, 17, 47, 50, 39, 13, 16

Die in Klammern gestellten Übungen ( ) sind Partnerübungen für die Arbeit in der Gruppe. Falls Sie allein arbeiten, lassen Sie sie weg und machen statt dessen die angegebenen Alternativübungen. Denken Sie hier *und immer* daran, zwischen den einzelnen Übungen ausreichende Pausen und Lockerungsbewegungen zu machen. Wenn eine Übung allerdings mehrmals wiederholt werden soll, gibt es zwischen den Wiederholungen nur kurze Verschnaufpausen.

Und, um es noch einmal ganz deutlich zu machen: die Vorschläge für Übungsabfolgen sind so zu verstehen, daß mit Reihe 1., 2., 3. immer ein *Kurs* gemeint ist. D. h., nachdem Sie die Übungen der 10 Kapitel während der Textlektüre bereits gemacht haben, beginnen Sie den 1. eigentlichen Kurs, der die Übungsabfolgen 1. der Kapitel I–X umfaßt. Kurs 2 wird dann entsprechend von den Übungsreihen 2., Kurs 3 von den Übungsreihen 3. gebildet.

Übungen II

Ich glaube, es ist deutlich geworden, welche zentrale Rolle die Atemreduzierung bei unserer Selbstblockierung spielt, und wie wichtig demzufolge das Atmen für die Lösungsarbeit ist. Nicht oft genug kann ich aber auf die Bedeutung der *Lautäußerung* beim Ausatmen hinweisen. Denn gerade hier haben die meisten Menschen Hemmungen und Skrupel. Das Abblocken der eigenen Stimme, das Bremsen der Selbstäußerung ist aber einer der deutlichsten Hinweise unserer Fixierung auf andere, auf deren Meinung über uns, also auf unser Imageproblem resp. unser tief eingewurzeltes Selbstwertdefizit. Auf unsere Scham und Verklemmtheit bezüglich dessen, was aus uns selbst kommt. Gleichzeitig zeigt es die Starrheit unserer Ich-Struktur, die es aufzulösen gilt.

Wir sollten diesen ganzen Zusammenhang vielleicht noch einmal von folgender Warte aus betrachten: Unser heteronomes Ich und sein Erfüllungsgehilfe, unser *Wille,* sind für Muskelverspannungen, Atemreduzierung, Selbstunterdrückung, Ängste und Krankheiten verantwortlich. Sie erzeugen Starrheit, Blockierung, *Hemmung* im weitesten Sinne. Atmung und Verlautbarung lösen diese Dinge auf. Über eine Steigerung der Herzfrequenz führen sie zu mehr Ausdehnung, Wärme und zu einer Erhöhung unseres Energiespiegels. Das erhöht insgesamt unser Erregungspotential und unsere Lebendigkeit. Erregungsabfuhr und Umsetzung der Lebendigkeit in Bewegung und schöpferische Tat aber bringen insgesamt mehr Lust und Freude in unser Leben. Flexibilität, Lust und Kreativität sind nicht möglich, solange unsere starre Ich-Struktur und unser Wille die Herrschaft über uns ausüben. Entsprechend betont auch Lowen: »Lust erfordert Lockerlassen.. Ein gehemmter Mensch tut sich beim Lusterleben schwer, weil unbewußte Zwänge in seinem Körper das Strömen von Gefühl behindern und seine natürliche Körperbeweglichkeit blockieren!«[25]

Ein solcher Mensch wird von seinem Ich und seinem Willen her sich weder von den Empfindungen seines Körpers noch von seinen spontanen, kreativen und innovativen Ideen, und auch nicht von den Ereignissen des Lebens selbst davontragen lassen. Das heißt auch, daß er nie imstande sein wird, wirklich eigenschöpferische Lebensakte zu setzen, weil er keinerlei Erfahrungen im Umgang seines Selbst mit diesem Leben gewonnen hat. Er wird sich selbst nicht viel zutrauen, vielmehr vor allem Neuen, vor dem Leben selbst aber auch der Hingabe etwa in der Sexualität Angst haben. Diese wird ihn wiederum noch mehr auf seine alten, »bewährten« Muster und Gewohnheiten, seine Verspannungen, seine Atem- und Gefühlsunterdrückung festnageln.

Weil alle diese Dinge einen *Regelkreis* bilden, wird sich dieser nur auflösen, indem wir atmen und uns lautlich äußern. Das heißt, daß wir im wahrsten Sinne des Wortes unser Selbst *auf den Flügeln des Atems* aus den Tiefen der Unterdrückung und Verdrängung in die Freiheit hinaustragen können. Und insofern gilt: *Bioenergetik, die man nicht hört, ist keine.*

Jeder ausgehende Atemzug soll und muß also mit einem stimmlichen Laut verbunden sein, und das wiederum heißt: mit der entsprechenden Gefühlsäußerung. Denn ob wir ächzen oder stöhnen, knurren oder wimmern, schnurren oder seufzen, kichern oder schluchzen: immer sind es ja nicht nur bloße Geräusche, die heraustönen, sondern *innere Bewegungen,* die zum Ausdruck gebracht werden.

Also machen Sie bitte keine Bewegung ohne Atmung, keine Atmung ohne gefühlsgeladenen Ton. Und: Reißen Sie den Mund *weit* auf, sooft Sie können. Und zwar sowohl wegen der immensen Verspannungen, die in unserem Kieferbereich sitzen, als auch, um den Mut zu bekommen, den Mund auch wirklich aufzumachen, wenn es dran ist. Gerade in dieser Hinsicht sind wir ganz gewaltig behindert, und tun ein Leben lang, was man uns beigebracht hat: wir halten den Mund. Aber ein offener Mensch hat nicht nur ein offenes

Herz, ein offenes Auge, ein offenes Ohr, sondern auch eine offene Hand und ein »offenes Wort«. Und Sie werden schnell merken: wenn Sie gut und intensiv arbeiten, öffnet sich plötzlich Ihr Mund von ganz allein, das heißt, Sie werden anfangen zu *gähnen*. Das ist aber kein Zeichen von Müdigkeit, sondern von Entspannung, vor allem in der Hals- und Mundregion, insbesondere eine allmähliche Lösung der instinktiven Verbissenheit der Kaumuskeln (unseres ewigen Zähne-Zusammenbeißens). Gähnen Sie also, so viel sie können, und versuchen Sie, immer und immer wieder den Mund weit aufzureißen und die Kiefermuskeln zu lösen.

Da viele traditionelle und neuzeitliche Konzepte die Bedeutung des Atems kennen und entsprechende Übungen anbieten, gibt es eine Vielzahl guter und natürlich unterschiedlich wirkender Atemtechniken. Generell sollte man immer darauf achten, ob es sich um eine *sedierende* Bauch-Nasen-Atmung handelt, oder um eine *anregende* Atmung, das heißt, wir sollten lernen, den Atem so einzusetzen, wie wir ihn brauchen. Nicht jede Atemübung ist schon allein deshalb gut, weil es sich um eine solche handelt! Bedenken wir immer die *Situation* und, was wir für *uns* damit erreichen wollen.

Für unseren Zusammenhang ist es wichtig, zuerst die alltägliche Atmung mit lockerem Bauch und *ohne Schulterheben* zu lernen. Das heißt, wir sollten uns *abgewöhnen,* den Bauch einzuziehen oder ihn noch gar mit engen Gürteln oder Hosen/Rockbunden einzuschnüren. Daß der Bauch nicht eingeengt wird, sondern ausreichend und bequem Platz hat (auch im Sitzen!), ist die *allererste Voraussetzung* dafür, daß wir überhaupt irgend etwas ändern können. Der eingezogene Bauch und die hochgezogenen Schultern haben einen derart starken Bezug zu Angst, Anspannung, Selbstunterdrückung, Belastung und auch Verantwortung im negativen Sinne, daß wir besonders hier lernen müssen, loszulassen. Besonders gut läßt sich dies mit der *Eimer-*

17 *atmung* (17) üben. Wir stehen dabei breitbeinig in (1) und stellen uns vor, wir hätten in jeder Hand einen Eimer voll nassem Sand. Diese sind sehr schwer und ziehen Arme und Schultern ganz stark nach unten. Natürlich müssen Sie das durch betontes Runterdrücken der Schultern selbst machen. Aber gerade und aufrecht stehen bleiben, den Bauch möglichst locker lassen und dann tief atmen. Die Schultern dürfen sich aber nicht im geringsten bewegen! Zehn Atemzüge reichen, dann lockern.

Wegen der vielfältigen Verspannungen der Zwischenrippenmuskulatur sind vor allem jene Übungen wichtig, die zum sogenannten *automatischen Atmen* führen, das heißt, die durch bestimmte Körperbewegungen sowohl für gute Beatmung als auch für eine Bearbeitung dieser Muskeln sorgen.

Da ist zuerst einmal das *Armschwingen* (18), das auch als **18** Eingangsübung sehr gut ist. Sie stehen dazu recht breitbeinig und strecken die Arme seitlich waagerecht aus. Jetzt drehen Sie, ohne daß sich die Füße bewegen (!) den Oberkörper schnell seitlich hin und her und zwar so, daß die Arme jeweils zur anderen Körperseite fliegen und die Oberarme gegen die Brust stoßen. Arbeiten Sie flexibel aus den gebeugten Knien und aus der Hüfte heraus; der Armschwung sollte ruhig über die Beine hinaus nach rückwärts gehen. Halten Sie die Ellbogen gestreckt und atmen Sie bei jedem Anprall der Oberarme (links-rechts, links-rechts etc.) ächzend durch den Mund aus. Sie merken, daß die Ausatmung quasi »automatisch« durch den starken Anprall der Oberarme gegen die Brust erfolgt. Schlagen Sie auf diese Weise ruhig einige Minuten kräftig um sich.

Auch bei der *Taschenmesser-* oder *Holzfälleratmung* (19) **19** stehen Sie breitbeinig da (circa 80 Zentimeter Fußabstand). Denken Sie, Sie hätten ein Beil in den Händen. Sie heben es mit beiden Händen hoch über den Kopf bis zur leichten Rückbeugung des Körpers. Dabei atmen Sie ein. Dann lassen Sie das Beil nach unten sausen und klappen dabei den Körper im Bauch wie ein Taschenmesser zusammen. Die Arme schwingen dabei durch die geöffneten Beine nach hinten, und im Zusammenklappen atmen Sie durch den Mund mit Ton oder Schrei aus. Pendeln Sie dann einige Male in dieser Haltung mit normalem Weiteratmen, bis der Schwung verklungen ist. Während des Aufrichtens ziehen Sie dann wieder Luft langsam und tief in sich ein, und zwar soll der Einatemzug so lange gehen, bis das »Beil« wieder in der Ausholstellung ist. Dann wieder zusammenklappen und ausatmen. Das machen Sie fünf- bis zehnmal.

20 Die *Spagatatmung* (20) haben Sie, zumindest als Körperbewegung, vielleicht schon einmal bei Sportlern gesehen, die sich aufwärmen. Sie stehen in ziemlich breitem Spagat, aber nicht zu breit; das müssen Sie selbst regulieren. Und nun beugen Sie sich *möglichst schnell* mit dem Oberkörper abwechselnd zum linken und rechten Knie. Und zwar so, daß die Brust jeweils auf dem Oberschenkel aufprallt. Dabei atmen Sie *aus,* das heißt, der Aufprall auf den Oberschenkel drückt die Luft aus den Lungen. Die Einatmung erfolgt während Sie sich aufrichten und zum anderen Bein hinüberwechseln. Und gut den Mund öffnen und einen kehligen Laut herauslassen. Sie können die Übung ruhig zehn- bis zwanzigmal nach jeder Seite machen, und versuchen Sie auch, das Tempo zu steigern.

21 Die *Hüftschaukeln* (21) dienen sowohl der Lockerung der Becken- und Bauchmuskulatur als auch dem automatischen Atmen. Sie bearbeiten besonders gut die seitliche Brustkorbmuskulatur. Sie stehen wieder in (1). Nun wechseln Sie *rasch* Stand- und Spielbein immer ab, wobei Sie gut mit den Knien mitgehen. Auf der Standbeinseite fallen Sie ganz betont mit dem ganzen Oberkörper ins Becken und lassen gleichzeitig die Luft raus. Denken Sie dabei ruhig an die *übertriebenen* aufreizenden Beckenbewegungen eines »leichten Mädchens«. Wichtig ist, daß Arme und Schultern ganz locker hängen und mit ihrer ganzen Schwere immer wieder nach unten fallen. Machen Sie die Bewegung zehnmal nach jeder Seite. Dann richten Sie den Po betont nach *hinten* und machen wieder zehn Schaukeln zu jeder Seite. Sie merken, daß jetzt die seitlichen Brustmuskeln mehr vorn bearbeitet werden. Die nächsten zehn Bewegungen machen Sie, indem Sie nun das Becken betont nach *vorn* drücken. Jetzt werden die Brustmuskeln mehr zur Rückenseite hin bearbeitet. Und jedesmal, wenn Sie nach unten fallen, soll die Taille gut zusammengepreßt werden und der Atem mit Ton herauskommen.

Der *Beckenstoß* (22) ist nicht nur eine hervorragende Atem- **22** übung, sondern bearbeitet außerdem sehr gut die Verspannungen und Schmerzen im unteren Rückenbereich. Sie stehen wie immer mit gut gebeugten Knien, die Arme sind jetzt leicht angewinkelt. Nun stoßen Sie bei gleichzeitigem deutlich hörbaren Ausatmen das Becken nach vorn/oben. Und zwar je 20mal auf zweierlei Weise. Zuerst, indem Sie den Beckenstoß mehr dadurch erreichen, daß Sie die Pobacken zusammenziehen und beim Rückwärtsfallen des Beckens wieder lösen. Die anderen 20mal so, daß Sie die Bewegung bei lockeren Pomuskeln mehr aus den Knien heraus machen und mehr mit den Armen mitarbeiten. Drücken sie Ihr Gewicht dabei jedesmal gut in den Boden, die Knie sollen sich ganz gut beugen. Oberkörper und Schultern bleiben locker.

Die extremste, allerdings auch wirkungsvollste Form dieser **23a** Übung ist die *dynamische Atmung* (23a). Die Standposition ist wie bisher. Sie heben die Arme an, die Hände, zu einer lockeren Faust gekrümmt, reichen bis in Höhe des Kopfes. Nun sollen Sie sich vollständig auf das *Ausatmen* konzentrieren, das heißt, das Einatmen als solches gar nicht beachten. Bei jedem Ausatmen durch den Mund stoßen Sie die Silbe *Hu* aus und schlagen gleichzeitig mit den Ellbogen nach unten/hinten. Dieser kräftige Ellbogenschlag treibt die Luft aus den Lungen und bewirkt, wenn Sie ganz locker bleiben, das *Hu* von allein. Beim Herunterschlagen der Ellbogen gehen Sie gut in die Knie und stoßen gleichzeitig das Becken nach vorn/oben. Das Ganze soll sehr schnell und rhythmisch geschehen. Steigern Sie die Dauer dieser Übung mit der Zeit von drei auf zehn Minuten. Machen Sie diese Übung möglichst mit geschlossenen Augen.

23b Auch die *dynamische Nasenatmung* (23b) ist *sehr* zu empfehlen. Durch sie nehmen wir ebenso wie bei der vorherigen Übung sehr viel Sauerstoff auf; auch sie mobilisiert große Energiemengen und ist außerdem hervorragend geeignet als Erkältungsvorbeugung! Sie ist allerdings für den Ungeübten sehr anstrengend und sollte zu Beginn drei mal drei Minuten mit ausreichenden Pausen dazwischen geübt werden. Sie brauchen dazu ein Taschen- oder Küchentuch. Es geht wieder nur ums Ausatmen, diesmal allerdings durch die Nase. Sie stehen wieder locker und breitbeinig und schnauben nun den Atem fest durch die Nase aus. Die Lippen drücken sich dabei etwas zusammen; insgesamt sollen Mund und Mimik die Atembewegung gut unterstützen. Der ganze Körper soll mit weichen und kräftigen Bewegungen mitmachen, Sie können sich ruhig beugen, verbiegen, auch herumgehen und mit den Händen »dirigieren« und sich anfeuern. Nur: Der Atemausstoß soll so *schnell* und *kräftig* wie möglich sein. Wenn Beschwernisse eintreten, versuchen Sie weiter zu machen; es sind genau die Blockierungen, die aufgelöst werden sollen. Falls Ihnen etwas schwindlig wird, gehen, rennen oder hüpfen Sie schnell im Raum umher, um den Sauerstoff abzubauen. (Das gilt, wie gesagt, generell!)

24 Neben solchen Atemübungen im Stehen gibt es natürlich auch gute im Liegen. Als erstes trainieren Sie dabei die *Bauchatmung* (24). Und zwar auf unterschiedliche Weise. Einmal liegen Sie auf dem Rücken, die Hände seitlich auf dem Bauch, damit Sie dessen Bewegungen gut kontrollieren können. Sie atmen jetzt durch die Nase ein und stellen sich vor, daß dabei der Bauch wie ein Luftballon aufgeblasen wird. Der Nabel wandert also ganz stark in Richtung Zimmerdecke und sinkt beim Ausatmen wieder ganz nach unten. Sie können zuerst auch absichtlich den Bauch herausstrecken, bis Sie die entsprechende Hochwölbung des Bauches gut mit dem Einatmen in Einklang gebracht haben. Versuchen Sie die Bauchatmung auch im Sitzen und Stehen. Manchen fällt sie in diesen Haltungen leichter. Aber hüten Sie sich vor der weit verbreiteten *falschen Bauchatmung,* bei der sich der Bauch beim Einatmen nach innen zieht. Bei der richtigen bläht er sich nach außen auf, beim Ausatmen sinkt er in sich zusammen. Beim *Rauspressen der Restluft,* wenn man das manchmal machen will, ziehen sich die Bauchmuskeln ganz stark nach innen und wir klappen im Bauch ein Stück zusammen. Achtung! Es gibt ganz spezielle Atemübungen, zum Beispiel im Yoga, wo gefordert ist, beim Einatmen den Bauch einzuziehen. Aber das ist *nicht* die normale Bauchatmung!

Die zweite Möglichkeit, sie zu erlernen, ist, sich flach auf den Bauch zu legen, und zu versuchen, beim Einatmen die Bauchbewegung gut in den Boden zu drücken. Dabei hebt sich der Po und fällt beim Ausatmen, das Sie jetzt ruhig durch den Mund machen können, wieder runter.

Auch Brustatmung können Sie in dieser Lage gut machen und die Unterschiede zwischen beiden Atemweisen studieren. Es bietet sich auch an, in Bauch und Rückenlage zu versuchen, die Flanken und den Rücken selbst mehrmals kräftig zu beatmen, indem wir uns gezielt vorstellen, nur dorthin zu atmen und dabei auch die Muskelbewegungen dort gut spüren.

Weitere *Atmungen im Liegen* (25) dienen der Beatmung des **25** Beckenbodens, der Genitalzone, ja bis in die Oberschenkel hinein. Dabei liegen Sie entspannt auf dem Rücken und versuchen, so tief wie möglich in den Unterleib, die Oberschenkel hineinzuatmen. Drücken Sie ruhig etwas nach und stellen Sie sich vor, durch Damm, Anus, die Geschlechtsteile *hindurch* zu atmen. Auch auf einem Stuhl sitzend kann man diese Körperregion gut beatmen und die Verspannungen dort lockern. Außerdem kann man dabei die Atembewegungen gut im unteren Körperbereich spüren.

26 Besonders wirkungsvoll für ebendiese Körperregion ist die sogenannte *Atemwelle* (26). Schön ist diese Übung, wenn sie bei entsprechend rhythmischer Musik gemacht wird. Sie liegen dabei entspannt auf dem Rücken, die Arme neben dem Körper, die Knie hochgestellt. Sie atmen tief mit offenem Mund. Und zwar so, daß Sie beim Einatmen ein leichtes Hohlkreuz machen und das Gesäß gegen den Boden drükken. Gleichzeitig ziehen Sie die Muskulatur von Damm, Geschlechtsorganen, Po nach innen quasi in den Körper hinein mit der Vorstellung, Energie dadurch in sich einzusaugen. Beim Ausatmen rundet sich der Rücken, das Gesäß geht nach vorn, das Geschlecht etwas hoch, und Sie stellen sich vor, alles weit zu öffnen. Sie lösen alle Muskeln, ja drücken sogar noch etwas nach und lassen die Knie zu den Seiten auseinanderfallen. Beim neuerlichen Einatmen nehmen Sie sie wieder zusammen und saugen alles wieder an. Ihr Körper ist wie eine Blüte, die sich *langsam* und rhythmisch öffnet und schließt. Der Rumpf als solcher beschreibt dabei eine schöne Wellenbewegung. Diese Übung kann man ruhig zehn bis fünfzehn Minuten lang machen. Versuchen Sie, Atem und Bewegung gut in Einklang zu bringen und lassen Sie eventuell aufkommende Lustgefühle ruhig zu.

27 Für den Schluß mancher Übungsabende empfiehlt sich die sogenannte *ganze Yogaatmung* (27). Bei ihr sitzen Sie in Schneider- oder Lotossitz, die Arme ruhen lose auf den Knien. Nun bläht man, durch die Nase langsam einatmend, erst den Bauch auf, hält ihn aufgeblasen, zieht weitere Luft in die Lungen, daß sich der Brustkorb hebt, zieht, unter Anheben der Schultern »bis zu den Ohren« immer weiter Luft in sich ein, bis man schließlich ganz prall mit Luft angefüllt ist. Das alles ganz langsam und gleichmäßig machen. Die pralle Position hält man circa fünf Sekunden an; dann läßt

man die Luft langsam durch den fast geschlossenen Mund
etwas zischend in umgekehrter Reihenfolge entweichen:
Also erst aus der Brust, dann aus dem Bauch. Die Schultern
senken sich natürlich. Zum Schluß wird unter Einziehen des
Bauches auch noch die Restluft herausgedrückt. Nun sind
wir ganz nach vorne und in uns zusammengesunken. Von
hier aus geht es dann wieder von neuem los. Und zwar machen Sie auf diese Weise fünf Atemzüge. Danach bleiben
Sie noch eine Weile mit geschlossenen Augen sitzen und
denken möglichst gar nichts. Wenn Sie dann die Augen öffnen, machen Sie das ganz langsam und bewegen die Augäp-
fel zuerst nicht, das heißt, Sie blicken noch etwas geradeaus
vor sich auf den Boden. Beginnen Sie dann, durch leichte
Bewegungen der Hände oder Beine sich wieder zu normal-
isieren.

Vorschläge für Übungsabfolgen:

1. 2, a, b, 3/4, 17, 18, 19, 20, 21, 22, 24, 26

2. 18, 23b, 23a, 31, 32, 33, 34, 37, 39, 10, 75, 78, (79)

3. 24, 25, 14, 15, 98, 99, 100, 101, 102, 103, 104, 19, 22, 77, j,
   72, 94, 95, 44, 5, 6, 11, 27

Übungen III

Jede bioenergetische Arbeit ist Arbeit *mit* und *an* Gefühlen. Aus den ausführlich beschriebenen Gründen halte ich die Arbeit am Angst-Wut-Komplex für besonders wesentlich. Da es sich hierbei wohl um die am häufigsten unterdrückten Gefühle handelt, das heißt, die meisten Verspannungen hieraus entstehen, bringt natürlich auch die Freilegung dieser Gefühle besonders viel an Lösung und an neuer Energie.

Vergessen Sie also bitte Ihre Angst vor der Angst und der Wut. Versuchen Sie vielmehr gerade in diese Übungen voll hineinzugehen. Sie werden sehen, es kann richtiggehend Spaß machen, sich diese unterdrückten Emotionen endlich vom Halse zu schaffen.

Es gibt eine ganze Fülle von Übungen, die diesen Komplex bearbeiten. Natürlich müssen gerade sie mit gutem Atem und besonders intensiver Stimmarbeit begleitet werden.

28 Generell als gute Einstiegsübung bewährt hat sich die *Knie-hoch-Übung* (28). Wir stehen in (1) und beginnen dann, auf der Stelle zu laufen, nur, daß dabei unsere Vorderfüße am Boden »festgeklebt« bleiben. Wenn Schultern, Arme und der übrige Körper ganz locker und gelöst bleiben, und wir gut und schnell mit den Fersen auf den Boden prallen, durchzieht die Erschütterung lösend unseren ganzen Körper. Bei jedem Bodenkontakt einer Ferse atmen wir mit Ton aus, der Brustkorb und die inneren Organe werden dadurch sehr gut bearbeitet. Nach circa einer Minute – wir behalten die Bewegung, das Atmen und das möglichst schnelle Tempo bei – lösen wir die Vorderfüße vom Boden und laufen immer schneller auf der Stelle. Dabei nehmen wir jetzt die Arme immer höher und heben auch die Knie immer mehr an. Zum Schluß ziehen wir uns in leichter Körperrückenlage quasi mit den Händen noch ganz hoch, und auch die

Knie kommen so hoch wie möglich. Atem und Ton werden dabei nach und nach zum Dauerschrei »jejeje« o. ä. Wenn Sie das richtig und in schnellem Tempo machen, ist die Übung recht anstrengend und braucht höchstens zwei Minuten zu dauern. Danach Pause machen, Arme und Beine gut ausschütteln und nochmals von vorn beginnen. Insgesamt dreimal machen.

Eine schöne Variante des Beginns dieser Übung ist das *Spagatspringen* (29). Dabei stehen wir sehr breitbeinig, pendeln langsam mit dem Oberkörper seitwärts hin- und her und kommen aus dieser Pendelbewegung nach und nach in eine Tretbewegung von einem auf das andere Bein. Der Körper bleibt aber die ganze Zeit frontal gerichtet. Nach und nach immer höher treten, ja in ein Springen übergehen, aber die Spagatstellung beibehalten. Die Knie sind gut gebeugt, die Oberschenkel relativ waagrecht. Bei jedem Sprung schreien wir »hei« oder sonst was. Peitschen Sie sich selbst richtiggehend an. Je schneller es wird, desto mehr nehmen wir die Beine zusammen und gehen schließlich in die Kniehoch-Phase über. Dann wie dort weiter. **29**

Nach einer Lockerungspause schließt sich das *Trampeln* (30) an. Langsam beginnend, trampeln wir gut auf die Erde, mit Lauten und Atmen verbunden. Wir steigern das Tempo nach und nach mit guter Mithilfe der Arme und Fäuste, wobei wir uns immer mehr nach vorn beugen, je schneller wir trampeln. Wir enden schließlich in einem furiosen Schlag-Schrei- und Trampelwirbel. Dreimal. Danach gehen wir im Raum herum und *stampfen* so richtig fest vor Wut auf. Auch das begleiten wir mit den entsprechenden Geräuschen und versuchen, die entsprechenden Gefühle zu mobilisieren. **30**

Es schließen sich die verschiedensten Tretübungen an. In der Gruppe macht es viel Spaß, wenn man bei all diesen Übungen im Kreis steht und gemeinsam auf das Zentrum des Kreises, in dem sich jeder sein »Wutobjekt« vorstellen kann, lostritt.

31 Das *Vorwärtstreten* (31) geht rhythmisch und mit jedem Bein abwechselnd. Die Arme und geballten Fäuste stoßen gut mit, wir rufen: »Da«, »hier«, »nimm«, »gib's ihm« etc. Wichtig ist, daß bei jedem Tritt das Bein gestreckt bleibt und wir aus dem ganzen Körper, vor allem aus dem Gesäß heraus, nach vorn-abwärts treten. Also insgesamt eher mit den Fersen. Und mit viel Dynamit!

32 Eine Variante ist der *Aufwärtstritt* (32), bei dem das Treten eher aus Knie und Hüfte und von unten nach oben geschieht. Wir holen mit den Beinen immer gut nach hinten aus. So, als würden wir jemanden in den Hintern treten.

33 Beim *Rückwärtstreten* (33) ist der Leib gut nach vorn gebeugt und die Beine treten abwechselnd gerade nach rückwärts-abwärts. Wir lassen dabei auch die Ellbogen gut mitmachen und geben natürlich immer die entsprechenden Wutäußerungen von uns.

34 Ähnlich wie das Treten geht das *Boxen* (34). Mit Tönen aus dem ganzen Körper heraus, der sich gut mitbewegt. Zuerst führen wir den *geraden Schlag* aus der Schulter heraus, mit beiden Armen abwechselnd und *sehr* explosiv und energisch (wir wollen in diesem Fall ja keine Streicheleinheiten verteilen), danach folgen Kinnhaken und Schwinger aufwärts. Schließlich lassen wir auf unseren imaginären Gegner einen ganzen Hagel von Schlägen wie einen Trommelwirbel prasseln, mit kurzen, kleinen Schlägen aus abgewinkelten Ellbogen, und hauen ihn in Grund und Boden. Dann können wir auch noch drauf herumstampfen und ihn »kurz und klein machen«. Versuchen Sie, Ihre ganze Wut, Ihren Frust, Ihre Enttäuschungen wirklich herauszulassen! Zeigen Sie diese Gefühle auch im Gesicht, in den Geräuschen, in allen möglichen sprachlichen Ausdrücken, die wir in einem solchen Fall endlich einmal aus uns herauslassen dürfen. Also lassen Sie ruhig eine Schimpfkanonade los, auch mit den unflätigsten und derbsten Ausdrücken, die Sie kennen. Seien Sie bei diesen Übungen nicht zimperlich, wir sind ja im Alltag gehalten und vornehm genug. Hier dürfen Sie, ja sollen Sie einmal anders sein.

Auch *Zähnefletschen und Knurren* (35) sollten wir gut üben. **35** Vor allem letzteres, das gut aus dem Rachen kommt. Es zeigt uns, wenn wir es kurz machen, seine deutliche Verbindung zum Räuspern, welches wir auf diese Weise als typischen Drohlaut, hinter dem Angst steckt, identifizieren können.

Noch tiefer in die Richtung der hier verdrängten Emotionen **36** reicht das Zeigen von Wut und Abscheu durch die Geste des *Ausspuckens* und insbesondere das *Zungeherausstrecken mit Geräusch* (36). Dabei wird 20 bis 30mal die Zunge so weit wie möglich herausgestreckt und mit einem Geräusch wie »blähh« deutlich ausgedrückt: »Du kannst mich mal, Du kotzt mich an!« Es kann, gerade weil hier sehr viel unterdrückt und verspannt wurde, sehr schnell ein Hustenreiz, der Würgereflex oder gar ein »Kotzgefühl« auftreten. Keine Scheu. Gehen Sie aufs Klo und »kotzen Sie sich mal so richtig aus«. Würgen Sie alles heraus, was Ihnen schon ewig »im Halse sitzt«, »auf der Seele brennt« oder »unverdaut im Magen liegt«. Gerade der Würgereflex löst und lockert jene Verspannungen in der Halsmuskulatur, die uns Gefühle geben wie, daß uns etwas »die Kehle zuschnürt«, »den Atem nimmt«, also all das bezeichnet, was uns im Laufe unseres Lebens »die Sprache verschlagen« hat, was wir »runterschlucken« mußten an Ungerechtigkeiten, was man uns »reingewürgt« hat. Seien Sie froh, wenn jetzt etwas davon wieder herauskommt. Denn genau diese Dinge sind es, die uns innerlich aufs höchste belasten, und die wie eine dicke Schicht auf unserer Freude, unserer Wärme und Lebenslust – eben uns auf dem Herzen – liegen. Eine riesige dicke Schicht an schlummernder oder gärender Wut, an Frustration, Enttäuschung, Verletzungen. Wir tun zwar gern so, als wäre es nicht so, und wir wären die reinsten Engel. Aber das stimmt in den seltensten Fällen. Meistens machen wir uns da nur etwas vor, und in Wirklichkeit sitzen wir alle voll mit diesen Dingen »bis unter die Halskrause«. Und es ist gut, wenn wir durch solche Übungen etwas davon abbauen. Damit tun wir keinem weh oder unrecht, und dennoch werden wir es nach und nach los.

37 Auch viele andere Übungen helfen uns dabei, Wut, Zorn, Ärger und auch Ängste abzubauen. So vor allem jede Form des *Einschlagens oder Einhauens* (37) mit einem Gegenstand, zum Beispiel einem Tennisschläger oder einem Handtuch mit Knoten auf Matratzen oder ein Sofa; lautes *Schreien* und *Brüllen* (sehr gut möglich im Auto, da achtet niemand auf Sie und hört Sie keiner); mit den Fäusten auf Kissen, Bett oder Sofa *eindreschen,* wenn Sie sich davorknien; in Verzweiflung *auf den Boden hämmern; sich die Haare raufen* oder *die Hände ringen* (das geht auch sehr gut, wenn Sie ein Handtuch hin- und herwringen). Auch sollten Sie sich nicht scheuen, laut *herumzujammern,* wenn Ihnen danach ist. Empfehlenswert ist auch die Boxarbeit mit einem Punching-ball, wenn Sie einen haben. Oder Sie hängen sich einen Sack in den Keller, der voll ist mit alten Decken, und auf den Sie schon mal eindreschen können. Aber er muß ganz prall und fest gestopft sein. Auch das Herumtreten und Bolzen mit einem Fußball ist sehr gut, weil es viele Aggressionen aus den Beinen ableitet. Und wenn Sie einmal gar keine andere Möglichkeit haben, aktuelle Wut loszuwerden, dann stellen Sie sich nur mit gutem Bodenkontakt hin und leiten in der Vorstellung alle Wut und allen Frust durch die Füße in die Erde ab. Dann gehen Sie einen Schritt zur Seite oder nach vorn und tanken sich mit guter Energie von unten her auf.

38 Neben Schlagen, Treten, Boxen und Schreien etc. sind auch *Beiß- und Krallübungen* (38) wichtig, weil sowohl die Impulse des Zubeißens als auch die des Zupackens und Krallens tief mit energetischer Aggressionsabfuhr verbunden sind. Als Hilfsmittel eignen sich auch hierfür natürlich Kissen, Handtücher o. ä., worin man sich verbeißen oder wo man gut hineinkrallen kann. Man kann auch über den Teppich, die Matratze oder einfach in die Luft krallen und dabei fauchen und knurren, oder sich mit einem Partner knurrend um ein Handtuch raufen, in das sich der eine fest verbissen hat und das der andere wegziehen will. Aber Achtung: Wenn Sie keine guten Zähne haben, halten Sie das Handtuch besser auch noch mit den Händen gut fest!

Besonders gut wirksam sowohl als Atemübung, als auch, um **39** alte Belastungen loszuwerden, ist das *Strampeln* (39). Dabei liegen Sie auf einer weichen Unterlage auf dem Rücken, die Knie sind leicht hochgestellt, die Hände, zu Fäusten geballt, liegen seitlich des Körpers. Stellen Sie sich ruhig vor, ein Baby zu sein. Zuerst beginnt es zu quengeln und sich unruhig hin und her zu bewegen; dann gerät es immer mehr in Zorn und Wut, die es in Strampeln und Schlagen ausagiert. Das heißt, Sie fangen langsam an zu treten und mit den Fäusten auf den Boden zu schlagen, und zwar so, daß rechter Fuß und rechte Faust bzw. linker Fuß und linke Faust sich gleichzeitig bewegen. Lassen Sie auch den leicht in den Nacken zurückgesunkenen Kopf mit hin- und herpendeln und steigern Sie sich langsam in einen guten Rhythmus hinein. Jetzt strampeln Sie alles von sich, was Sie belastet und immer schon gequält hat. Vergessen Sie alles um sich herum, atmen Sie immer gut und tief mit, und steigern Sie sich ruhig in einen wahren Tret-, Schlag- und Schreirausch hinein. Das Ganze darf gerne zehn Minuten dauern. Dann hören Sie auf, legen sich zusammengerollt auf eine Seite, empfinden gut die Sicherheit und Geborgenheit des Liegens an der Erde (Mutter Erde!), und geben sich ganz Ihren Körperempfindungen, den Bildern und Gefühlen hin, die in ihnen hochsteigen. Wenn Sie traurig werden und Tränen kommen heulen Sie sich einmal so richtig aus. Sie können aber auch auf dem Rücken liegen bleiben und nach einiger Zeit nochmals beginnen. So oft Sie wollen. Atmen Sie aber immer gut in den Bauch. Danach kann es sein, daß sich plötzlich ein Lachanfall einstellt, besonders, wenn Sie das Ganze so richtig genießen können. Dann lachen Sie los, was das Zeug hält. Was immer es ist, das sich durch diese Übung löst: Drängen Sie es nicht weg, lassen Sie es heraus. Sie werden im Laufe der Zeit den wunderbar befreienden Effekt dieser Übung schätzen lernen.

Vorschläge für Übungsabfolgen:

1. 28, 29, 30, 31, 32, 33, 34, 35, 36, 5, a, b, 8, 15, 11, 16

2. 28, 40, 41, 42, 30, 34, 31, 32, 6, 47, 50, (53), 69, 46, 27

3. 73a, 73, 21, 23a, 23b, 9, 67, 70, 71, 74, 28, 30, 34, 37, 38, 51, 7, 54

Übungen IV

Das wahre Selbst zu entdecken, es aus seinen Blockaden zu befreien und damit eine neue Flexibilität, eine neue Spontaneität, ein neues Selbstwertgefühl und neue Dimensionen der Wahrnehmung zu gewinnen, gelingt nur, wenn wir vorher unsere eingefahrenen Gewohnheiten und alten Muster verändern. Das bedeutet: wir müssen Altes abstreifen, Fesseln lösen, Gefängnisse sprengen.

Wir können damit beginnen, daß wir wie in Übung (18) um uns schlagen, es diesmal aber mehr verstehen als uns freischlagen, uns Raum zum Leben schaffen. Und auch die entsprechenden Worte dabei rufen wie »weg da«, »Platz hier« etc.

Als nächstes folgt der *Rückwärtsschlag* (40). Dabei schlagen **40** wir die Arme mit geballten Fäusten etwa in Hüfthöhe jeweils kräftig nach hinten. Auch hierfür brauchen wir wieder einen guten Stand mit gespreizten Beinen. Kopf und Oberkörper machen jeweils die Halbdrehung zur Seite mit. Zwei bis drei Minuten.

Anschließend lernen wir, einmal kräftig unsere *Ellbogen zu* **41** *gebrauchen* (41). Wir stehen wiederum breitbeinig, die Arme sind angewinkelt, die Fäuste geballt. Und nun stoßen wir die Ellbogen mit kräftiger Atem- und Geräuschunterstützung so nach hinten, als stünde jemand (etwas) hinter uns, der (das) uns zu nahe auf die Pelle rückt und uns bedrängt. Hauen wir ihn (es) kräftig weg. Stoßen Sie zuerst etwa eine Minute mit beiden Ellbogen *gleichzeitig* nach hinten, danach mit jedem Ellbogen abwechselnd. Mobilisieren Sie auch hier die dazugehörigen Gefühle. Gebrauchen Sie einmal Ihre Ellbogen *mit Genuß*, um sich frei zu schlagen, und zeigen Sie auch den dazugehörigen Mund- und Gesichtsausdruck. Rufen Sie »weg da«, »fort«, »hau ab« etc.

42 Auch im Nacken sitzt uns manches, und es gibt vieles, das wir auf den Schultern mit herumschleppen. Das sich an uns hängt, das wir loswerden wollen. Versuchen wir es so: Wir stehen wieder (noch) im breitbeinig-festen Stand. Jetzt beginnen wir mit der *Nackenbefreiung* (42), indem wir abwechselnd mit der linken und rechten Hand in unseren Nacken greifen, das, was dort sitzt, mit festem Griff packen, es herunterreißen und vor uns auf den Boden werfen. Wieder mit gutem Ausatmen und Rufen wie »weg«, ab«, »fort«, etc. Nach 15 bis 20 solcher Bewegungen packen wir mit beiden Händen gleichzeitig über den Kopf hinweg nach hinten in den Nacken und zerren, ziehen und werfen über den Kopf nach vorn herunter, was sich dort festklammert. Und immer die Gefühle und Gedanken dazustimmen! Wir schmeißen es vor uns auf die Erde und können schließlich mit Genuß darauf herumtrampeln. Stampfen Sie es kurz und klein, treten Sie es in Grund und Boden, sei es Ihre Angst oder was immer, ja quetschen Sie es zum Schluß so richtig mit Absätzen und Fußballen in die Erde (so, wie man eine Zigarette ausdrückt). Atmen Sie auch hierbei gut und lassen Sie Ihrem ganzen Reservoir an wütenden und gehässigen Gefühlen und Äußerungen freien Lauf. Es hat Ihnen lange genug im Nacken gesessen. Jetzt ist endgültig Schluß damit. Sie haben ein Recht darauf, sich davon zu befreien und sich Luft zu machen.

43 Eine schöne Variante dazu ist, circa drei bis fünf Minuten lang das, was einem im Nacken sitzt, mit den Händen *nach hinten* wegzudrücken und hinunterzuschieben (43). Dabei sind die Arme erhoben und angewinkelt, die Hände sind seitlich des Halses. Und jetzt mit beiden Armen und Händen *gleichzeitig* nach rückwärts stoßen, so, als ob Sie etwas von Hals, Nacken, Schultern und Rücken weghauen wollen. Schieben und drücken und hauen Sie, so fest es geht.

Nun genießen Sie die neue Freiheit und Beweglichkeit Ihres Kopfes, Halses, Nackens und der Schultern. Drehen und

wenden Sie den Kopf, bewegen Sie die Schultern vor und zurück, auf und ab, drehen Sie sie auch gleichzeitig einige
Male vor- und rückwärts. Dieses *Schulterdrehen* (44) ist **44**
auch als tägliche kleine Übung recht nützlich. Und schließlich machen Sie mit beiden Armen abwechselnd und dann
zugleich vor- und rückwärts die *Windmühle* (45). Auch da- **45**
bei werden die Schultern gut durchgewalkt. Dann schlen-
kern Sie ganz locker mit den Armen herum, drehen, tanzen,
hüpfen und springen Sie umher, um Ihre neue Freiheit und
Leichtigkeit zu genießen.

Selbstsein und Selbstwerdung haben nun aber nicht nur et- **46**
was mit einer Befreiung im Nacken-Schulter-Bereich zu tun,
sondern auch damit, daß wir lernen, Wirbelsäule und Rück-
grat biegsamer und flexibler zu machen. Das ist ja sozusagen
die Hauptsäule auch unserer alten Haltungen und Muster,
und so müssen wir auch hieran arbeiten. Empfehlenswert,
vor allem, weil sie gleichzeitig eine wundervolle Rücken-
massage abgibt, ist die *Rückenrolle* (46). Dabei sitzen Sie **46**
auf einer Decke, ziehen die Beine an den Körper heran (die
Füße stehen auf dem Boden) und umfassen die Knie mit den
Händen. Sie können auch die Innenseiten der Oberschenkel
umfassen; testen Sie, was schöner für Sie ist. Rollen Sie sich
jetzt aus dem Sitz nach hinten auf den Rücken und schaukeln Sie so oft sie wollen vor und zurück. Jede Schaukelbe-
wegung sollte einerseits bis hinauf in den Schulterbereich,
andererseits wieder zurück bis zum Sitz gehen. Als *Variante*
können Sie anschließend auch mehrere kleinere Schaukel-
bewegungen machen, die sich auf den unteren Rückenbereich, vor allem Steiß- und Kreuzbein, beschränken.

Als biogenergetische Standardübung gilt der *Kreis oder* **47**
volle Bogen im Liegen (47). Sie liegen am besten auf einer
Matratze. Die Knie sind hochgestellt, die Füße stehen flach
auf und circa 40 Zentimeter auseinander. Nun umfassen Sie
die Fußfesseln mit den Händen und bilden einen Rumpfbo-
gen, ähnlich der *Brücke*. Der Kopf dehnt sich dabei rück-

wärts in die Matratze, Becken, Bauch und Po drücken Sie ganz gut hoch. Schließlich ruhen Sie nur auf Kopf, Schultern und Füßen. Atmen Sie tief in den Bauch, und versuchen Sie, die Pomuskeln ganz locker zu lassen. Bleiben Sie mindestens eine Minute in dieser Streckhaltung, und wiederholen Sie sie mit Pausen dreimal.

48 Eine weitere Standardübung ist die *rückwärtige Hängelage* (48). Hier liegen Sie rücklings entweder über einem bioenergetischen Hocker oder dem Sitz eines Stuhles, einem schmalen Tisch oder einigen aufeinandergestapelten Matratzen. In jedem Fall sollten die Füße flach und fest auf dem Boden stehen bleiben, die Arme hängen entweder seitlich am Körper herab, oder, was tiefer wirkt, sie hängen zusammen mit dem Kopf nach rückwärts zur Erde. Hängen Sie sich gut aus und atmen Sie leicht und locker. Da diese Übung sehr intensiv wirkt, vor allem im Bereich von Zwerchfell und Solarplexus, sollten Sie sich langsam und vorsichtig an sie gewöhnen. Wenn Sie sich aufrichten, kommen Sie langsam mit Kopf und Oberkörper hoch, damit Ihnen nicht schwindlig wird. Versuchen Sie, den Mund gut geöffnet zu lassen.

Auch eine Fülle guter Yogaübungen für Rücken und Wirbelsäule sind zu erwähnen: *Brustdehnung* (a), *Kobra* (c), *Bogen* (d), *Brücke* (e), *starke Rückenstreckung* (f), *Pflug* (g). Schließlich der allen bekannte *Katzenbuckel* und die *Schaukel* (49). Hierbei liegen wir auf dem Bauch, winkeln die Beine nach oben ab, umfassen die Fesseln mit den Händen, nehmen den Kopf in den Nacken und schaukeln dann, am besten unter lautem Schreien, einige Male vorund zurück.

a, c
d, e, f
g
49

50 Auch die *Beinvibration im Liegen* (50) ist sehr zu empfehlen. Sie wirkt gemischt auf Verspannungen in Beinen und Becken, sowie zur Lockerung des Rückens und der Atmung. Sie liegen auf dem Rücken und strecken dann beide

Beine nach oben zur Zimmerdecke hoch. Nun ziehen Sie die Zehen in Richtung auf Ihr Gesicht, während Sie die Fersen kräftig nach oben drücken. Aber gut und locker dabei atmen! Irgendwann werden Ihre Beine beginnen zu vibrieren. Wenn nicht, beugen Sie die Knie wieder etwas und gehen dann wieder in die Streckung hinein. Sie sollten die Übung circa eine Minute aushalten, und, mit Pausen, dreimal machen. Danach gut ausruhen.

Viel Spaß macht das *Wandzittern* (51). Sie liegen auf dem **51** Rücken vor einer Wand. Rücken Sie so nahe zu ihr hin, daß die Füße wie Chaplin-Füße mit den Zehen nach außen und der ganzen Sohle auf dem Boden an der Fußleiste stehen. Die Knie stehen recht hoch und genügend auseinander. Nun drücken Sie das Gesäß so weit es geht vom Boden weg, so daß Sie nurmehr auf Schultern und Füßen ruhen. Jetzt nehmen Sie die Fersen hoch, gehen also auf die Zehenspitzen, und versuchen, durch langsames Auf- und Abführen der Fersen jenen Punkt zu finden, bei dem Sie eine kleine Unsicherheit spüren. Das ist genau der Punkt, bei dem die Beine anfangen zu zittern. Das Becken muß aber gut hochgedrückt sein, und Sie atmen tief und mit offenem Mund in den hochgewölbten Bauch. Lassen Sie das Zittern nach und nach stärker werden und schließlich den Unterleib, ja den ganzen Körper erfassen. Wichtig ist nur, den richtigen Punkt für die Fußstellung zu finden. Wenn es nicht auf Anhieb gelingt, ruhen Sie sich aus und probieren Sie von neuem. Mit einiger Übung werden Sie es schaffen. Sie werden sehen, daß das Zittern enorm viel Spaß macht und hervorragend löst. Nach dieser Übung sollten Sie Lockerungen für Schultern und Hals machen.

Das *Beinzittern* (52) läßt sich als solches auch erreichen, **52** wenn man auf einem Stuhl reichlich vorn sitzt und die Füße auf Zehenspitzen oder Fußballen anhebt. Auch hier muß man den Zitterpunkt erst finden. Wenn die Beine gut zittern, können Sie sich mit den Armen auf die Oberschenkel stützen und das Vibrieren mit dem ganzen Körper mitmachen.

53 Auch das *Radfahren* (53) schließlich ist, vor allem als Partnerübung, eine gute Sache. Wenn Sie in Rückenlage sich gegenseitig die Beine und Füße hochdrücken, können Sie miteinander eine Fülle von Bewegungen selbst erfinden: Drück-, Dreh-, Spreiz-, Stemmbewegungen etc. Beenden Sie eine solche Fußübung damit, daß Sie sich gegenseitig mit den Füßen die Fußsohlen streicheln, abtasten etc. Sie werden staunen, welch hochsensible Tastorgane die Füße sind.

54 Wenn Sie sich nach all diesen recht anstrengenden Übungen im Liegen etwas ausgeruht haben, können Sie (vielleicht zu Musik) beginnen, sich ganz genüßlich zu dehnen, zu räkeln, zu winden. Auf diese Weise beginnt der *Schlangentanz* (54), in dem Sie Ihre neugewonnene Freiheit, Flexibilität und Dehnbarkeit zum Ausdruck bringen können. Sie beginnen im Liegen, finden langsam in wiegende, windende Bewegungen hinein, dehnen sich dann gemächlich zum Sitzen hoch, auch hier mit Armen und Händen gut mitspielend, und richten sich schließlich übers Knie immer weiter auf. Sie können sich vorstellen, sich um einen Pfahl oder eine Säule herumzuwinden oder zusammen mit einer wunderschönen Schlange diesen Tanz zu vollführen. Seien Sie in Ihren Bewegungen so sinnlich, rund und geschmeidig wie möglich, und enden Sie, nachdem Sie eine ganz gedehnte Haltung mit hoch erhobenen Händen erreicht haben, indem Sie langsam wieder ins Liegen zurücksinken.

Der Gedanke, alte Muster und Gewohnheiten, Strukturen und Lebensweisen nach und nach wie eine alte, zu enge Haut von sich abzustreifen, kann überhaupt sehr gut die Zeit dieser Arbeit begleiten. Insofern sollten Sie sich auch einmal Gedanken darüber machen, ob nicht insgesamt ein Stück mehr Geschmeidigkeit, Sinnlichkeit, ja Wollust in Ihr Leben treten dürfe. Und zwar nicht nur rein sexuell verstanden, sondern in Ihrer ganzen Seinsweise; in Kleidung und

Bewegung, aber auch im Umgang mit sich selbst. Versuchen Sie, vielleicht öfter Räkel-, Dehn- und Streckbewegungen zu machen, zu schnurren, zu brummeln oder sich schon mal genüßlich irgendwo zu schubbern, in ein weiches Eckchen zu kuscheln, einfach: nicht immer so ernst, gehalten, steif und vornehm zu sein. Das Leben ist viel schöner, als Sie vielleicht denken, und es gibt so viele weiche und sich zärtlich anfühlende Dinge auch in Ihrer Nähe – Sie müssen sie nur einmal entdecken.

Also mehr tasten, berühren, streicheln, überhaupt versuchen, den Bereich Ihrer sinnlichen Wahrnehmungen zu erweitern.

Als *Tastübung* (55) genügt es schon, da, wo Sie gerade sitzen, einmal die Augen zu schließen, und alles, was in Ihrer Reichweite ist, zu betasten und zu befühlen. Wie viele unterschiedliche Stoffe und Materialien, welch verschiedene Oberflächenstrukturen, Temperaturen, Formen. Und auch Sie selbst: Ihre eigenen Hände, Finger, Arme, etc. Es macht viel Spaß, einmal auf solche vielleicht ganz neue oder vergessene Art die Welt und sich selbst zu *erfassen* und zu *begreifen*. **55**

Natürlich sollen auch die anderen Sinnesorgane nicht zu kurz kommen. Sie können *Hörübungen* (56) machen, indem Sie zum Beispiel mit geschlossenen Augen einmal zehn Minuten lang auf alle Geräusche achten, die Sie gerade jetzt hören können; *Schmeckübungen* (57), indem sie mit geschlossenen Augen die unterschiedlichsten Nahrungsmittel testen; vor allem *Augen- und Sehübungen* (58). Dazu gehört insbesondere, daß Sie unter beständigem Blinzeln die Augen rollen, aber ganz langsam und schrittweise. Also erst zur Seite blicken, dann hoch, dann zur anderen Seite und dann nach unten, und zwar dreimal im und dreimal gegen den Uhrzeigersinn. Auch Aufreißen der Augen oder sie ganz fest zusammenkneifen ist gut, bietet sich jedoch besonders im Rahmen einer Gesichtsarbeit insgesamt an (s. u.). **56** **57** **58**

59 Auch unser *Riechsinn* (59) kommt heute allgemein viel zu kurz. Da es sich bei ihm aber um unseren vorzüglichsten *Erinnerungssinn* handelt, sollten Sie versuchen, ihn stärker wiederzubeleben. Beschnüffeln Sie ruhig einmal intensiv alles, was Ihnen unterkommt; riechen Sie besonders auf Spaziergängen an einzelnen Dingen: Blumen, Rinden, feuchten Steinen, Moos, Holz, Pilzen etc., oder verwenden Sie auch mal natürliche Duft- oder Räucherstoffe, zum Beispiel Weihrauch, während Sie die chemischen Sprühdosen besser weglassen sollten, weil diese besonders Ihre Schleimhäute mit Sicherheit schädigen. Das gilt ganz besonders von Intimsprays! Wenn Sie sich selbst, Ihre Haut und auch den ganz persönlichen Duft Ihres Geschlechts »nicht riechen können«: nicht mit Seifen, Parfums oder Chemie wegmachen, sondern lieber versuchen, herauszubekommen, *warum* Sie sich nicht riechen können und *das* bearbeiten. Wir sind Leib und nichts als Leib, und auch »das da unten« sind *wir,* und zwar auf besonders sensible, tiefe, höchst persönliche: eben die intimste Weise. Und Sie sollten nicht vergessen: je mehr von all dem innerlich aufgestauten Schmutz und Dreck des Lebens Sie herauslassen und bearbeiten, um so besser werden Sie ganz natürlicherweise riechen und desto sauberer werden Sie sich auch körperlich fühlen.

Vorschläge für Übungsabfolgen:

1. 18, 40, 41, 42, 43, 44, 45, 3/4, 18, 19, 21, 5, 15, 11, 46, 47, 54

2. a, b, i, 21, 73, 23a, 72, 35, 36, 63, 64, 93, 11, 12, 13, 56

3. 2, 3/4, 9, 73, 22, 77, 94, 95, 44, 97, 10, 11, 100, 101, 102, 103, 75, 76, f, c, 49, 25, 26

Übungen V

60

Als Einstieg in das große Thema Körperhaltung, Körpersprache und Charakter bietet es sich an, einmal unseren nackten Körper in Umrissen zu *zeichnen* (60). Es reicht, wenn man das mit Bleistift auf einem Blatt Schreibmaschinenpapier macht. Betrachten Sie dann die Zeichnung und nehmen Sie sie einfach versuchsweise *als Selbstbild ernst.* Auch wenn Sie überhaupt nicht zeichnen können, so hat doch jeder eine Vorstellung davon, wie ein Mensch, und auch, wie er selbst aussieht. Und *darum* geht es.

Was fällt Ihnen an Ihrer Zeichnung auf? Haben Sie irgendwelche Teile/Organe vergessen? Warum? Haben Sie mit ihnen nichts im Sinn? – Überprüfen Sie doch einmal generell, welche Körperteile Sie wirklich gut, warm, lebendig *spüren,* welche Sie selten oder gar nicht spüren, welche Ihnen oft weh tun, kalt sind, welche sie *mögen* und welche Sie *ablehnen* – und meditieren Sie darüber, warum.

Dann: Haben Sie sich dicker oder dünner, größer oder kleiner, eckiger oder runder gemacht, als Sie wirklich sind? Welche Körperpartien haben Sie über-, welche unterbetont? Hat das eine mehr, das andere weniger Gewicht (Bedeutung) für Sie? Was für Gefühle und Selbsteinschätzungen stehen dahinter? Dann: Wie sind Sie mit dem Platz zurechtgekommen? Wie ist *Ihr* Platz in der Welt? Ist etwas schief oder einseitig geraten? Wie ist der Strich, mit dem Sie den Umriß (die Haut) gezeichnet haben? Studieren Sie dieses Selbstbild bitte gut in allen Einzelheiten. Sie können sehr viel über Ihre Selbstwahrnehmung lernen.

Auch mit Hilfe von *abstrakten Selbstbildern* (61), die nur mit Farben und Formen arbeiten, können Sie gute Einsichten in Ihre Persönlichkeitsstruktur gewinnen. Vor allem, wenn Sie versuchen, das eigene *Temperament,* die eigene *Energie,* das nicht in Worten ausdrückbare eigene *Selbstgefühl* oder das eigene innerste *Wesen* zum Ausdruck zu bringen. Fragen Sie: Welche Farben und Formen charakterisieren mich? Welche Dynamik, Intensität strömt aus mir heraus, wenn ich einmal der Farbe, dem Pinsel freien Lauf lasse? Welche innere Kraft versucht sich da zu äußern? Sie werden feststellen, daß gerade diese abstrakte Arbeit mit malerischen Ausdrucksmitteln – möglichst großformatig und günstig mit preiswerten Abtönfarben – einen unschätzbaren Beitrag zu Selbstausdruck und Selbsterforschung bieten kann.

62 Als nächstes sollten Sie einmal Ihre *Körperhaltung* im Gehen, Sitzen und Liegen genau studieren (62). Und zwar sowohl für sich allein, als auch, indem Sie einen vertrauten Menschen bitten, Sie in Ihren Haltungen und Bewegungen zu beschreiben. Überprüfen Sie folgende Punkte: Halten Sie sich *betont* aufrecht oder sind Sie eher gebeugt (vor Gram, Kummer, Sorgen?) und sinken in sich zusammen? Machen Sie großzügige Bewegungen und Gesten, sind Sie temperamentvoll (zu sehr?), oder »halten Sie an sich«? Sind Sie zurückhaltend oder verkrampft? Wie halten Sie Ihren Kopf? Im Sinn eines ständigen inneren Befehls »Kopf hoch« oder »nur nicht den Kopf hängen lassen« –, oder halten Sie ihn betont aufrecht, um »ihn nicht zu verlieren«? Oder, weil Sie »unbeugsam« sind? Oder zu »stolz«, um auch einmal zu nicken und *Ja* zu sagen? Etwas zuzugeben? Oder bevorzugen Sie das Gegenteil und halten den Kopf lieber gesenkt? Das sieht so schön demütig aus, aber man kann damit auch ganz gut von unten herauf und aus den Augenwinkeln beobachten. Oder warum tun Sie es sonst? Halten Sie den Kopf schief? Skeptisch? Unsicher? Ablehnend? Sie sehen, es gibt eine Fülle von Möglichkeiten, allein schon beim Kopf, über die Haltung, die wir uns angewöhnt haben, Aufschluß über innere Einstellungen und Verhaltensweisen zu bekommen.

Am besten ist auch hier, Sie schreiben auf, was Ihnen auffällt, und versuchen nach und nach zu ergründen, was Sie damit zum Ausdruck bringen. Überprüfen Sie also weiter: Wie atmen Sie? Halten Sie sich beim Sitzen sehr geschlossen? Liegen Sie wie ein Embryo im Bett? Wie gehen Sie? Machen Sie (zu) große oder (zu) kleine Schritte? Treten Sie fest auf oder nicht? Bohren Sie sich bei jedem Schritt mit den Hacken in den Boden oder schleichen Sie eher? Gehen Sie leicht und beschwingt oder steif und schlenkernd? Wohin ist Ihr Blick gerichtet? Zu Boden? Oder schweift er ständig haltlos umher. Suchend? Haben Sie die Schultern eher hochgezogen oder hängend, mehr nach hinten oder nach vorn? Ist Ihre Brust aufgeblasen oder eingefallen? Der Bauch locker oder eingezogen? Die Pobacken zusammengekniffen, die Knie steif und durchgedrückt? Wie ist Ihre normale Armhaltung? Was machen Sie so mit den Händen? Und schließlich: Wie ist eigentlich Ihr Gesicht, das heißt, welche *Miene* machen Sie gewöhnlich zum Spiel des Lebens?

Nehmen Sie bitte alle Ihre Beobachtungen ernst. Und zwar in zweifacher Hinsicht: Entweder, weil es so ist, oder weil Sie, um zu kaschieren, wie es wirklich ist, die gegenteilige Haltung einnehmen. Also zum Beispiel wenn Sie sich betont aufrecht halten: Tun Sie das, weil Sie *wirklich* frei, selbstsicher und selbstbewußt sind und stolz sein können auf sich, Ihr Leben, Ihre Leistungen, oder tun Sie es, weil Sie nicht zugeben und zulassen können, was passieren würde, wenn Sie sich nicht so hielten: Vielleicht würden Sie in sich zusammensinken, gar unter Ihren Belastungen und Sorgen zusammenbrechen? Dann wäre aber Ihre Haltung *Rolle* und *Maske*.

Ich gebe zu, es ist schwer, sich so ehrlich anzuschauen. Aber erstens: Was nützt es wohl auf Dauer, »sich einen in die Tasche zu lügen«? Und zweitens: Es geht darum, *uns selbst* zu entdecken. Und das heißt eben, daß wir einmal unsere Masken fallen lassen, unsere Rollen aufgeben und *dahinter* sehen. Nur dann können wir auch erkennen, warum und unter welchen Zwängen wir einmal veranlaßt wurden, uns diese Maskeraden zuzulegen; wovor sie uns schützen sollen. Und vor allem: Nur *ohne* hinter einer solchen Maske verborgen und unterdrückt zu sein, kann unser eigentliches

Selbst frei leben und gedeihen. Wir kommen also, wenn wir wirklich frei, gesund und glücklich sein wollen, auf die Dauer nicht darum herum zu riskieren, so zu sein und uns so zu zeigen, wie wir tatsächlich sind.

Ein weiterer Punkt: Es gibt eine Menge von Haltungen – jetzt im Sinne von Charaktereigenschaften –, die wir zwar alle mehr oder weniger haben, dieses aber gar nicht gern zugeben. Ich meine so Dinge wie: Stolz und Schadenfreude, Trotz und Neid, Häme und Spottlust, Eigendünkel, Gespreiztheit, Rücksichtslosigkeit, Hochnäsigkeit, Halsstarrigkeit, Verlogenheit etc., etc. Die Frage ist auch dabei: Unterdrücken wir diese Regungen und spielen die reinsten Engel mit der weißen Weste, den guten Menschen, Liebkind? Oder haben wir diese Dinge derart integriert, daß sie bereits *Teil* unserer Körperhaltung sind? Wir können das ganz gut überprüfen, wenn wir uns einmal diese »miesen Züge« übungsweise – und mit Vergnügen!! – gestatten. Dann werden wir schnell merken, ob uns die entsprechenden Verhaltensweisen und Ausdrucksweisen schwer- oder leichtfallen. Wenn sie uns schwerfallen oder wir gar nicht in der Lage sind, sie zu spielen, sollten wir überlegen, ob wir nicht durch Verspannungen und innere Widerstände dieses verhindern. Und wenn wir sie verhindern, dann sind sie eben in uns. Was nicht da ist, brauche ich auch nicht zu unterdrücken. Und wovor ich wirklich frei bin, davor habe ich auch keine Angst bzw. Schwierigkeiten, es einmal probeweise zu spielen.

Zum Beispiel *Stolz:* Gehen Sie ruhig einmal *ganz stolz* im Zimmer umher, das heißt, mit entsprechend erhobenem Kopf, Mundhaltung, Blick. Also durchaus auch hochnäsig und hochmütig. Blicken Sie auf die imaginären anderen herab, machen Sie geringschätzige Geräusche mit dem Mund. Nach links und rechts. Fällt es Ihnen schwer? Spüren Sie bestimmte Verspannungen? *Kann* Ihr Mund überhaupt diese wunderbaren geringschätzig herabgezogenen Mundwinkel machen? Oder macht er sie etwa immer? Und wie ist es mit dem Zunge-heraus-Strecken? Dem Zähne-Fletschen? Können Sie anderen überhaupt »die Zähne zeigen«? Oder machen Sie es wie viele auf einem kleinen Umweg im Sinne jenes berühmten Satzes: Lächeln ist die charmanteste Art, jemandem die Zähne zu zeigen?

Und wie halten Sie Ihr Kinn? Ist es trotzig vorgeschoben **63** oder etwa enttäuscht nach hinten gezogen und dort festgehalten? Drücken Sie einigemale fest mit der Hand dagegen (63) und schieben Sie es betont und gegen muskulären Widerstand vor und zurück, auch mahlend seitlich hin und her. Wie reagieren Ihre Backenmuskeln darauf? Haben Sie Probleme mit dem Willen, der Durchsetzung ihrer eigenen Vorstellungen? Hier können Sie viel gewinnen, wenn Sie üben, immer wieder das Kinn nach vorn zu drücken.

Leben Sie vielleicht ständig mit zusammengebissenen Zäh- **64** nen? Machen Sie vieles nur zähneknirschend? Und können Sie deswegen dieses Geräusch nicht ausstehen? Dann sollten Sie hier viel üben: Mund weit aufreißen und anschließend ganz fest und lange die Zähne aufeinanderbeißen, bis Sie nicht mehr können (64). Dann werden sich die Muskeln langsam lösen. Sie werden staunen, wie anders sich Ihr Gesicht dann anfühlt. Übrigens wird sich im Laufe der Zeit durch all diese Übungen insbesondere Ihr Gesicht sowieso verändern: Sie werden viel schöner, je weniger verspannt Sie sind.

Wie ist es denn mit Ihrer Stirn? Runzeln Sie sie viel? Spielen Sie den Denker? Pflegen Sie sich Sorgenfalten, Gramfurchen oder eher Lachfältchen zu halten? Fahren Sie sich oft durchs Haar? Ist so vieles zum Haareraufen? Kratzen Sie sich häufig hinterm Ohr? Am Kinn? Halten (sich) den Mund? Legen einen Finger auf ihn? Lecken sich die Lippen? Wischen sich die Augen aus? Rümpfen die Nase? – Es macht nichts, wenn Sie für all Ihre kleinen Gesten, die Sie so machen, hübsche Ausreden (Rationalisierungen) parat haben. Sie bedeuten dennoch genau das, was man von ihnen sagt.

Es ist ein großes Feld, wie Sie sehen. Notieren Sie, was Ihnen auffällt, und nehmen Sie Ihre Körpersprache als Ausdruck Ihres Innern wichtig. Es ist regelmäßig nicht Ihr Ich mit seiner Willenssteuerung, das diese Dinge hervorbringt. Dieses bringt allenfalls die Ausreden zustande. *Es* behauptet, wenn Sie sich zum Beispiel hinterm Ohr kratzen, daß es dort juckt. In Wirklichkeit ist es eine Geste der Unsicherheit und des Nichtwissens. Und der Betroffenheit. Und manchmal juckt es sogar, *damit* wir uns kratzen, das heißt, diese Geste machen können. Wir sagen und denken viel zu oft: das juckt mich nicht, und in Wirklichkeit tut es das eben doch.

Wie ist es überhaupt mit Ihren alltäglichen Gewohnheiten? Wir sind viel zu sehr in ein Schema hineingeraten, das wir einmal genau überprüfen sollten. Und zwar in allen Einzelheiten. Ist es immer dieselbe Art, in der Sie aufstehen, sich im Spiegel betrachten, sich die Zähne putzen, aufs Klo gehen; ist es immer dieselbe Stelle und Haltung, die Sie am Tisch einnehmen? Wie Sie die Dinge tun? Es gibt hunderterlei verschiedene Möglichkeiten, und alle sind mehr oder weniger gleich sinn- und zweckvoll. Versuchen Sie doch einmal, da etwas anders zu machen. Sie werden staunen, wieviel an Veränderungen manchmal schon kleinste Schritte nach sich ziehen. Wir sind eine Ganzheit, und auch geringe Teiländerungen wirken sich nach und nach aufs Ganze aus. Gerade eingefahrene Bewegungsabläufe im Alltag sind da wichtig. Sind Verspannungen daran schuld, daß Sie etwas so und nicht anders machen? Oder weil Mutter oder Vater es auch schon so gemacht haben?

Sich ändern heißt: alte Muster ändern! Gewohnheiten ändern, Strukturen ändern. Wahrscheinlich *zwingt* Sie niemand, etwas so zu tun, wie Sie es tun, zumindest im privaten Bereich. Und hier können Sie auch beginnen, die Dinge einmal anders zu machen. Sie werden staunen, wieviel sich plötzlich auch in Ihrer *Umgebung* ändert, wenn *Sie* erst einmal den Mut haben, damit anzufangen. Wir Menschen empfinden oft die Dinge gleicher, als wir manchmal meinen.

Schließlich ist es auch wichtig zu überprüfen, wie Sie sich überhaupt auszudrücken pflegen. Bevorzugen oder vermeiden Sie bestimmte Ausdrucksweisen, Redewendungen, Worte und Bilder? Formulieren Sie oft in »man«, auch wenn Sie eigentlich jemand ganz Bestimmten (sich selbst?) meinen? Oder reden Sie sich häufig mit der autoritären Elternstimme, das heißt, mit Du an?

Zum Schluß erscheint mir auch noch eine Überlegung zu *Impulsivität* und *Temperament* wichtig. Beides bezieht sich ja auf das unmittelbare und spontane Zeigen von Emotionen in Gestik, Mimik, Sprache und Körperbewegung. Wir haben uns aber leider allzusehr angewöhnt, unser Temperament und unsere Impulsivität zu unterdrücken. Aber wir gehen nicht mehr zur Schule. Wir müssen nicht stillhalten. Wir dürfen zeigen, wie uns ums Herz ist. Wir haben in der Regel alle viel mehr Temperament, als wir zeigen. Ein entspannter und lebendiger Körper *hat* Bewegung und *zeigt* seine Lebendigkeit in ihnen. Bewegungen drücken Gefühle aus, unterstreichen ihre Stärke, zeigen etwas von dem, was wirklich in uns ist. Lassen wir doch einfach mal ein wenig mehr davon zu. Oder glauben *Sie* einem, der sagt, er freue sich, und dabei steif und starr bleibt und keine Miene verzieht? Ich nicht.

Vorschläge für Übungsabfolgen

1. 60, 62, 35, 36, 18, 20, 21, 22, 8, 5, 6, 11, 12, 16

2. 2, 28, 30, 34, 40, 41, 44, 45, 67, 77, 61

3. 28, 20, 19, 22, b, i, 8, 5, 73, 73a, 21, (88, 89) oder: 48, 50, 96, 44, 45, 5, 10, 11, 24, 25, 47, 54

Übungen VI

Da Verspannungen in den einzelnen Körpersegmenten mit Energieblockaden in den dazugehörigen Chakren Hand in Hand gehen, ist es klar, daß Übungen, die die Körpergegend um die Chakren bearbeiten, besonders nützlich sind. Da die Chakrenenergie jedoch nicht nur auf der körperlichen, sondern auch auf der leiblichen Gesamtebene wirkt, ist zu beachten, daß eine eingehende Selbstbefragung im Hinblick auf *alle,* insbesondere also die geistigen und psychischen Aspekte des jeweiligen Chakras unbedingt mit geleistet werden muß, wenn die entsprechende Pforte geöffnet werden soll. Es muß also das jeweilige Chakra in allen seinen Bereichen auch wirklich *gelebt* werden. Es würde nämlich nur sehr wenig nützen, zum Beispiel am Herzchakra zu arbeiten, wenn wir nicht gleichzeitig versuchen, alle *Tugenden des Herzens* zu leben; also nicht nur alle vom Herzen kommenden und zu Herzen gehenden Gefühle, sondern auch die »geistigen« Qualitäten des Herzens, wie liebendes Verstehen (Empathie), die Bereitschaft zu verzeihen, auf andere zuzugehen, liebendes Sorgen etc. als *neue Maßstäbe* unseres Denkens, Fühlens und Handelns zu leben.

Wie bereits dargelegt, wirkt Musik, also Schall, auf den Energiekörper insgesamt sehr intensiv ein. Dies ist auch allen traditionellen Schulen und Religionen seit alters her bekannt und wird von ihnen auch mehr oder weniger stark benutzt. Vor allem östliche Traditionen, denen es ja viel gezielter um die gesamtleibliche Transformation geht und nicht nur um die geistig-seelische, wie im Westen, benutzen akustische Zeremonien und Rituale von teilweise ungeheuer tief wirkender Kraft. Erinnert sei hier nur an die akustischen Rituale bei bestimmten Zen-Zeremonien oder die enorme Bedeutung der Schallarbeit im tibetanischen Lamaismus. Doch, um es noch einmal zu sagen: In Wirklichkeit gibt es wohl keine einzige wirklich bedeutende, auf psychisch-seelische Transformation des Menschen ausgerichtete Tradition und Schule, in der nicht mit Schall und Bewegung, das heißt Musik und Tanz, gearbeitet wird.

Deshalb sollten auch wir zum Beispiel beim Musikhören sehr wählerisch sein, und uns genau überlegen, welcher Art von Tönen, Harmonien, Lautstärke und Rhythmen wir uns aussetzen wollen. Beachten Sie vor allem, ob Sie sich beruhigen oder anregen lassen möchten. Generelle Musikberieselung ist mit das Schlechteste, was wir machen können. Sie stumpft einerseits ab, andererseits überbeansprucht sie den Energiekörper. Und vor allem *verwirrt* wahlloser Musikkonsum unsere Energien auf sehr unheilvolle Weise. Zu fließender und schöner Musik zu tanzen ist sehr empfehlenswert, besonders wenn man den Versuch macht, die Energien, die angesprochen werden, das heißt die *Stimmung,* in die einen die Musik versetzt, auch in Bewegung umzusetzen und auszudrücken. Denn dann erst kann die Energie, die von der Musik angeregt wird, auch wirklich gesamtleiblich fließen und vor allem auch aus uns hinausfließen. Tanzen Sie deshalb möglichst nur selten im 08/15-Diskoschritt, sondern bemühen Sie sich immer um kreative und ausdrucksvolle Bewegungen.

Um die *Wirkung von Tönen* einmal ganz gezielt auszuprobieren, damit Sie wissen, was da tatsächlich vor sich geht, empfehle ich, sich nach einigen Lockerungs- und Entspannungsübungen im Fersensitz ganz geöffnet vor die Lautsprecher einer Musikanlage zu knien, und zwar so, daß die Töne gut Ihren ganzen Körper treffen und durchdringen können. Schließen Sie die Augen und versuchen Sie einfach, die Musik zu *spüren* (65), also zu fühlen, wo und wie die Tonschwingungen Ihren Leib treffen. Natürlich dürfen Sie dabei die Musik nicht allzu leise stellen; je lauter, desto intensiver die Wirkung, weil wir diesbezüglich in unserem Empfinden reichlich abgestumpft sind. Ich bin sicher, Sie werden nach diesem Experiment sowohl hinsichtlich energetischer Phä-

65

nomene mehr wissen, als auch Tönen gegenüber eine ganz neue Einstellung bekommen. Als »Testmusik« ist zum Beispiel das Violinkonzert von Brahms sehr zu empfehlen.

66 Nach dieser Übung sollten Sie sich kurz auf den Rücken legen und die *Energie verteilen* (66). Und zwar streichen Sie mit beiden Händen gleichzeitig in circa zehn bis 20 Zentimeter Abstand vom Körper von den Genitalien her zum Kopf hin mit gleichmäßigen, langen Strichen über Ihren Leib, und auf der Höhe des Gesichtes nach links und rechts außen weg. Machen Sie etwa zehn solcher Striche.

Ich betone noch einmal, daß *alle* bioenergetischen Übungen nicht nur spezielle Körperpartien, sondern immer auch die entsprechenden Chakren mitbearbeiten. Insofern sind auch die Übungen, die ich im Folgenden nenne, in dieser Doppelfunktion zu sehen.

Für Muladhar und Hara sind alle Bein-, Bauch- und Beckenübungen anregend, insbesondere natürlich Steh- und Sitzpositionen sowie Atemwelle (26), Wandzittern (51) und Strampeln (39). Natürlich sind auch alle tiefen Atemübungen hier noch wirksam.

67 Eine schöne Übung, auch zur Lockerung der Bein- und Fußmuskulatur und zu deren Kräftigung ist das *Herumgehen in der Hocke* (67). Und zwar schlage ich vor, dieses öfter sowohl vorwärts, als auch (schwieriger) rückwärts zu üben, und sowohl mit größeren als auch kleineren Schritten. Auch *Herumhüpfen* in der Hocke hat ausgezeichnete Wirkungen.

68 Speziell für das Muladhar ist folgende *Durchsetzübung* (68): Sie sitzen auf einem Stuhl und rutschen erst einige Male gut mit dem Gesäß auf der Sitzfläche hin und her, so, als ob sie den richtigen Sitz erst suchen müssen. Dann kontrahieren Sie sooft Sie wollen langsam oder schneller die Gesäßmuskeln. Studieren Sie auch die Unterschiede, die sich ergeben,

je nachdem, ob Sie mehr vorgebeugt oder mehr zurückge-
lehnt sitzen, und machen Sie auch Kontraktionen abwechselnd mit dem linken und rechten Pobacken. Zum Schluß
machen Sie einige tiefe Atemzüge bis in den Damm hinunter, die Ihr Gesäß fest gegen den Sitz drücken und den Körper dadurch ein wenig anheben. Die Füße stehen die ganze
Zeit gut und fest mit beiden Sohlen auf der Erde. In jeder
Alltagssituation, in denen es darum geht, daß Sie sich durchsetzen bzw. nicht unterbuttern lassen wollen, ist dieser feste
und gut geerdete Sitz von großem Nutzen!

Eine schöne *Variante* ist es, wenn Sie auf dem Boden sitzen, die Arme rückwärts zum Liegestuhl (14) aufstützen,
und die Beine V-förmig gespreizt von sich strecken. Und
dann ebenfalls die Gesäßmuskeln rhythmisch zusammenziehen und loslassen. Dabei hebt sich der Po immer etwas vom
Boden ab und fällt dann wieder zurück.

Meditieren Sie während oder nach diesen Übungen über
Ihr Durchsetzungsvermögen, das heißt insgesamt Ihre Fähigkeiten oder Probleme, sich im Leben oder gegenüber anderen Menschen durchzusetzen, sich einzusetzen – auch für
Ihre eigenen Bedürfnisse zu sorgen –, Ihre Fähigkeiten, Ihre
Wünsche und Vorstellungen in die Tat umzusetzen; über alles, was mit Besitz zu tun hat, sowie über die Fragen, was
wohl alles in Ihrem tiefsten Innern unbewußt und ungenutzt
schlummert, welche Fähigkeiten, Möglichkeiten, Anlagen
Sie haben; welche Form überhaupt Ihre Lebensenergie hat,
das heißt, auf welche Weise – ob zu zart oder zu heftig etwa
oder zu impulsiv oder zu unausgeglichen etc. – Sie die Dinge
tun, wie Sie sich verhalten, wie Sie mit allem umgehen: sind
Sie, energetisch gesehen, schwach, zäh oder schwerfällig,
leicht oder zerfleddert, kantig, passiv, aggressiv oder wie
auch immer.

Das Hara, verantwortlich für Willen, Gleichgewicht, Tat
und insgesamt alle Aspekte von Macht und Machen, sollte
befragt werden mit Fragen nach Maß und Ziel des Lebens,
Tuns und Wollens, Macht und Ohnmacht (über wen Sie

Macht ausüben und wer über Sie), über Ihre Identität mit sich selbst (Selbst- oder Fremdbestimmtheit), auch über Ihre Fruchtbarkeit (Ihr Schöpferischsein) in jeder Hinsicht, das heißt, mit welchen Ideen, Plänen, Absichten »gehen Sie schwanger«, und welche davon und wie kommen sie zur Welt etc.

h Gute Hara-Übungen sind ebenfalls Wandzittern (51), Atemwelle (26), und Strampeln (39), Kobra (c), Schaukel (49), Beinschlag (h) und der Bogen (8). Wichtig ist natürlich eine gute Bauchatmung und das Bestreben, den Bauch immer locker zu lassen, das heißt, ihn nicht einzuziehen.

69 Sehr gut wirkt, als eigenständige Übung benutzt, der Mittelteil der Rückenstreckung (f). Ich nenne sie den *starken Winkel* (69). Sie sitzen mit geschlossenen und gerade ausgestreckten Beinen auf dem Boden, der Oberkörper hält sich aufrecht, die Hände ruhen auf den Knien. Nun heben Sie, während Sie ruhig atmen, die Hände aufmerksam und bis in die Fingerspitzen gestreckt hoch; die Ellenbogen strecken sich, die Arme werden schließlich ganz gerade. Heben Sie sie so weit an, bis die Oberarme die Ohren berühren. Jetzt beugen Sie den Oberkörper zurück, den Kopf leicht im Nakken, den Blick zum Himmel, und zwar so weit, bis sich die Fersen vom Boden lösen. Und immer gut in den Bauch atmen, diesmal mit geöffnetem Mund! Halten Sie diese Stellung mit der Bauchmuskulatur fünf bis zehn, später bis 20 Sekunden, und beugen Sie sich danach, die Hände wieder herunternehmend, nach vorn auf die Beine, zum Ausruhen. Dreimal.

70 Auch das *Beinheben in Rückenlage* (70) sowie das *Bein-*
71 *heben auf dem Tisch* (71) fördern die Entwicklung des Hara. Bei ersterem liegen Sie ausgestreckt auf dem Boden und heben dann jedes Bein einzeln möglichst senkrecht in die Luft. Dann machen Sie fünf bis zehn ganz langsame Seitwärtsdrehungen des Fußes. Das machen Sie mit jedem Bein dreimal.

Für die andere Übung setzen Sie sich auf die Kante eines stabilen Tisches; die Beine baumeln herunter. Die Arme und Hände sind auf den Tisch aufgestützt. Nun drücken Sie sich erst einige Male hoch, so daß sich das Gesäß vom Tisch abhebt. Dann versuchen Sie, die Beine zehn- bis zwanzigmal bis zur Waagerechten anzuheben. Zum Schluß versuchen Sie, die Beine anzuheben, *während* Sie sich gleichzeitig hochdrücken.

Anstrengend, aber sehr wirkungsvoll ist die *Bauchwelle* **72** (72). Dabei stehen Sie mit mittelweit gespreizten Beinen und gut gebeugten Knien. Sie beugen sich vor und stützen die Hände auf die Oberschenkel; die Daumen liegen innen. In vollständig ausgeatmetem Zustand, also wenn sich die Bauchdecke nach innen zieht, versuchen Sie nun, diese noch weiter hineinzuziehen und wieder loszulassen; auf diese Art und Weise lassen Sie sie in ausgeatmetem Zustand jeweils fünf- bis zehnmal heraus und ziehen sie wieder ein, das machen Sie, mit Pausen, fünfmal.

Manipura und Zwerchfell, Anahata und Kehlchakra werden durch alle Atemübungen, durch die Arbeit mit Tönen und durch die gezielte Wutarbeit nach und nach energetisch gelöst. Fürs Manipura ist die eben genannte Bauchwelle natürlich gleichermaßen dienlich wie fürs Hara. Gut sind auch Taschenmesseratmung (19), rückwärtige Hängelage (48), Stehen II (5), Kobra (c) und Brücke (e). Sehr wichtig ist gerade bei hier wirkenden Übungen, daß die Gefühle, die hochsteigen, *stark* ausagiert und stimmlich zum Ausdruck gebracht werden. Wenn eine Übung bei Ihnen besonders viel ausgelöst hat, machen Sie sie erst nach einem längeren Zeitabstand wieder, also dann, wenn Sie sich gut fühlen.

Eine weitere gute Übung für das Manipura und Hara ist die **73** *große Bauchtanzbewegung* (73). Dabei steht man reichlich breitbeinig und mit lockeren Knien, beugt den Oberkörper vor, so, daß der Po gut hinten rausgeht, und macht nun eine

Art weit ausladender Hula-Hup-Bewegungen. Aber ganz langsam, und so, daß das Gesäß einen möglichst großen Kreis beschreibt. Wir müssen also die Hüften jeweils sehr extrem seitlich ausstellen; wenn die Wölbung vorn ist, das heißt, Sie extrem im Hohlkreuz stehen, lassen Sie die Luft herausplatzen. Die ganze Bewegung soll unter sehr guter Mitarbeit von Armen und Oberkörper insgesamt von den sich beugenden und wieder straffenden Beinen ausgehen. Fünfmal nach jeder Seite. Als Variante, davor oder danach, **73a** können Sie schnelle *Hula-Hup-Bewegungen* (73a) ausführen.

74 Auf Anahata und Schultern stark lösend wirkt die *Arme-Sünder-Übung* (74). Sie beginnt in (1). Dann nehmen wir mindestens 40mal die Schultern hoch und lassen sie wieder fallen, so, als ob wir sagen wollten »Ich weiß nicht«. Und stellen uns ruhig dabei vor, vor einer Autorität zu stehen und von dieser immer wieder nach irgend etwas gefragt zu werden. Hören Sie mit der Bewegung nicht auf, wenn es anfängt, schwer zu werden. Erst wenn Sie absolut nicht mehr können, hören Sie auf und stehen dann mit hängenden Schultern und weichen Knien da. Lassen Sie die Gefühle, die sich einstellen, gut zu; an diesem Punkt haben wir wahrscheinlich alle viel zu bearbeiten. Wenn Tränen hochsteigen, lassen Sie sie zu! Anschließend können wir mit Windmühle (45) und Schulterdrehen (44) die Schultern etwas lockern.

75 Eine schöne Anahata-Übung ist das *Armdrücken* (75). Sie dient nicht nur der Armmuskulatur, sondern auch den Brustmuskeln und dem Busen. Wir machen sie im Sitzen. Wir falten die Hände vor der Brust (Handflächen flach aneinandergelegt) und nehmen dann die Hände etwas nach abwärts, bis die Unterarme waagrecht sind. Dann drücken wir mit den Armen fest und anhaltend gegeneinander. Mit Pausen dreimal, so lange, wie möglich.

Eine Variante dazu ist das *Fingerdrücken* (76). Dabei legen wir nur die Spitzen der gespreizten Finger aneinander. Dann drehen wir Hände und Arme so, daß die Fingerspitzen auf unser Herzchakra zeigen. Dabei drücken wir die Hände gleichzeitig gut vom Körper weg. Die Finger drücken sehr gut gegeneinander. Nach circa zwei Minuten lösen wir die Hände. Wenn wir sie nun langsam in Höhe der Brust circa 50 Zentimeter auseinandernehmen und dann ganz langsam die Handflächen bis auf etwa fünf Zentimeter einander nähern, gelingt es manchmal, die Energie regelrecht materiell zwischen den Händen zu spüren. Und zwar merken wir einen Widerstand, so, als ob zwei Magnete einander abstoßen.

Neben der Brustdehnung (a), die gut auch tagsüber zwi- schendurch gemacht werden kann, werden Brust, Lunge und Anahata auch sehr gut durch die *Faustatmung* (77) bearbeitet. Wir stehen hierfür in (1) und verschränken die Hände vor der Brust fest ineinander. Dann führen wir sie nach vorn so weit vom Körper weg, bis die Ellenbogen nur noch leicht gebeugt sind. Jetzt gilt es, Armbewegung und Atmung zeitlich genau parallel zu halten, das heißt, beides dauert genau gleich lang. Und zwar führen wir, während wir ganz langsam »durch die Zähne« einatmen, die Hände ebenso langsam nach oben, über den Kopf hinweg und legen sie in den Nacken. Die Arme liegen dabei am Kopf an. Erst jetzt, also wenn die Hände im Nacken angekommen sind, ist die Einatmung abgeschlossen. Der Brustkorb ist prall mit Luft gefüllt; wir halten die Luft in dieser Stellung circa fünf Sekunden an. Dann entlassen wir sie sanft und ganz langsam und zischend aus dem Mund, während wir die Hände im Nacken lösen und die Arme seitlich am Körper herabsinken lassen. Dann noch die Schultern etwas nach unten drücken, und die Übung ist beendet. Nach zwei bis drei Sekunden nehmen wir die Hände wieder in die Ausgangsposition und beginnen die Übung von vorn. Insgesamt dreimal. Wichtig ist, daß wir uns gut dehnen und viel Luft nehmen.

78 Dem Kehlchakra dienen alle unsere Lautäußerungen, besonders alles, was zum Auslösen des Würgereflexes führt, also zum Beispiel die Übungen (48) oder (36). Gut ist es, ab und zu das *Vokalschwingen* (78) zu praktizieren. Dabei knien wir im Fersensitz und lassen laut und deutlich alle fünf Vokale einzeln und jeden mehrmals gut ertönen. Dabei beachten wir genau die Mundstellung und wo der Vokal jeweils im Körper schwingt. Das ist nämlich bei a anders als bei i etc. Üben Sie auch in unterschiedlichen Tonhöhen und lassen Sie die Schwingungen sich gut im jeweiligen Körperbereich, das heißt in der Brust-, Hals- oder Kopfpartie, ausbreiten.

79 Danach und vor allem als Schlußübung für die Gruppe bietet sich gut folgende *Tonmeditation* (79) an: Alle knien im Fersensitz im Kreis; geatmet wird wie bei der Choratmung immer abwechselnd. Wir schließen die Augen und lassen den Ton »a« vernehmlich und mit möglichst langem Atem erklingen. Lassen Sie den Ton imaginär in der Mitte des Kreises schwingen, füllen Sie sich selbst nach und nach ganz mit dieser Tonschwingung aus, ja stellen Sie sich schließlich vor, er würde das ganze Universum anfüllen. Diese Übung soll mindestens zehn Minuten, kann aber bis zu einer halben, ja einer ganzen Stunde gemacht werden.

80 Das Ajna-Chakra läßt sich nur schwer mit Hilfe körperlicher Übungen bearbeiten. Hier bietet das Yoga einige Möglichkeiten an, zum Beispiel die sogenannte Totenstellung, Übungen mit der Kerze, die alternierende Nasenatmung. Auch die verschiedensten Meditationsschulen bieten hier Übungen an. Für unsere Zwecek am besten geeignet sind alle Arten von *Visualisierungsübungen* (80) zur Musik (zum Beispiel von Deuter). Allerdings sollen Sie sich vorher etwa eine Stunde lang körperlich gut gelockert und ausgearbeitet haben. Dann legen Sie sich still auf den Rücken, schließen die Augen und geben sich ganz den inneren Bildern hin, die die Musik in Ihnen erweckt.

Vorschläge für Übungsabfolgen:

1. 2, a, b, 3/4, 67, 68a, 69, 70, 46, 65, 66, 79

2. 14, 15, 68a, 99, 100, 69, c, h, 104, 48, 73, 51, 39, 25, 27

3. 10, 11, 12, 15, 68, 68a, h, 69, 70, 72, 73, a, 6, 8, 21, 22, 48, 77, 80

Übungen VII

Besonders für die Gruppenarbeit sind Vertrauens- und Partnerübungen gut, werden dadurch doch das Vertrauen in sich
und andere, Achtsamkeit, Aufmerksamkeit, Hingabe und
Zusammengehörigkeit gefördert.

Für Fallübungen sollte man sich ein großes und weiches
Matratzenlager bauen, vielleicht noch mit Kissen und Dek-
ken darauf, damit man keinesfalls das Gefühl hat, man
könnte sich weh tun.

81 Als erste *Fallübung* (81) stellt man sich rücklings vor die
Matratzen und läßt sich auf die unterschiedlichste Weise
rückwärts fallen: mit offenen und geschlossenen Augen; mit
hocherhobenen Armen; vielleicht auch einmal vorwärts.
Wesentlich ist stets, daß Sie ein leichtes Hohlkreuz machen,
das heißt, sich nicht mit dem Po zuerst plumpsen lassen. Das
wäre nur ein geschwindes Hinsetzen. Und wir sollten versuchen, beim Fall auszuatmen, und evtl. einen Schrei herauszulassen.

82 Eine andere Fallübung ist der *Ohnmachtsanfall* (82). Berei-
ten Sie ein Lager aus mehreren Matratzen nebeneinander.
Stellen Sie sich dann mitten drauf und versuchen Sie, auf der
Stelle in sich zusammenzusinken. Das heißt, die Knie geben
einfach nach und Sie stürzen mit Ausatmen hin. Und zwar
knickt einmal zuerst das rechte, bei anderen Malen zuerst
das linke Bein ein. Sie werden merken, es ist gar nicht so einfach.

83 Als Partnerarbeit kann man das *Fallen- und das Loslassen
kombinieren* (83). Und zwar steht der eine Partner wie in
(81) rücklings vor den Matratzen, während der andere Partner vor ihm steht, mit einem quergehaltenen Handtuch in

beiden Händen (gerollt). Sie halten sich nun Ihrerseits an dem Handtuch wie an einem Halteseil fest und lassen sich mit gestrecktem Körper – wie ein Brett – zurücksinken, bis Ihre Arme möglichst gestreckt sind. Der Haltende hat hier den anstrengenderen Part und muß gut mit einem Bein nach vorn stehen, um Ihr Gewicht abzufangen, und damit er nicht mit umgerissen wird. Und dann entscheiden Sie den Moment selbst, wo Sie loslassen und stocksteif nach hinten auf die Matratzen fallen. Und lassen Sie ruhig einen Schrei dabei los. Und dann immer mit dem Partner abwechseln: halten, loslassen und fallenlassen.

Eine hervorragende Vertrauensübung mit Partner ist der sogenannte *Blindgang* (84) in der Natur (im Wald, im Park, auf einem Kinderspielplatz etc.). Dabei hält der eine Partner die Augen geschlossen (noch besser: sie sind verbunden) und spielt den Blinden. Die Partner halten sich an den Händen und gehen los. Der Führer versucht, den Blinden *ohne Worte,* nur mit Hilfe seiner Hand, die ganz behutsam leitet und entsprechende Signale gibt, in möglichst abwechslungsvoller Weise herumzuführen, und ihn möglichst viele unterschiedliche Geh- und Tasterfahrungen machen zu lassen. Er führt ihn also über Stock und Stein, auf Wegen, Gras, Moos, über Hindernisse etc., etc.; man kann sogar versuchen, ein Stück zu laufen. Der Geführte soll nach und nach lernen, den Signalen des Führers eben »blind zu vertrauen«, und auf diese Weise einmal die Welt auf eine ganz neue und fremde Art zu erleben. Nach einer halben Stunde wird gewechselt, hinterher werden die Erfahrungen ausgetauscht. **84**

Weitere Partnerübungen sind: Rücken an Rücken *aus dem Sitzen sich zum Stand hochdrücken* und wieder hinsetzen (85); die *Rückenwippe* (86), wo die Partner Rücken an Rücken stehen, sich mit den Armen unterhaken und sich dann abwechselnd auf den Rücken nehmen; der *Drückkampf* (87), bei dem versucht wird, sich gegenseitig, Handfläche an Handfläche gelegt, durch den Raum zu drücken, oder, an- **85**
86
87

dersherum, sich mit Rücken und Po wegzudrücken. Beides sind sehr gute Übungen für die Beine und Füße.

88 Sehr empfehlenswert ist auch das *Schenkelspiel* (88). Dabei sitzen die Partner einander auf Stühlen gegenüber und rücken dann so weit aufeinander zu, daß der eine seine Knie und Oberschenkel zwischen die Knie und Oberschenkel des anderen stellen kann. Günstig ist es, zusammengefaltete Handtücher dazwischenzulegen, damit der Druck auf die Schenkel nicht zu stark wird. Derjenige der Partner, dessen Beine eingeklemmt sind, versucht nun, sie auseinanderzudrücken, während der andere mit seinen Beinen versucht, dies zu verhindern. Nach circa einer Minute jeweils abwechseln; ingesamt sollte jeder mindestens fünf Versuche von innen und fünf von außen machen.

Andere Partnerübungen sind: das Radfahren (53); sich gegenseitig mit den Füßen die Füße streicheln; einen schlaffen Sack hochziehen; Beißübungen mit Handtuch (38) oder Katzenbuckel mit Reiter.

89 Massageübungen gibt es in der gängigen Literatur in Fülle. Für unsere Zwecke eignen sich zwei besonders gut: die *Mus-*
90 *kelmassage* (89) und die *Gelenkmassage* (90). In beiden Fällen beginnen wir beim linken Fuß, arbeiten uns das Bein hinauf, über linken Arm und linke Hand zum Kopf und rechts wieder hinunter. Bei der Muskelmassage wird Körpervorder- und -rückseite so bearbeitet, daß alle erreichbaren Muskeln mittelstark gedrückt und geknetet werden. Wo harte Stellen zu fühlen sind, werden diese vorsichtig und leicht mit der Spitze des Mittelfingers der massierenden Hand eher gestreichelt als massiert.

Bei der Gelenkmassage geht es insbesondere darum, daß derjenige, der die Massage erhält, ein Gefühl dafür bekommen soll, locker zu lassen, nicht mitzuhelfen. Hierüber sollen die Partner miteinander kommunizieren. Der Masseur versucht, *alle* Gelenke des Partners in alle jeweils möglichen

Richtungen zu bewegen und zu lockern; also die einzelnen Gelenke der Zehen, Fußgelenk, Knie, Hüftgelenk, die einzelnen Finger etc., etc. Auch Kopf und der ganze Rumpf in der Taille sollten auf und ab und hin und her bewegt werden. Der Liegende schließt die Augen und läßt alle Glieder schwer und lose hängen. Der Masseur lernt auch, wie Körperteile angefaßt und bewegt werden können.

Grundsätzlich sollte bei jeder Art von Massage versucht werden, demjenigen, dem man die Massage gibt, all seine Liebe, Sensibilität und rückhaltlose Aufmerksamkeit zu schenken; der Partner soll versuchen, sich mit geschlossenen Augen dem anderen ganz anzuvertrauen und sich seinem Körpergespür völlig hinzugeben.

Vorschläge für Übungsabfolgen:

1. 18, 20, 29, 30, 31, 32, 33, 34, 37, 38, 5, 19, 81, (83), 24, 54

2. 98, 99, 100, 101, 11, 12, 15, e, 21, 22, 5, 8, 7, (90) oder: 92, 93, 95, 96, 44, f, 12, 27

3. 18, 19, 20, 31, 32, 33, 34, 9, 5, a, 81, 82, (83), 51, 44, (53, 85), 79 oder nach 44: 46, 25, 26

Übungen VIII

Schwerwiegende Probleme durch frühe Prägungen, zum Beispiel Phobien, Zwangsneurosen etc., sind nicht gut allein lösbar; hier sollten Sie auf fachliche psychologisch-psychiatrische Hilfe zurückgreifen. Für die Fälle allerdings, wo Sie aus Wachstumsinteressen solchen Prägungen auf die Spur kommen möchten, bietet es sich vor allem an, sich mit persönlichen Extremen zu beschäftigen. Ich meine damit, daß einmal besonders jene Dinge hinterfragt werden sollten, für die Sie zum Beispiel besondere Vorlieben oder gegen die Sie extreme Abneigungen haben. Dies gilt vor allem für den Bereich des Essens, also für bestimmte Gerichte und Nahrungsmittel; es gilt für Kleidung, Einrichtung oder andere Dinge des ganz normalen, alltäglichen Lebens. Und zwar vor allem dort, wo wir gewissermaßen unreflektiert Bahnen fortsetzen, die sich aus Kindheit und Elternhaus in unser gegenwärtiges Leben hineingezogen haben.

91 Die Technik des *Narbenstreichelns* (91) sollten Sie nur an kleineren Narben der »üblichen« Kindheitsstürze etc. anwenden; bei Narben von schwereren Verletzungen oder Operationen ist es besser, das Narbentrauma nur in Gegenwart eines erfahrenen Therapeuten zu bearbeiten, damit Sie von den ausgelösten Schmerzen und Erinnerungen nicht ohne Hilfe überwältigt werden. Hier ist es natürlich besonders wichtig, auf Ihre instinktiven Gefühle zu achten. Günstig ist es, im Bett vor dem Einschlafen die eine oder andere Narbe liebevoll zu befühlen, leicht darüber zu streicheln und sich ganz den auftauchenden Gefühlen und Erinnerungsbildern zu überlassen. Wenn Ihnen unangenehm zumute wird, sollten Sie aufhören und es später noch einmal versuchen. Manchmal tut sich scheinbar auf Anhieb gar nichts; bleiben Sie dann aber noch weiterhin offen für innere Bilder, es braucht oft einige Zeit, bis die Erinnerungen aufsteigen.

Da sich Prägungen in den meisten Fällen letztendlich aus einem gesellschaftlichen Hintergrund speisen, kommt es bei Menschen, bei denen dieser Hintergrund ähnlich oder identisch ist, natürlich auch zu ähnlichen Prägungsmustern, das heißt, es gibt gewisse verbreitete oder *typische* Verspannungs- und Problembereiche. Zu diesen zählen in unserem Kulturkreis besonders Kopf und Gesicht, Nacken und Schultergürtel sowie der untere Rücken. Deshalb erscheint es mir gut, noch einige Übungen zu nennen, die hier jeweils spezifisch wirksam sind.

Für den Kopf, besonders bei häufigen Kopfschmerzen, ist **92** hin und wieder eine *Massage der Kopfhaut* (92) sehr gut. Dabei knien Sie im Fersensitz, fassen sich mit beiden Händen kräftig ins Haar und ziehen die Kopfhaut an den Haaren leicht und rhythmisch fünf- bis zehnmal vor und zurück. Dies machen Sie an allen Stellen des Kopfes; seitlich natürlich mit jeweils einer Hand. Im Anschluß daran massieren Sie die Kopfhaut leicht mit den Fingern bis zum Haaransatz.

Eine gute Durchblutung und Entspannung der Gesichts- **93** muskulatur erreichen wir durch das *Grimassenspiel* (93). Dabei wird das Gesicht von der Stirn angefangen über Augenpartie, Wangen, Nase, Mund und Kinn fünf bis zehn Minuten lang mit Hilfe aller Grimassen, die Ihnen einfallen, gut durchgearbeitet. Und zwar durch möglichst intensives Aufreißen, Dehnen, Zusammenpressen, Querziehen, Rümpfen und beliebige Kombinationen dieser Bewegungen. Anschließend kneten, walgen und streichen Sie alle Partien noch einmal mit den Händen gut durch, insbesondere auch die Kaumuskeln unterhalb der Ohren, die Sie bei zusammengebissenen Zähnen gut mit den Fingerspitzen bearbeiten.

Die Arbeit an den Schultern beginnen wir mit dem *Hand-* **94** *drehen* (94). Wir stehen gut und locker in (1) und halten die Arme in Schulterhöhe seitlich ausgestreckt. Auch die

Hände sind bis in die Fingerspitzen gestreckt. Die Handteller zeigen nach oben. Nun drehen wir so *langsam* wie möglich die Handflächen nach vorn abwärts, ja sogar, so weit es geht, wieder rückwärts hoch. Der Oberkörper muß sich dabei gut mitbeugen, die Knie flexibel mitgehen. Jetzt die Hände langsam wieder zurückbewegen, auch da bis zum »Anschlag«. Dabei geht auch der Oberkörper wieder mit hoch und leicht in Rückenlage. Atmen Sie gut und bestimmen Sie die Anzahl der Drehungen nach beiden Richtungen selbst.

95 Mit der *Kopfdrehung* (95) bearbeiten wir die Halsmuskeln. Sie stehen in (1) und neigen den Kopf schräg. Und zwar so, daß Sie die Spannung der Halsmuskeln an der gedehnten Seite gut spüren. Nun drehen Sie den Kopf ganz langsam, so daß die Muskelspannung gewissermaßen um den Hals herum weiterläuft. Also Kopf seitlich neigen, vorbeugen, zur anderen Schulter neigen, in den Nacken legen etc. Dabei soll jede Position etwas gehalten werden, bevor Sie weitergehen. Schnelles Herumrollen des Kopfes, wie es manchmal gemacht wird, ist nicht empfehlenswert. Die langsame Dehnung der Hals- und Nackenmuskeln machen Sie dreimal im und dreimal gegen den Uhrzeigersinn.

96 Gut wirksam ist auch der *Schulterstand gegen die Wand* (96). Diese Form der Kerze oder des Yoga-Schulterstandes erreichen wir folgendermaßen: Wir liegen auf dem Rücken vor einer Wand, so, daß die Füße die Wand berühren. Dann robben wir uns mit Hilfe von Rücken- und Schulterbewegungen immer näher an die Wand heran; die Füße gehen dabei immer mehr die Wand hoch. Gehen Sie immer dichter ran, bis schließlich auch Gesäß und Rücken noch hochgehen. Am Ende stehen Sie im Schulterstand so dicht an der Wand, daß Sie quasi auf ihr liegen. Aber bitte Vorsicht mit dem Halsbereich, das heißt, gut auf den Schultern ruhen und sich mit den Armen und Händen vor dem seitlichen Wegrutschen bewahren. Wenn Sie älter und nicht mehr

ganz so gelenkig sind, sollte Ihnen eine andere Person Hilfe-
stellung geben. Wenn Sie wollen, versuchen Sie aus der
hochgestreckten Position heraus die Beine überkopf nach
rückwärts zur Erde zu bringen. Diese Position entspricht
dem *Pflug* (g) und ist äußerst kräftigend für Nacken und **g**
Wirbelsäule. Natürlich können Sie ihn auch aus der normalen Rückenlage heraus üben.

Relativ anstrengend aber sehr nützlich für die Schultern ist **97**
der *Kantenhänger* (97). Dabei stehen Sie in knappem Abstand mit dem Rücken zu einem Tisch, stützen beide Hände
seitlich des Körpers mit den Handballen auf die Tischfläche
und gehen dann langsam in die Hocke. Bleiben Sie aber
möglichst auf ganzen Sohlen stehen. Je weiter Sie vom Tisch
abrücken, desto anstrengender ist es. Eine extreme Variante ergibt sich, wenn Sie nicht die Hände, sondern die
Unterarme auf den Tisch legen, also letztlich auf den Ellbogen oder sogar den quergelegten Oberarmen hängen. Halten Sie die Position nicht länger, als Sie es gut aushalten können. Danach die Schultern mit Hilfe anderer Bewegungen
entspannen.

Vielfältige Variationsmöglichkeiten bieten *Schulterübun-* **98**
gen im Liegestuhl (98). Ob wir uns hier auf die Ellbogen stützen oder das Gesäß möglichst hoch vom Boden abheben, ob
wir den Kopf mehr in die Schultern einsinken lassen oder
Rücken und Oberkörper hoch aufrichten, ob wir das Gewicht abwechselnd seitlich nach links oder rechts verlagern:
diese und andere Varianten sind leichte und auf Dauer gut
lösende Hilfen bei Verspannungen in den Schultern. Eben
dieses gilt für das *Wegrutschen im Liegestuhl* (99). Dies er- **99**
folgt dadurch, daß die stützenden Arme langsam seitlich bewegt werden, so daß wir immer weiter zurücksinken. Wir
müssen dabei gut atmen und mit den Bauchmuskeln eine
gute Haltekontrolle ausüben, bis wir schließlich mit ausge-
breiteten Armen auf dem Rücken liegen. Aber bitte bis zum
Schluß halten, und sich nicht einfach hinplumpsen lassen.

Und dann richten wir uns ohne Hilfe der Hände, nur durch die Bauchmuskulatur, wieder zum Sitz auf. Dreimal.

Auch für Beine, Becken und Rücken gibt es etliche nützliche Übungen, die aus dem Liegestuhl heraus gemacht werden und dadurch gleichzeitig auch auf die Schultern wirken. Auch als Vorübungen für den Lotossitz und damit zur Lösung von Verspannungen im Oberschenkelbereich sind sie sehr wirkungsvoll.

100 Als erstes ist die *Innengrätsche* (100) zu nennen. Dabei ziehen wir im Liegestuhl die Beine so an, daß sich die Knie gut hochstellen. Die Füße stehen reichlich auseinander, so, daß die Oberschenkel V-förmig auseinanderstehen. Nun legen wir abwechselnd das rechte und das linke Knie nach innen auf den Boden. Dabei macht der Oberkörper die leichte Drehbewegung zwar mit, der Po soll jedoch möglichst ganz auf dem Boden sitzen bleiben. Wenn es weh tut, immer gut atmen, gegebenenfalls schimpfen und stöhnen. Gleichwohl zehnmal mit jedem Knie diese Bewegung machen. Je nachdem, ob man den Oberkörper stärker aufrichtet oder die Beine mehr grätscht, ergeben sich Varianten.

101 Die *Oberschenkelstreckung im Liegestuhl* (101) ergibt sich dadurch, daß wir wie vorhin breitbeinig und mit hochgestellten Knien sitzen und dann die Knie nach innen sinken lassen, bis sie sich berühren. Nun heben wir das Gesäß immer weiter an und versuchen, die geschlossenen Knie bei gegrätschten Unterschenkeln nach vorn auf den Boden zu bringen. Dabei muß sich der Körper insgesamt ganz hochstrecken, die Füße gehen auf die Zehenspitzen.

102 Sehr schwierig, aber gut für die Fußmuskeln, insbesondere den Rist, ist der *Liegestuhl im Fersensitz* (102). Wenn wir noch mehr strecken wollen, gehen wir dabei auf die Ellbogen, ja wenn man will, kann man versuchen, sich schließlich überhaupt auf den Rücken zu legen.

Ähnlich schwierig aber hochwirksam ist der *Spreizsitz* (103). **103**
Wir knien auf dem Boden und nehmen dann Füße und Unterschenkel möglichst weit auseinander. Und dann versuchen wir, uns dazwischen auf den Boden zu setzen. Gut seitlich mit den Händen abstützen, um Spannung und Schmerz
zu kontrollieren. Varianten dazu betreffen die Fußhaltung.
Die Fußsohlen zeigen entweder, wie beim richtigen Fersensitz, nach oben, oder wir stellen die Füße so, daß die Zehenspitzen nach außen, das heißt, vom Körper weg zeigen.

Als wesentliche Übung für Knie, Füße und Zehen, die au- **104**
ßerdem der Integration und Harmonisierung unseres Leibes
insgesamt dient, empfehle ich das *Hinknien und Aufstehen*
(104). Und zwar stehen Sie mit geschlossenen Füßen und
knien sich dann langsam und mit beiden Knien gleichzeitig
hin. Dabei sollen sich nur die Fersen vom Boden lösen und
die Vorderfüße und Zehen den Halt des Körpers übernehmen. Wenn Sie knien, die Zehenstellung nicht verändern,
sondern aus dieser Haltung ganz ruhig wieder aufstehen
(also das Ganze rückwärts machen). Und zwar mit möglichst geringer Mithilfe der Arme, also so ruhig und harmonisch wie möglich. Und mit ganz leichter und gleichmäßiger
Atmung. Versuchen Sie, auf eine möglichst hohe Anzahl
solcher Bewegungen hintereinander zu kommen. Je anstrengender das Aufstehen wird, desto mehr können Sie mit
den Armen mithelfen; nehmen Sie den Schwung gut aus
Oberschenkeln und Gesäß und lassen Sie den Atem beim
Aufstehen im Augenblick der höchsten Spannung mit lautem Geräusch herausplatzen.

Ich möchte noch einmal kurz daran erinnern, welche Bedeutung ich dem Stehen und Sitzen zugemessen habe. Eben diese Bedeutung kommt nämlich auch dem Hinknien zu. Stehen, Sitzen und Knien bilden nämlich eine Dreiheit von Bewegungen, die nicht nur jahrtausendealter Brauch in allen christlichen Gottesdiensten ist, sondern in ihren Bestandteilen auch wesentlichste Übungen jeder religiösen und meditativen Praxis sind.

Neben der rituellen Abfolge dieser drei Haltungen im christlichen, vor allem katholischen Gottesdienst, erinnere ich nur an den mohammedanischen täglichen Knie- und Verbeugungsritus gen Mekka als Akt der Hingabe und Verehrung oder an das Sitzen (Zazen) als *die* Übung des klassischen Taoismus oder des Zen-Buddhismus schlechthin, wobei wir hier auch betonte Übungen im schnellen Aufstehen und Hinknien, zum Beispiel vor dem Meister oder nach dem Zazen, finden. In jedem Fall sind diese drei Haltungen sowohl in ihrer Ausdrucksmächtigkeit als auch wegen ihrer energetischen Wirksamkeit traditionell anerkannt und hoch geschätzt. Insofern kann ich nur empfehlen, Schneider- oder Lotossitz, eine Stehübung, zum Beispiel (5) und einigemale Hinknien täglich zu üben.

Vorschläge für Übungsabfolgen:

1. 28, 19, 17, a, b, 6, 9, 21, 73, 22, 94, 95, 44, 45, 11, 15, 92, 93, 24, 25, 16

2. 2, 104, 18, 42, 43, 44, 5, 8, 45, 21, b, a, j, 24, 25, 91

3. 10, 11, 12, 13, 14, 15, 98, 99, 100, 101, 102, 103, f, e, d, h, 47, 46, 104, 94, 95, 44, 45, 6, 9, 77, j, 27

Übungen IX

Lernen, den Rhythmen zu folgen, ist etwas, das bereits weit über den Rahmen konkreter Übungen hinausführt. Natürlich gibt es, zumal im Bereich des Yoga, eine Fülle von Übungen, mit deren Hilfe wir lernen können, uns in rhythmischen Bewegungsabläufen zu harmonisieren. Ich nenne hier nur Brustdehnung (a), Triangel (b), *Seitwärtsbeuge* (i), die verschiedenen Gleichgewichtsstellungen oder spezielle Atemübungen, wie zum Beispiel die *vollständige Atmung im Stehen* (j) oder das Sonnengebet. Auch gibt es eine ganze Menge anderer Übungen, mit denen wir unser rhythmisches Gefühl und die Ausgleichung von Bewegung und Gegenbewegung schulen können. In erster Linie gilt dies von allen Arten tänzerischer Bewegungen, von Übungen der klassischen Gymnastik, etwa der Arbeit mit Keule oder Ball, von den Übungen des Tai-Chi u. v. a. m.

Dennoch ist mit Rhythmisierung und Harmonisierung insgesamt eher eine innere Haltung und Lebenseinstellung gemeint, die sich in unserem täglichen Sein, unserem Tun und Lassen, ja in unserer ganzen Persönlichkeit zur Praxis verwirklichen sollte. Lernen, den Rhythmen zu folgen, hieße hier also: den Ausgleich beachten von Geben und Nehmen, Spannung und Lösung, Ausgreifen und Zusammenziehen. Heißt lernen, insgesamt der Bewegungsimpulse des Körpers als Selbstausdruck meines inneren Wesens gewahrzuwerden und sie in ihrem Lauf nicht zu hemmen; heißt zu lernen, mit der Bewegung, der Tätigkeit zu atmen; heißt vor allem auch: sich allem mit voller Aufmerksamkeit, Lokkerheit und innerer und äußerer Anteilnahme zu widmen. Also etwa die Dinge nacheinander zu machen und nicht gleichzeitig und durcheinander und dabei vielleicht nichts davon richtig zu Ende; sich den Menschen zuzuwenden und nicht gleichzeitig mit dem Körper oder den Augen oder der Aufmerksamkeit woandershin orientiert sein; Gleichmaß zu finden auch zwischen der Zeit und Energie, die wir anderen, und jener, die wir uns selbst widmen.

Und es heißt: auch zu lernen, Pausen zu machen, sich zwischendurch einfach einmal hinzusetzen, zu atmen und sich ganz zu lösen, *ohne* dabei gleichzeitig schon wieder etwas anderes im Kopf zu haben. Wir sind so sehr auf Leistung programmiert und darauf, uns ständig beschäftigt zu halten und uns von uns selbst abzulenken, daß uns *wirkliches Nichtstun* oft viel schwerer fällt als die anstrengendste Übung. Vielleicht versuchen Sie, einmal Nichtstun zu üben. Und zwar mindestens fünf Minuten täglich. Setzen Sie sich einfach hin oder stellen Sie sich ans Fenster, ohne irgend etwas zu beobachten, zu denken, zu bewegen. Hören sie meinetwegen Ihrem eigenen Atem zu, lauschen Sie dem Schlag Ihres Herzens und lassen Sie den Blick ganz still auf irgend etwas ruhen, das Ihnen gerade vor Augen ist. Nichts *tun*, nur *sein*.

Vorschläge für Übungsabfolgen:

1. 11, 15, 98, 99, 100, 101, 102, 103, 104, 18, 19, 21, 22, 5, 8, 73, 51, 39, 79

2. 2, a, b, i, j, 3/4, 30, 5, 31, 32, 33, 6, 26, 54, 80

3. 23b, 23a, 18, 94, 44, 45, 73, 73a, 21, 67, 5, 7, 39, 46, c, 54, 16

Übungen X

An dieser Stelle möchte ich Ihnen noch einige allgemeinere
Ratschläge mit auf den Weg geben, falls Sie versuchen
möchten, energiebewußter zu leben. Bedenken Sie immer:
Alles ist letztlich Energie. Das bedeutet, wir können uns
überall und jederzeit mit neuer und frischer Energie aufladen, wenn wir uns wirklich vorstellen, sie in uns aufzuneh-
men: wir können Energie durch die Füße aus der Erde aufnehmen, wir können uns in den Wind stellen, der unsere
Energien reinigt, erfrischt und erneuert, wir können aus
dem Regen Energie tanken und natürlich aus Licht und
Sonne.

Aber es werden uns auch oft Energien durchdringen, die
uns nicht gut tun. Hier sollten wir lernen, ganz auf unsere Intuition zu achten und auch auf unsere Stimmungen. Wenn
sich diese plötzlich zum Negativen hin verändern, sollten wir
überlegen, wo wir vorher waren, mit wem zusammen, was
wir taten oder auch aßen. Diese Aufmerksamkeit erfordert
einige Übung und Disziplin, aber nur so können wir lernen,
jenen Energien zu folgen, die uns guttun, jene zu meiden,
die uns nicht bekommen. Das gilt gerade auch für Geschäfte
oder Lokale. Hier sollten wir auf die Kleinigkeiten achten,
nicht nur auf die Preise. Auch hier sind alle Dinge *Spiegelbil-
der* des Inhabers und seiner Einstellung zu Dingen und Menschen, und von seiner diesbezüglichen Energie geprägt.
Wenn man einen Satz wie »Liebe geht durch den Magen«
energetisch versteht, stimmt er nämlich. Und dann macht es
plötzlich einen Riesenunterschied, *wie* derjenige energetisch und das heißt auch: stimmungsmäßig drauf ist, der uns
eine Mahlzeit zubereitet, und ob er seine Mürrischkeit und
schlechte Laune oder gar seine Aggressivität mit in unsere
Soße rührt, oder seine Freundlichkeit und Liebe.

Eben dies gilt zum Beispiel auch für Kleidungsstücke, insbesondere Second-Hand-Ware: Wer weiß, wer die getragen

und welche Energien er in ihnen hinterlassen hat? Oder für Wohnungen und Häuser: Was waren das für Menschen, die da vorher drin wohnten? Haben sie die Nägel einfach lieblos in die Wände geknallt, alles verkommen lassen, mehr oder weniger gehaust? Welches Gefühl haben Sie vom Vermieter oder Verkäufer? Versuchen Sie immer, auf Kleinigkeiten zu achten sowie auf Ihre ganz persönlichen Sympathien oder Abneigungen. Ich kann mir nicht vorstellen, daß man sich in einer Umgebung wirklich wohl fühlen kann, die einem schon auf Anhieb energetisch irgendwie nicht behagt.

Sie sehen: Das ist ein weites Feld, und da muß jeder seine Erfahrungen selbst machen. Wichtig ist eben nur, auf seine eigenen Gefühle zu achten, sie nicht wegzurationalisieren oder sie sich ausreden zu lassen, sondern ihnen zu *trauen!* Sie sind ja dazu da, uns genau *solche* Informationen zu liefern, die uns unser Verstand *nicht* liefern kann.

Wenn Sie einmal in einer Situation waren, wo Sie das Gefühl hatten, schlechte, das heißt für Sie negative Energien aufgefangen zu haben, legen Sie sich in die Badewanne (Duschen hilft nicht so gut). Wasser ist nämlich in der Lage, unsere Energien schnell wieder zu klären.

Und noch eines zum Schluß: bedenken Sie, daß nur ein leeres Gefäß wieder gefüllt werden kann. Versuchen Sie also nicht, wenn Sie sich besonders gut und energiegeladen fühlen, dies unbedingt behalten zu wollen. Denken Sie an das Gesetz der Ausgleichung. Geben Sie ruhig davon an andere Menschen ab. Sie wissen ja: Je mehr Sie hergeben, desto mehr werden Sie bekommen.

Übungsvorschläge zum Abschluß:

1. 2, a, b, 3/4, 5, 74, 44, 45, (87, 86, 85, 89) oder nach 45: 42, 43, 48, 96, g, 46, 16

2. 23b, 23a, 37, 38, 48, 50, (55, 57, 58, 59) oder (84) oder 67, 100, 11, 63, 64, 93, 56

3. 28, 29, 30, 31, 32, 33, 34, 35, 36, 38, 40, 41, 42, 43, 44, 45, 18, 5, 8, 10, 11, 98, 100, 101, 102, 103, 46, 24, 25, 80

So, das war's, wir sind am Ende.

Ich wünsche Ihnen alles Gute und viel Liebe mit auf Ihren weiteren Weg. Und, daß Sie glücklich und gesund bleiben und sich selbst und inneren Frieden finden.

Übungen

70	Beinheben in Rückenlage	
71	Beinheben auf dem Tisch	
72	Bauchwelle	
73	große Bauchtanzbewegung	
74	Arme-Sünder-Übung	
75	Armdrücken	
76	Fingerdrücken	
77	Faustatmung	m
78	Vokalschwingen	m
79	Tonmeditation	m
80	Visualisierung	m
81	Fallübung	
82	Ohnmachtsanfall	
83	Fallen und Loslassen kombiniert	P
84	Blindgang	P
85	Partnerübung Rücken an Rücken	P
86	Rückenwippe	P
87	Drückkampf	P
88	Schenkelspiel	P
89	Muskelmassage	P
90	Gelenkmassage	P
91	Narbenstreicheln	M
92	Massage der Kopfhaut	M
93	Grimassenspiel	M
94	Handdrehen	
95	Kopfdrehung	
96	Schulterstand gegen die Wand	
97	Kantenhänger	
98	Schulterübungen im Liegestuhl	
99	Wegrutschen im Liegestuhl	
100	Innengrätsche	
101	Oberschenkelstreckung im Liegestuhl	
102	Liegestuhl im Fersensitz	
103	Spreizsitz	
104	Hinknien und Aufstehen	

Yoga-Übungen

a Brustdehnung   m
b Triangel
c Kobra
d Bogen
e Brücke
f starke Rückenstreckung
g Pflug
h Beinschlag
i Seitwärtsbeuge
j vollständige Atmung im Stehen   m

Legende: P = Paarübungen, M = Massagen, m = meditative Übungen

Anmerkungen

1 Die Ausführungen zum Leib-Seele Problem, zu den Menschenbildern und zur system. Darlegung sind insbesondere verpflichtet R. Schulte, (a.a.O.)

2 A. Portmann, zit. nach Illies, a.a.O., S. 270 u. S. 185

3 A. Schopenhauer, Sämtl. Werke in 6 Bdn., hg. v. E. Griesebach, [3]Leipzig o. J. (Reclam), Bd. 1: Die Welt als Wille und Vorstellung, S. 361

4 M. Scheeler, Die Stellung des Menschen im Kosmos, Darmstadt 1928, S. 11

5 H. G. Gadamer, Wahrheit und Methode, Tübingen [3]1972, S. 106

6 D. Feuling, S. 102

7 A. Lowen, Bioenergetik, S. 33

8 A. Lowen, Bioenergetik für jeden, S. 14

9 A. Lowen, Persönlichkeit, S. 33

10 H. Schmidt, Lexikon der Philosophie, Leipzig 1934

11 W. Arnold u. a., Lexikon der Psychologie, a.a.O.

12 H. Schmidt, a.a.O.

13 W. Arnold u. a., Lexikon der Psychologie, a.a.O.

14 A. Lowen, Bioenergetik, a.a.O., S. 56

15 Vgl. u. a. A. Lowen, Bioenergetik, a.a.O., S. 174ff., Verrat, a.a.O, S. 189ff., Lust, a.a.O., S. 257f.

16 A. Portmann, vgl. Illies, a.a.O., S. 276 u. a.

17 A. Lowen, Bioenergetik, a.a.O. S. 53

18 Vgl. Tompkin-Bird, a.a.O.

19 A. Lowen, Verrat, a.a.O., S. 83

20 A. Schopenhauer, a.a.O., S. 427

21 ebd., S. 431

22 G. Greshake, a.a.O., S. 83 (U. a. seine Darlegungen zum Tod liegen meinen Ausführungen zu Grunde)

23 Sehr gut besonders Colegrave, a.a.O.

24 A. Lowen, Bioenergetik, a.a.O., S. 53

25 A. Lowen, Lust, a.a.O., S. 28

Literatur

Andrade e Silva, J., Lochak, G.: Wellen und Teilchen. Einführung in die Quantenmechanik, Ff./M. 1974.

Arnold, W., Eysenck, H. J., Meili, R.: Lexikon der Psychologie, 3 Bde., Freiburg-Basel-Wien 1973.

Bergounioux, F. M., Götz, J.: Die Religionen der vorgeschichtlichen und primitiven Völker, Aschaffenburg. 1960.

Burang, Th.: Tibetische Heilkunde, Zürich ³1974.

Capra, F.: Das Tao der Physik, Bern, München, Wien ⁹1987.

Capra, F.: Wendezeit, Bern, München, Wien ¹⁴1987.

Capra, F.: Das neue Denken, Bern, München, Wien ²1987.

Colegrave, S.: Yin und Yang. Die Kräfte des Weiblichen und des Männlichen, Ff./M. 1985.

Dürr, H. P.: Traumzeit. Über die Grenze zwischen Wildnis und Zivilisation, Ff./M. 1985.

Feuling, D.: Das Leben der Seele, Salzburg 1940.

Fleckenstein, H.: Leib. In: Lexikon für Theologie und Kirche, Bd. 6, Freiburg. 1961, Sp. 899–906.

Fontaine, J.: Heilung beginnt im Unsichtbaren. Entdeckungsreise zur Medizin des Energiekörpers, München 1986.

Fromm, E.: Ihr werdet sein wie Gott, Reinbeck ²1980.

Gierer, A.: Die Physik, das Leben und die Seele, München, Zürich ²1985.

Golowin, S.: Die weisen Frauen. Die Hexen und ihr Heilwissen, München ³1986.

Greshake, G.: Tod und Auferstehung. In: Christlicher Glaube in der modernen Gesellschaft, Bd. 5, Freiburg 1980, S. 64–130.

Grof, S.: Geburt, Tod und Transzendenz. Neue Dimensionen in der Psychologie, München 1985.

Govinda, A.: Grundlagen Tibetischer Mystik, Ff./M. 1975.

Gundert, W.: Bi-Yän-Lu. Meister Yüan-wu's Niederschrift von der smaragdenen Felswand, 3 Bde., München ⁴1977.

Heisenberg, W.: Der Teil und das Ganze. Gespräche im Umkreis der Atomphysik, München 1969.

Hengstenberg, H.-E.: Philosophische Anthropologie, Stuttgart ²1960.

Hittleman, R.: Yoga. Das 28-Tage-Programm, München ³1980.

Hullerl, E.: Cartesianische Meditationen und Pariser Vorträge, Hrsg. S. Strasser, Den Haag 1963.

Illies, J.: Das Geheimnis des Lebendigen. Leben und Werk des Biologen Adolf Portmann, München 1976.

Joy, W. B.: Weg der Erfüllung. Die Psychologie der Transformation, Interlaken 1985.

Laing, R. D.: Das geteilte Selbst, München 1987.

Lemaitre, S.: Der Hinduismus oder Sanātana Dharma, Aschaffenburg 1958.

Lowen, A.: Körperausdruck und Persönlichkeit. Grundlagen und Praxis der Bioenergetik, München 1981.

Lowen, A.: Der Verrat am Körper, Reinbeck ⁴1984.

Lowen, A.: Bio-Energetik. Therapie der Seele durch Arbeit mit dem Körper, Reinbeck ⁶1982.

Lowen, A.: Bioenergetik für Jeden. Das vollständige Übungsbuch, München ⁹1985.

Lowen, A.: Liebe und Orgasmus, München ⁴1986.

Lowen, A.: Lust. Der Weg zum kreativen Leben, München ³1987.

Lowen, A.: Depression, unsere Zeitkrankheit. Ursachen und Wege der Heilung, München ⁵1987.

Masunaga, S., Ohashi, W.: Das große Buch der Heilung durch Shiatsu, Bern-München-Wien 1985.

Maxsein, A.: Herz. In: Lexikon für Theologie und Kirche, Bd. 5, Freiburg. 1960, Sp. 285–287.

Portmann, A.: Biologie und Geist, Freiburg 1963.

Portmann, A.: Die biologische Bedeutung des ersten Lebensjahres beim Menschen. In: Illies, a.a.O., S. 264–276.

Regamey, C.: Hinduismus. In: Lexikon für Theologie und Kirche, Bd. 5, Freiburg, 1960, Sp. 368–372.

Regamey, C.: Der Buddhismus Indiens, Aschaffenburg 1964.

Regamey, C., Eder, M., Numazawa, K.: Buddha und Buddhismus. In: Lexikon für Theologie und Kirche, Bd. 2, Freiburg 1958, Sp. 752–760.

Reich, W.: Charakteranalyse. Technik und Grundlagen, o. O. (Selbstverlag d. Verf.) 1933.

Schulte, R.: Leib und Seele. In: Christlicher Glaube in der modernen Gesellschaft, Bd. 5, Freiburg 1980, S. 6–61.

Tompkins, P., Bird, Ch.: Das geheime Leben der Pflanzen, Ff./M. 1987.

Wilber, K.: Wege zum Selbst. Östliche und westliche Ansätze zu persönlichem Wachstum, München [2]1986.